BABY BLUES®

GANZ SCHÖN SCHWANGER!

W0388032

BABY BLUES®

GANZ SCHÖN SCHWANGER!

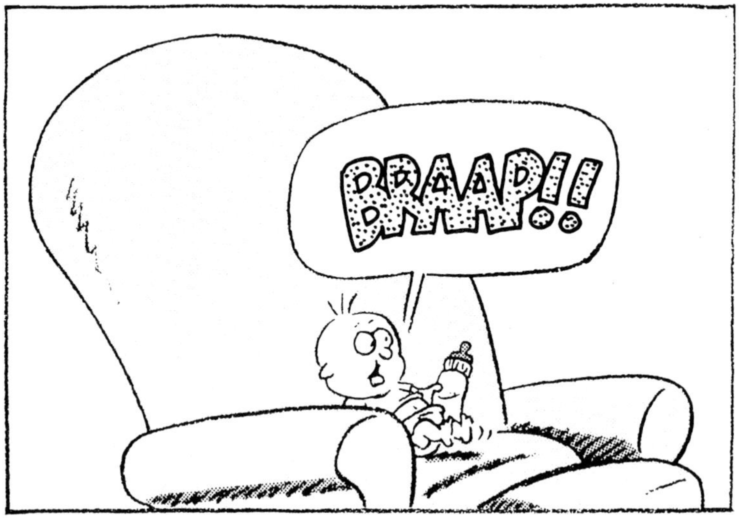

achter
bahn

Bibliografische Informationen Der Deutschen Bibliothek
Die Deutsche Bibliothek verzeichnet diese Publikation in der
Deutschen Nationalbibliografie; detaillierte bibliografische Daten
sind im Internet über http://dnb.ddb.de abrufbar.

Rick Kirkman / Jerry Scott
Baby Blues – Ganz schön schwanger!
Einbandgestaltung und Satz: Claudia Böhme
1. Auflage Kiel: Achterbahn Verlag GmbH, 2005
ISBN 3-89982-252-8

Achterbahn Verlag GmbH
Werftbahnstr. 8
24143 Kiel
www.achterbahn.de

Printed in EU

© für diese Ausgabe Achterbahn Verlag GmbH
© 2005 by Baby Blues Partnership/Distr. by
King Features Syndicate/Repres. by Bulls

BABY BLUES®

RICK KIRKMAN / JERRY SCOTT

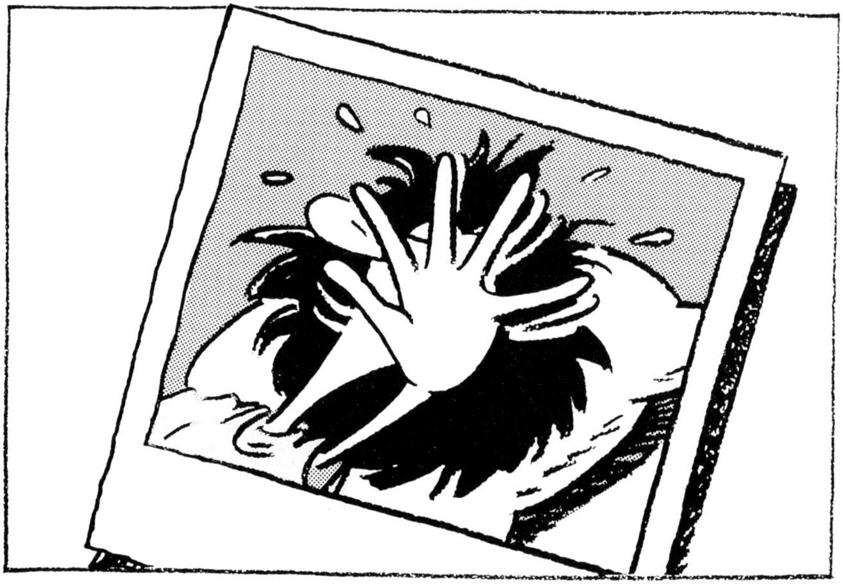

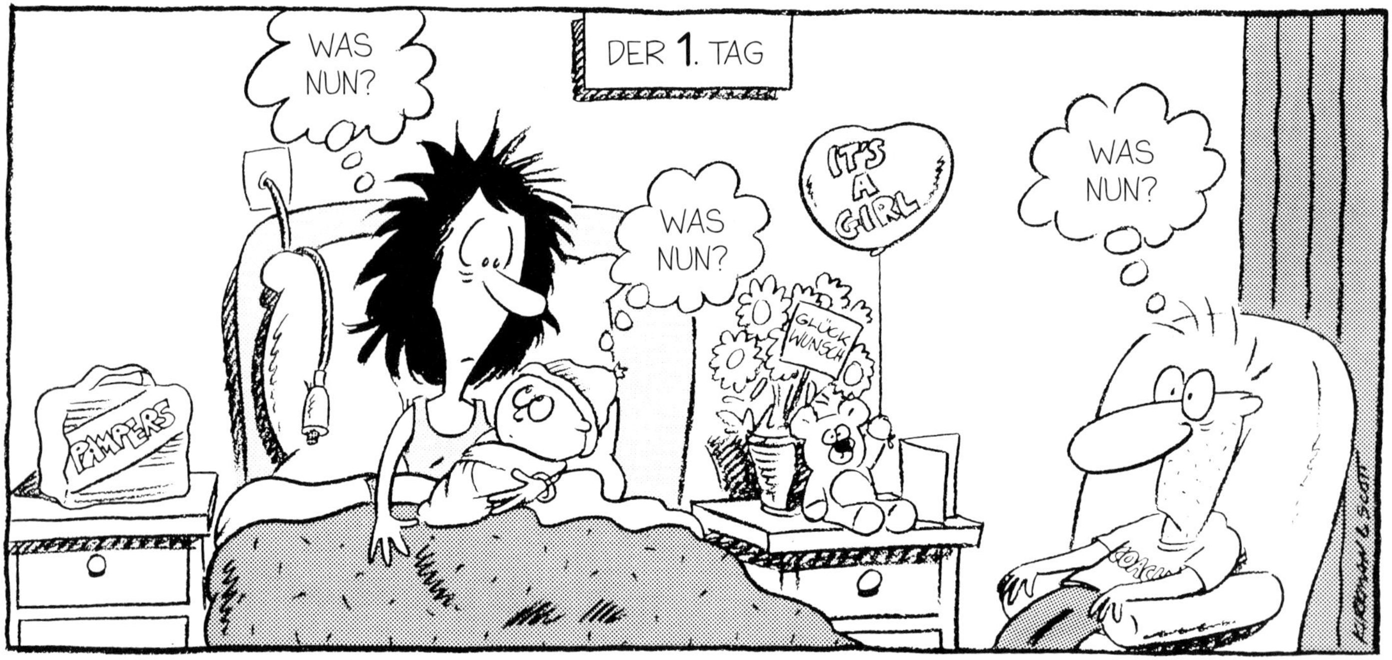

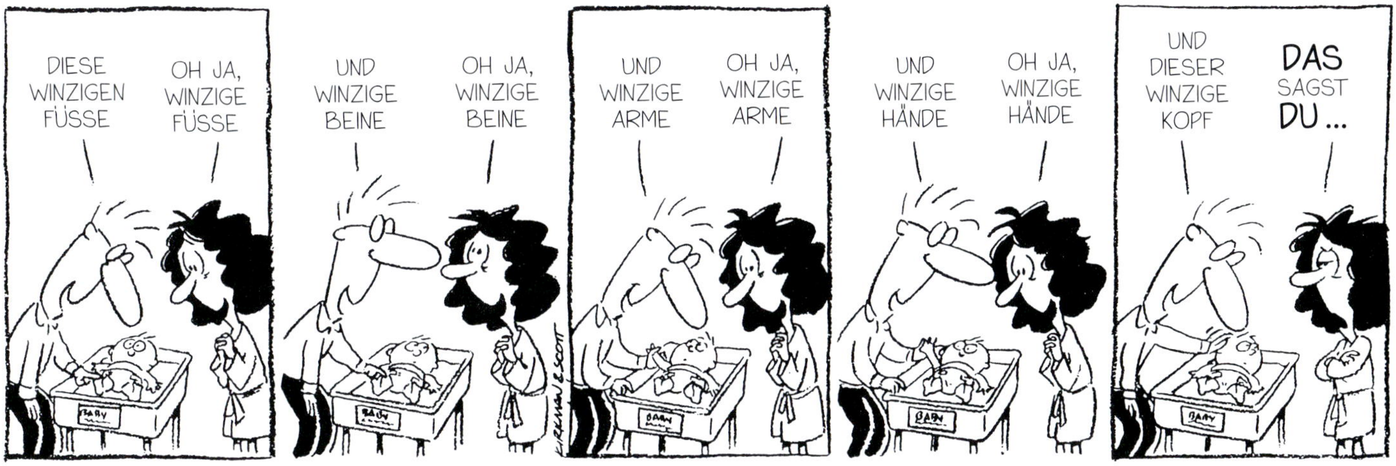
DIESE WINZIGEN FÜSSE
OH JA, WINZIGE FÜSSE
UND WINZIGE BEINE
OH JA, WINZIGE BEINE
UND WINZIGE ARME
OH JA, WINZIGE ARME
UND WINZIGE HÄNDE
OH JA, WINZIGE HÄNDE
UND DIESER WINZIGE KOPF
DAS SAGST DU …
KIRKMAN & SCOTT

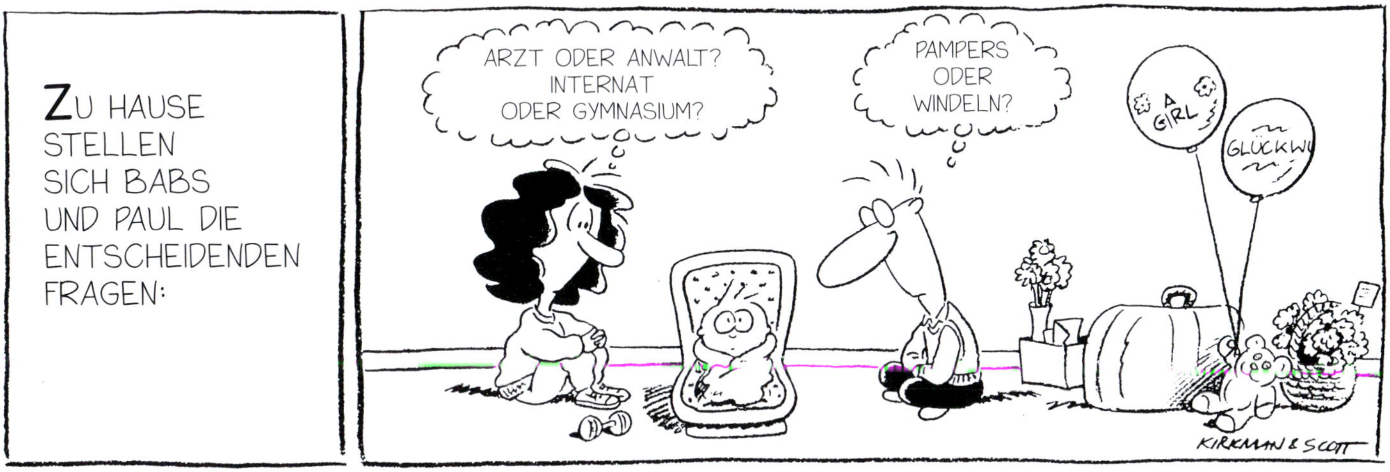
ZU HAUSE STELLEN SICH BABS UND PAUL DIE ENTSCHEIDENDEN FRAGEN:
ARZT ODER ANWALT? INTERNAT ODER GYMNASIUM?
PAMPERS ODER WINDELN?
A GIRL
KIRKMAN & SCOTT

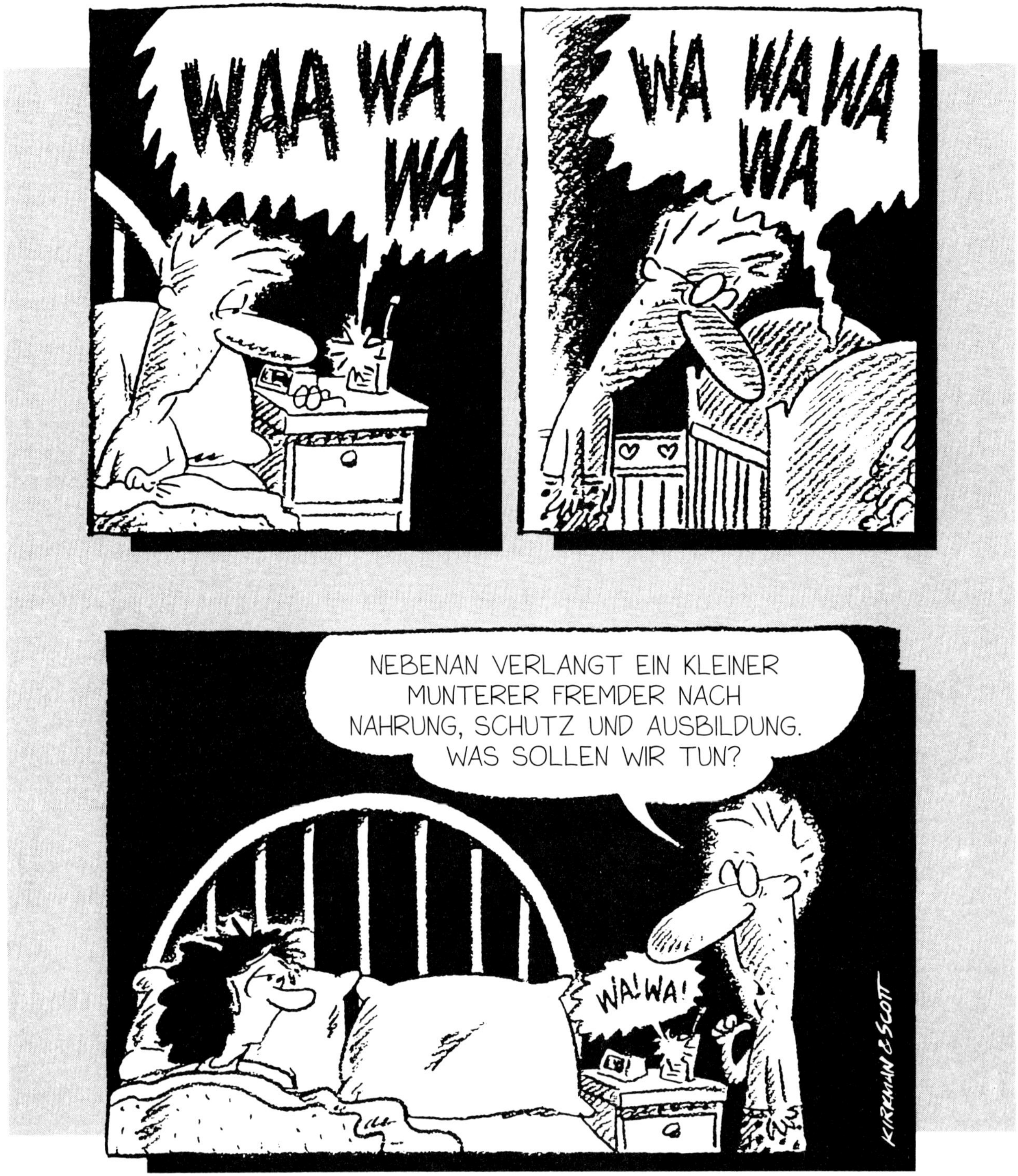
WAA WA WA
WA WA WA WA WA
NEBENAN VERLANGT EIN KLEINER MUNTERER FREMDER NACH NAHRUNG, SCHUTZ UND AUSBILDUNG. WAS SOLLEN WIR TUN?
WA! WA!
KIRKMAN & SCOTT

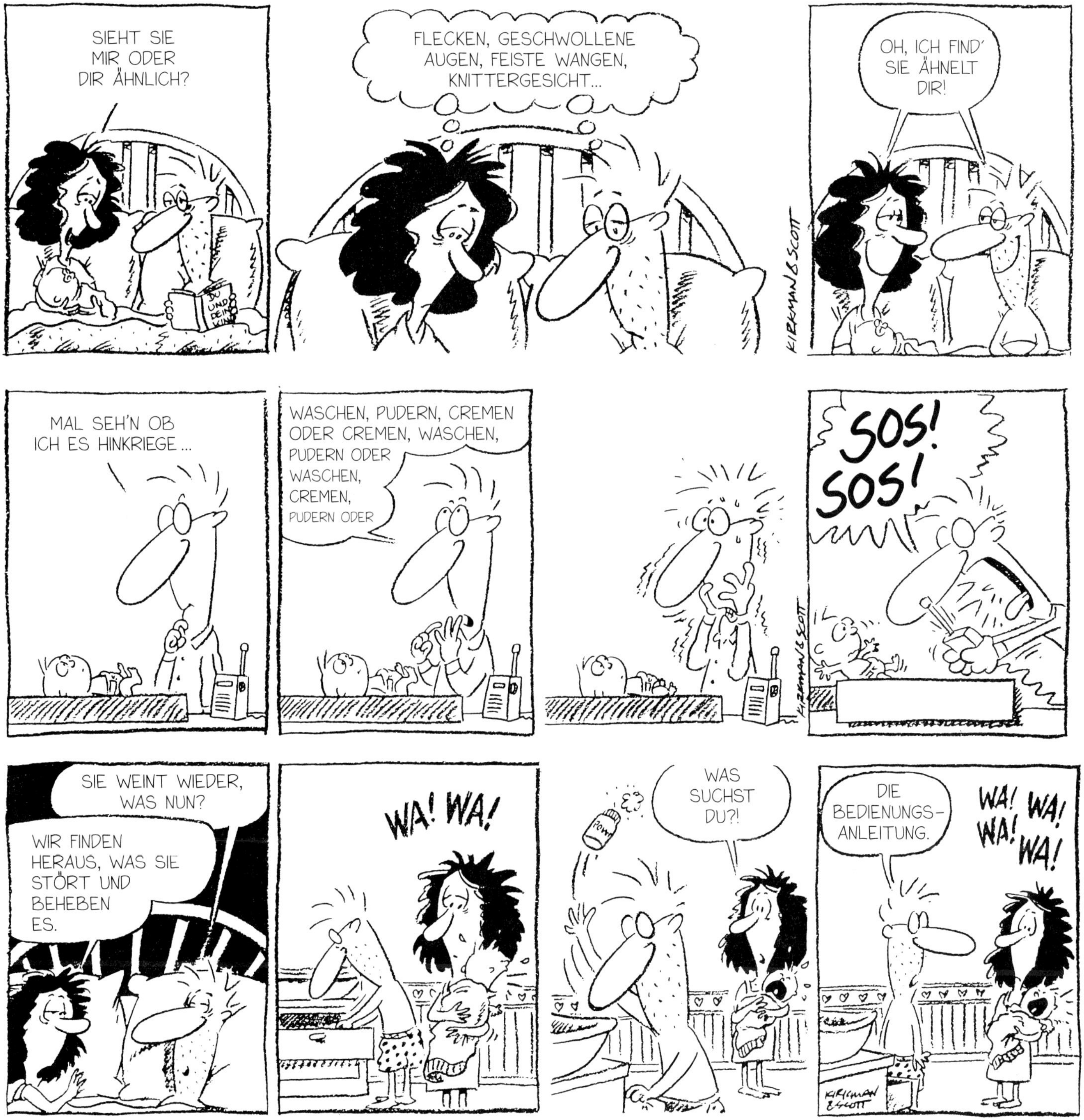
SIEHT SIE MIR ODER DIR ÄHNLICH?
FLECKEN, GESCHWOLLENE AUGEN, FEISTE WANGEN, KNITTERGESICHT...
OH, ICH FIND' SIE ÄHNELT DIR!
MAL SEH'N OB ICH ES HINKRIEGE ...
WASCHEN, PUDERN, CREMEN ODER CREMEN, WASCHEN, PUDERN ODER WASCHEN, CREMEN, PUDERN ODER
SOS! SOS!
SIE WEINT WIEDER, WAS NUN?
WIR FINDEN HERAUS, WAS SIE STÖRT UND BEHEBEN ES.
WA! WA!
WAS SUCHST DU?!
DIE BEDIENUNGS-ANLEITUNG.
WA! WA! WA! WA!

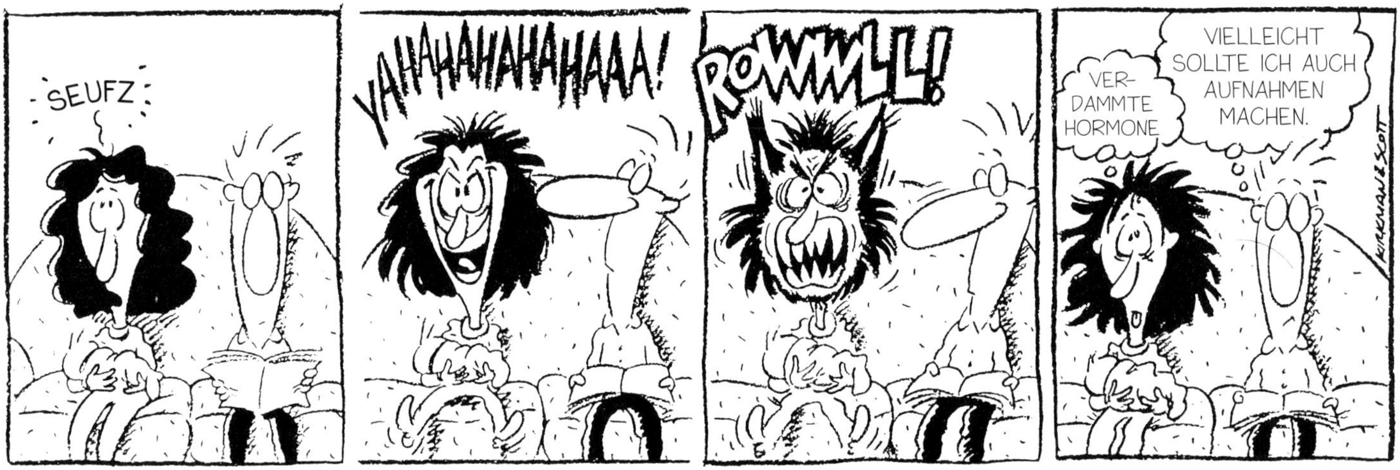
SEUFZ
YAHAHAHAHAHAHAAA!
ROWWLL!
VER-DAMMTE HORMONE
VIELLEICHT SOLLTE ICH AUCH AUFNAHMEN MACHEN.
KIRKMAN & SCOTT

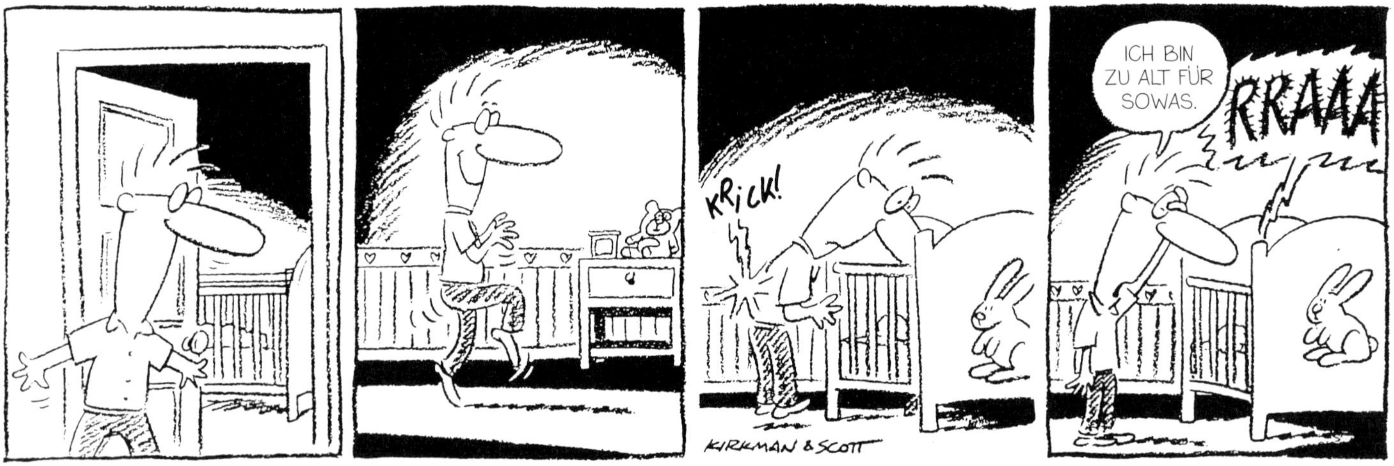
KRICK!
KIRKMAN & SCOTT
ICH BIN ZU ALT FÜR SOWAS.
RRAAA

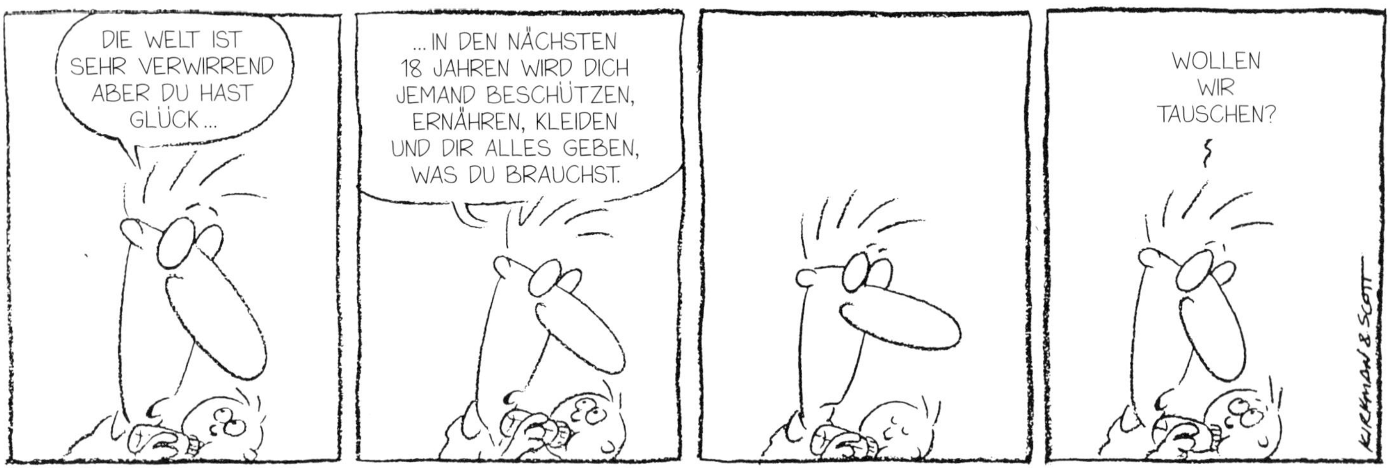
DIE WELT IST SEHR VERWIRREND ABER DU HAST GLÜCK ...
... IN DEN NÄCHSTEN 18 JAHREN WIRD DICH JEMAND BESCHÜTZEN, ERNÄHREN, KLEIDEN UND DIR ALLES GEBEN, WAS DU BRAUCHST.
WOLLEN WIR TAUSCHEN?
KIRKMAN & SCOTT

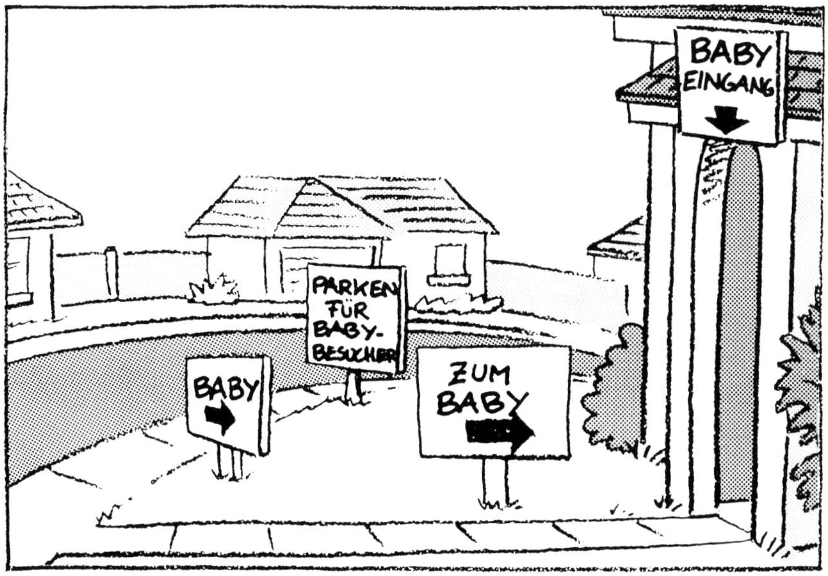
BABY EINGANG
PARKEN FÜR BABY-BESUCHER
BABY
ZUM BABY

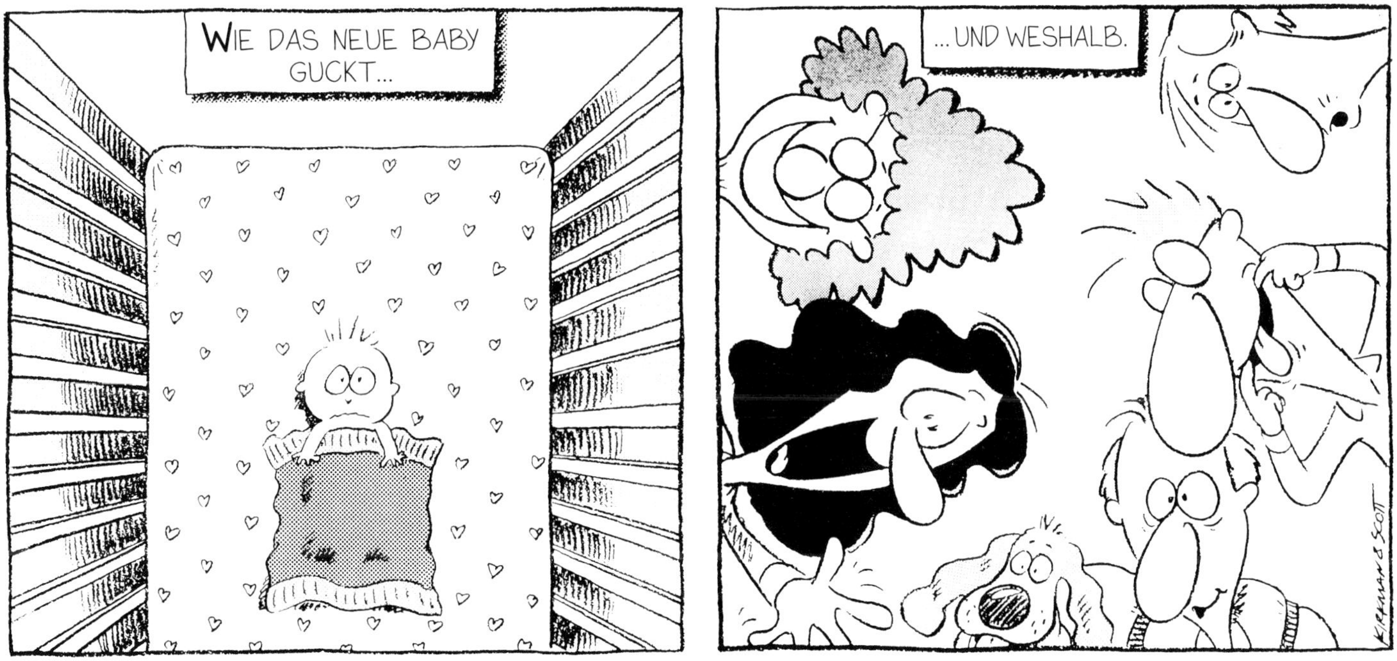
WIE DAS NEUE BABY GUCKT...
...UND WESHALB.
KIRKMAN & SCOTT

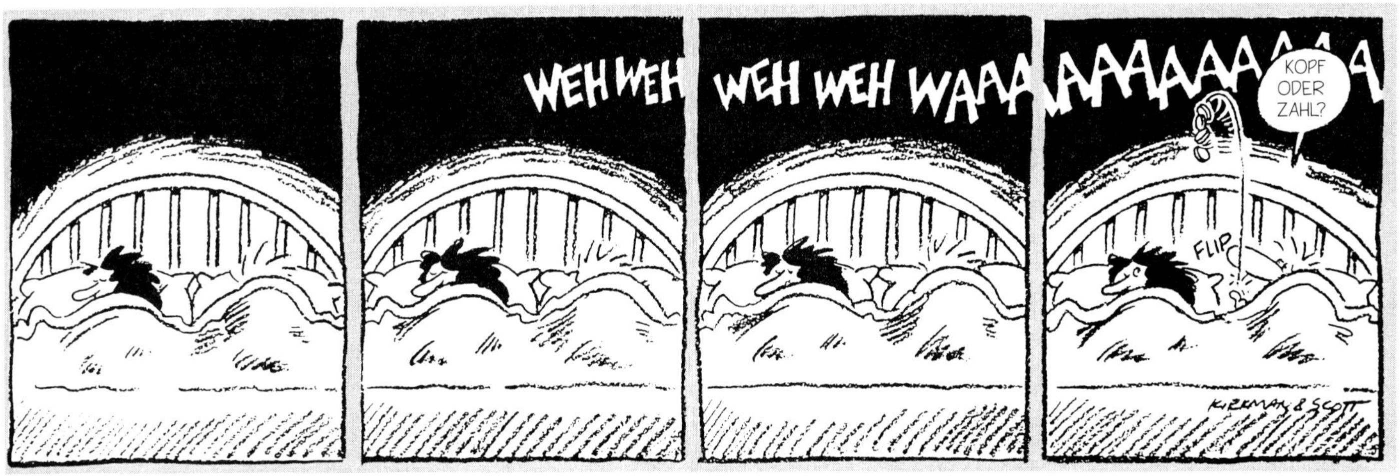
WEH WEH
WEH WEH WAAAAAAAAAAAA
KOPF ODER ZAHL?
FLIP
KIRKMAN & SCOTT

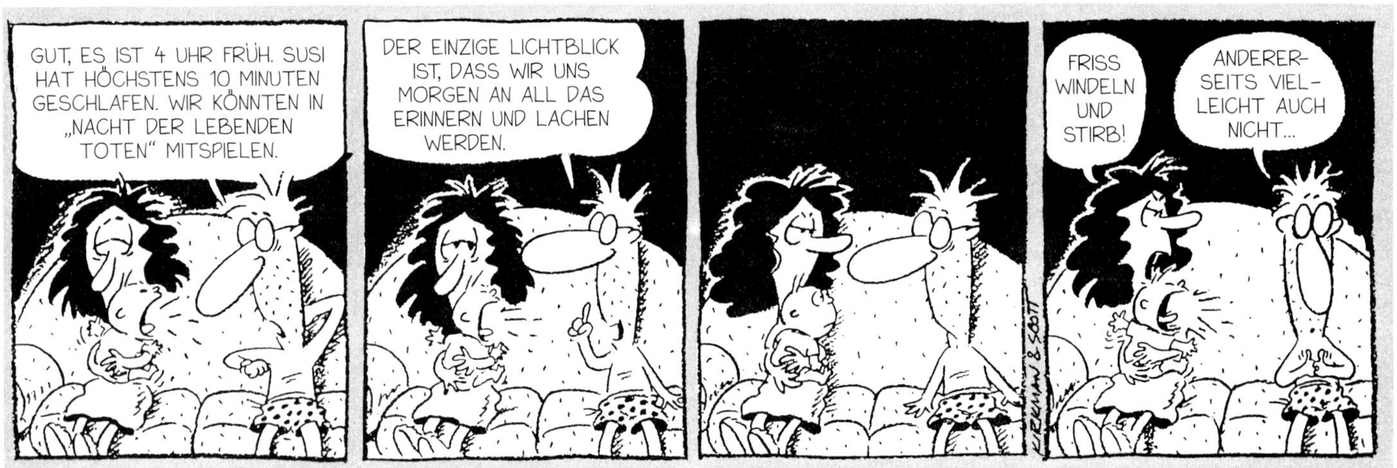
GUT, ES IST 4 UHR FRÜH. SUSI HAT HÖCHSTENS 10 MINUTEN GESCHLAFEN. WIR KÖNNTEN IN „NACHT DER LEBENDEN TOTEN" MITSPIELEN.
DER EINZIGE LICHTBLICK IST, DASS WIR UNS MORGEN AN ALL DAS ERINNERN UND LACHEN WERDEN.
KIRKMAN & SCOTT
FRISS WINDELN UND STIRB!
ANDERERSEITS VIELLEICHT AUCH NICHT...

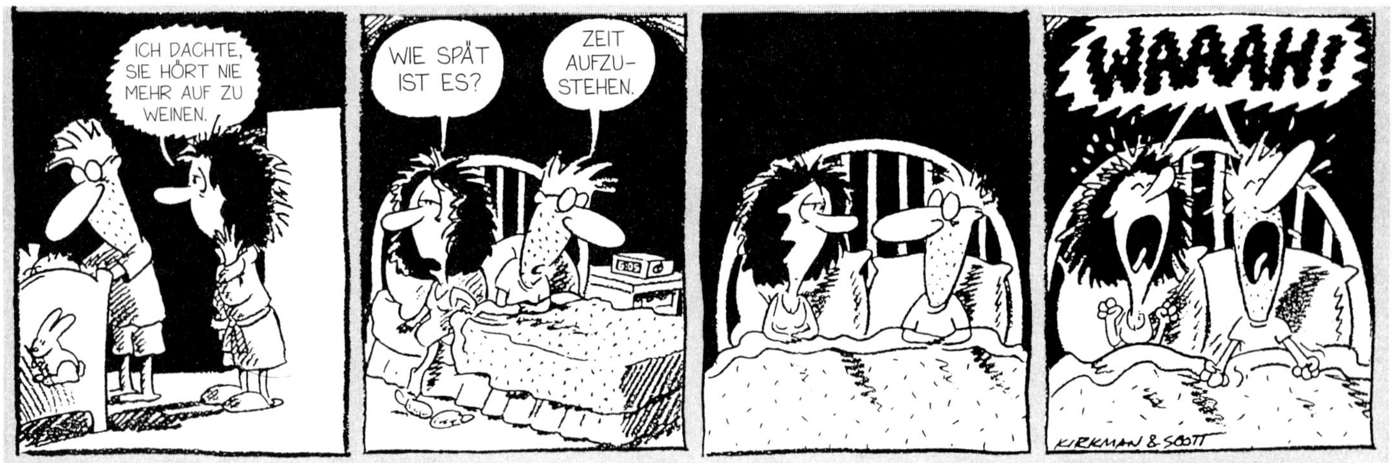
ICH DACHTE, SIE HÖRT NIE MEHR AUF ZU WEINEN.
WIE SPÄT IST ES?
ZEIT AUFZUSTEHEN.
WAAAH!
KIRKMAN & SCOTT

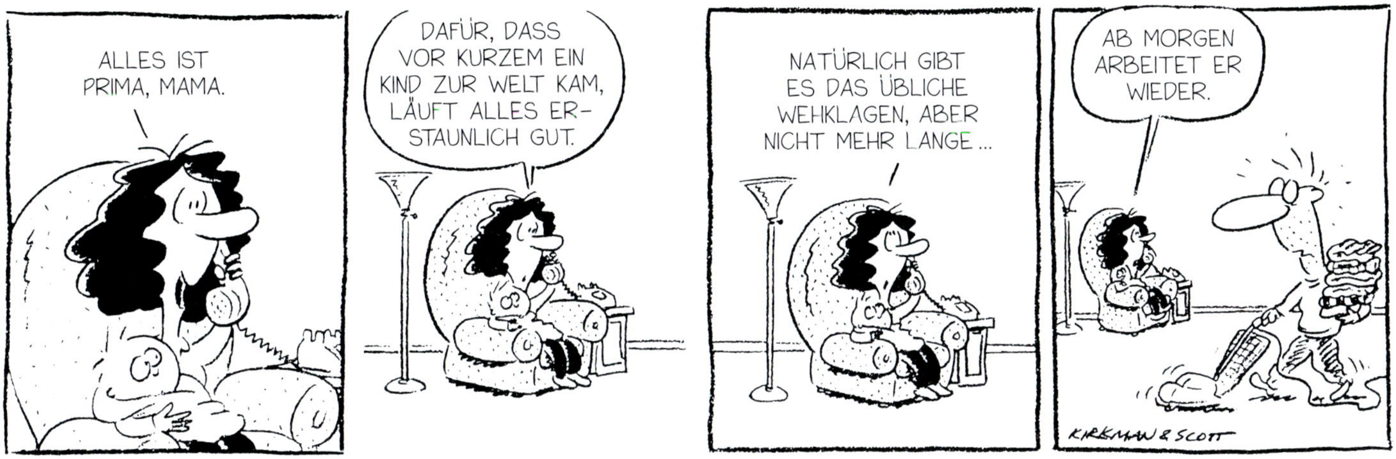
ALLES IST PRIMA, MAMA.
DAFÜR, DASS VOR KURZEM EIN KIND ZUR WELT KAM, LÄUFT ALLES ERSTAUNLICH GUT.
NATÜRLICH GIBT ES DAS ÜBLICHE WEHKLAGEN, ABER NICHT MEHR LANGE ...
AB MORGEN ARBEITET ER WIEDER.
KIRKMAN & SCOTT

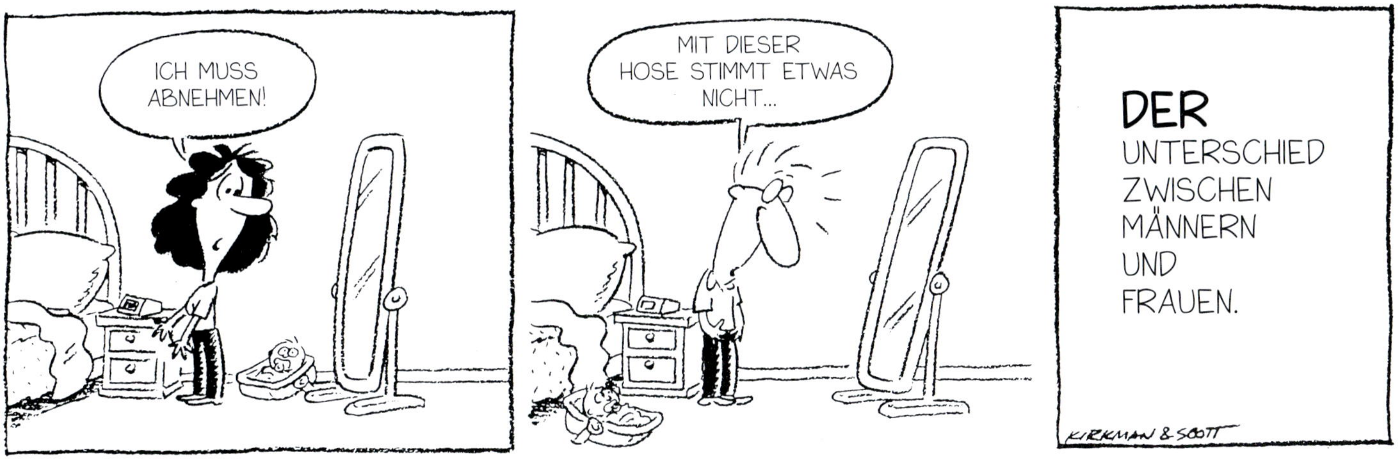
ICH MUSS ABNEHMEN!
MIT DIESER HOSE STIMMT ETWAS NICHT ...
DER UNTERSCHIED ZWISCHEN MÄNNERN UND FRAUEN.
KIRKMAN & SCOTT

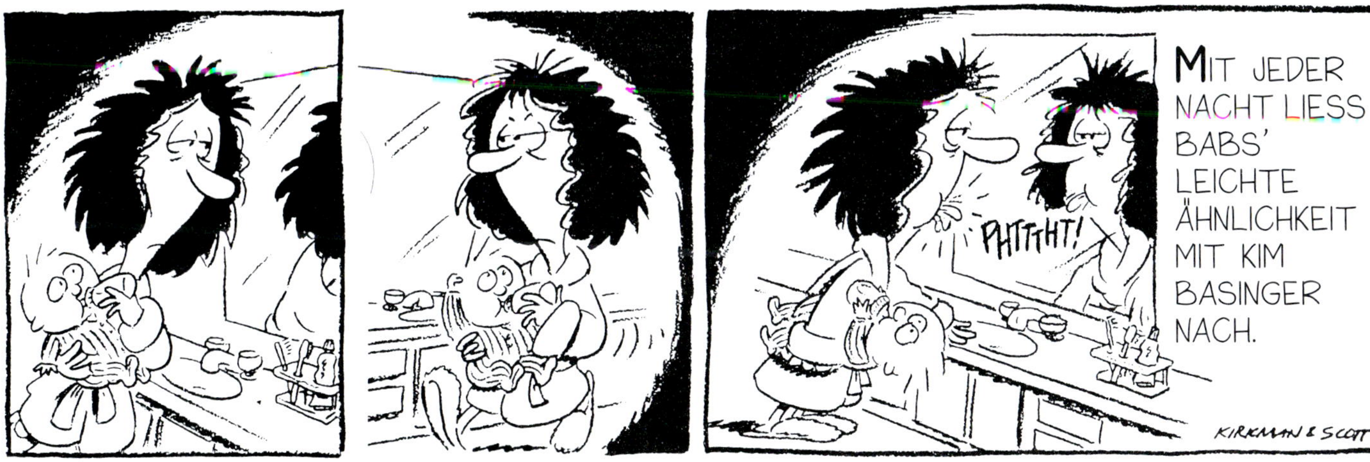
PHTTTHT!
MIT JEDER NACHT LIESS BABS' LEICHTE ÄHNLICHKEIT MIT KIM BASINGER NACH.
KIRKMAN & SCOTT

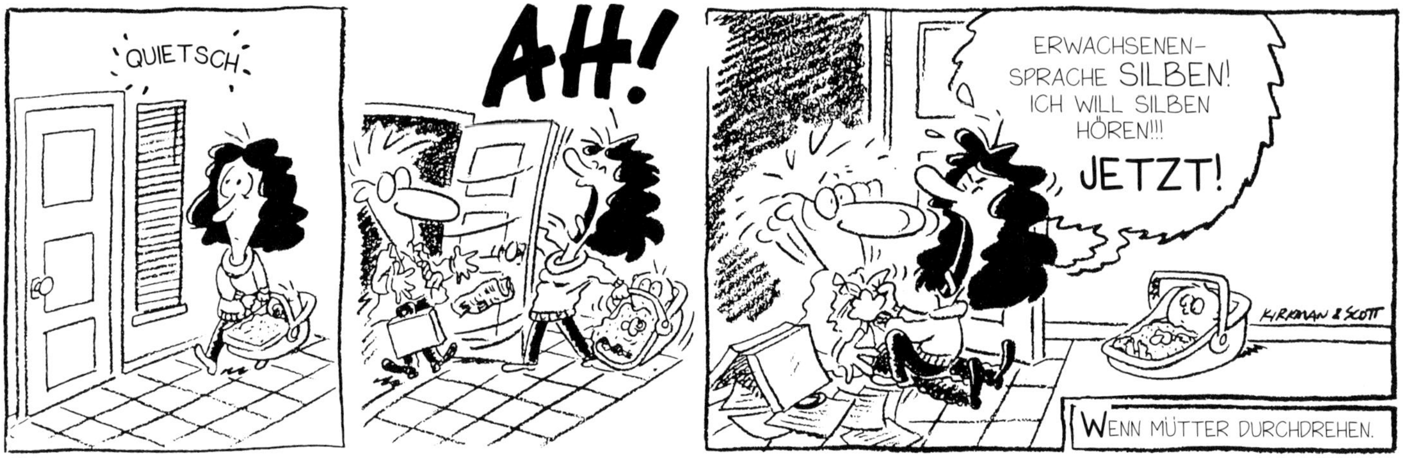
QUIETSCH
AH!
ERWACHSENEN-SPRACHE SILBEN! ICH WILL SILBEN HÖREN!!! JETZT!
KIRKMAN & SCOTT
WENN MÜTTER DURCHDREHEN.

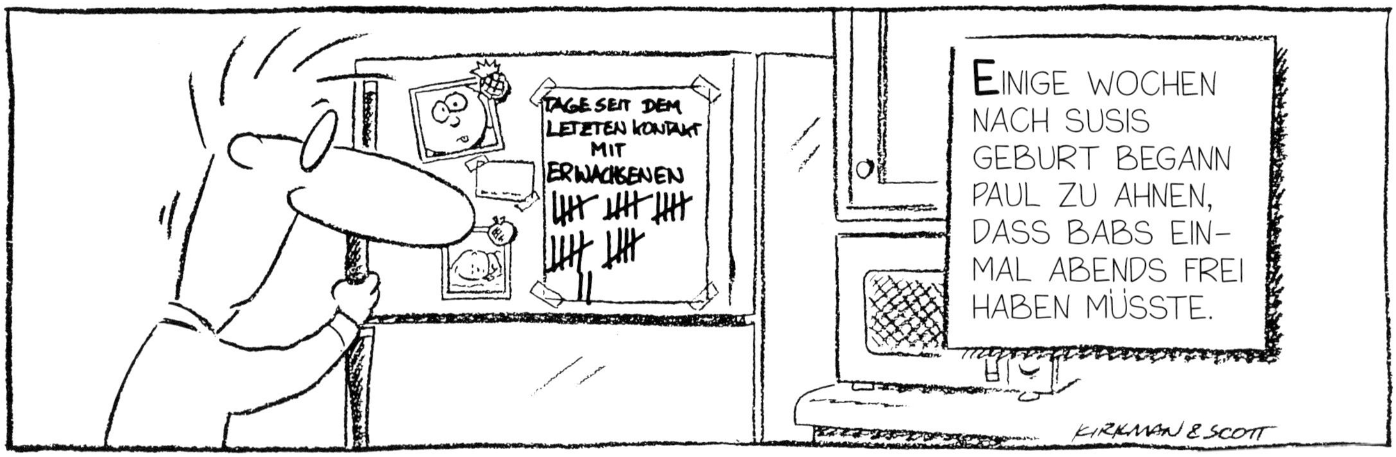
TAGE SEIT DEM LETZTEN KONTAKT MIT ERWACHSENEN
EINIGE WOCHEN NACH SUSIS GEBURT BEGANN PAUL ZU AHNEN, DASS BABS EINMAL ABENDS FREI HABEN MÜSSTE.
KIRKMAN & SCOTT

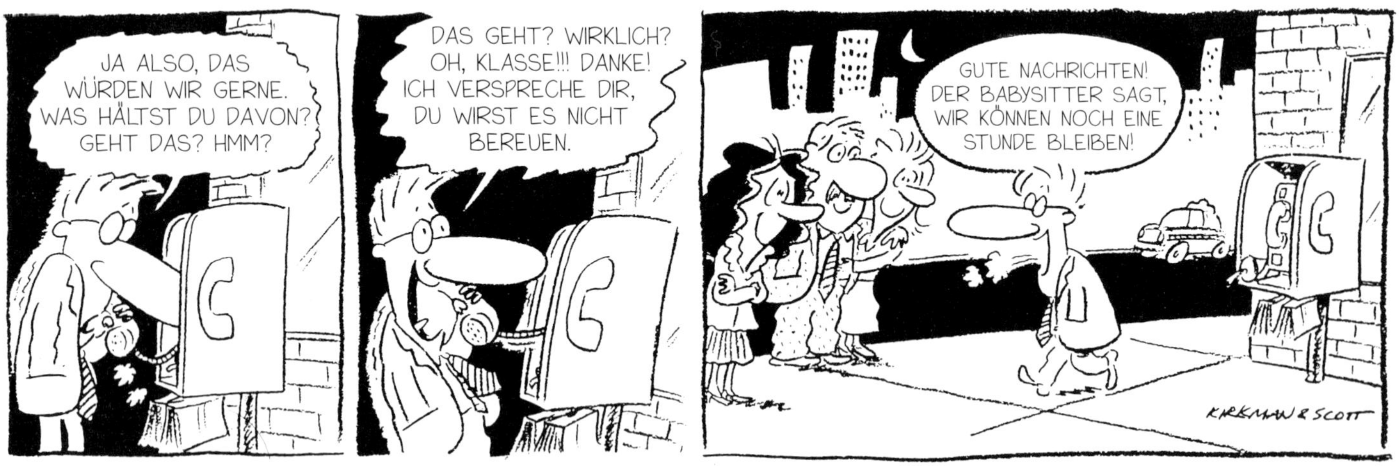
JA ALSO, DAS WÜRDEN WIR GERNE. WAS HÄLTST DU DAVON? GEHT DAS? HMM?
DAS GEHT? WIRKLICH? OH, KLASSE!!! DANKE! ICH VERSPRECHE DIR, DU WIRST ES NICHT BEREUEN.
GUTE NACHRICHTEN! DER BABYSITTER SAGT, WIR KÖNNEN NOCH EINE STUNDE BLEIBEN!
KIRKMAN & SCOTT

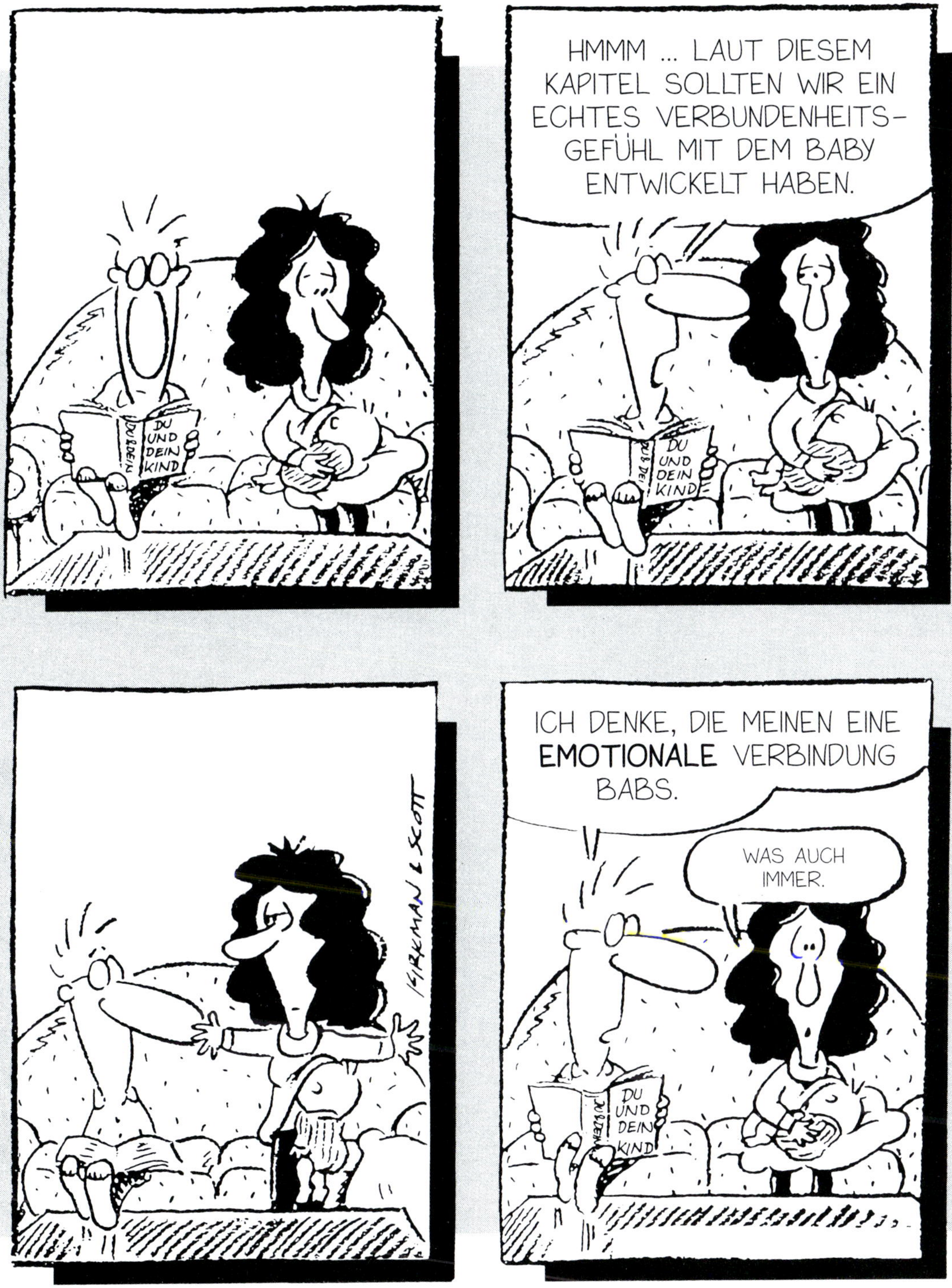
DU UND DEIN KIND
HMMM ... LAUT DIESEM KAPITEL SOLLTEN WIR EIN ECHTES VERBUNDENHEITS-GEFÜHL MIT DEM BABY ENTWICKELT HABEN.
DU UND DEIN KIND
KIRKMAN & SCOTT
ICH DENKE, DIE MEINEN EINE **EMOTIONALE** VERBINDUNG BABS.
WAS AUCH IMMER.
DU UND DEIN KIND

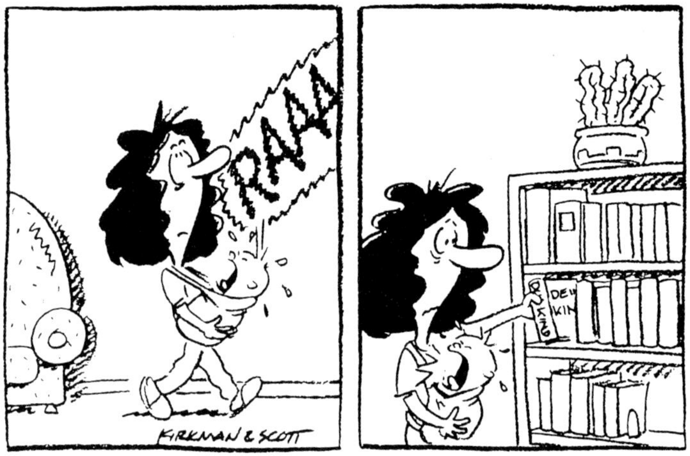

3. Kapitel
Die Kolik

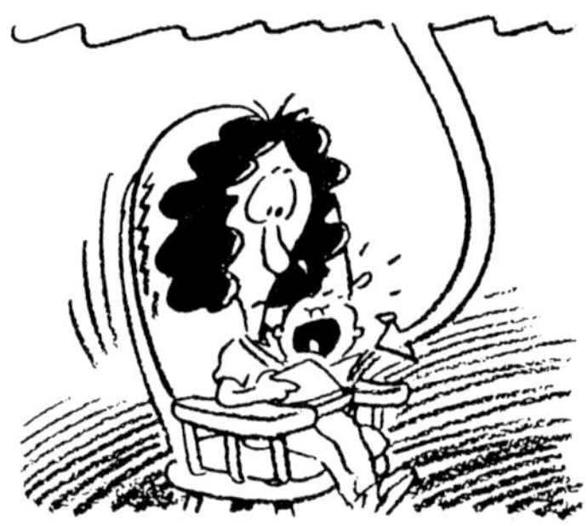

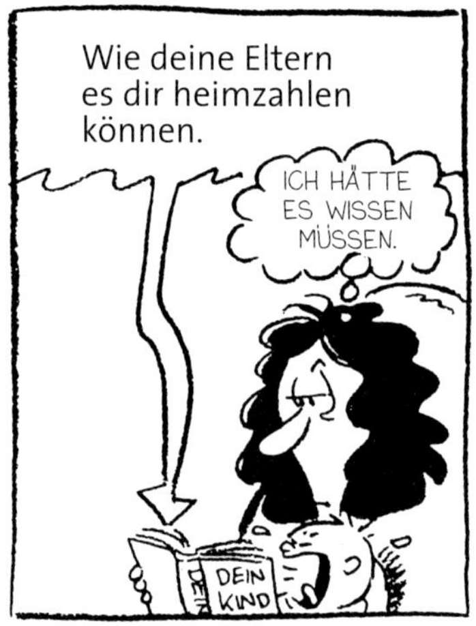

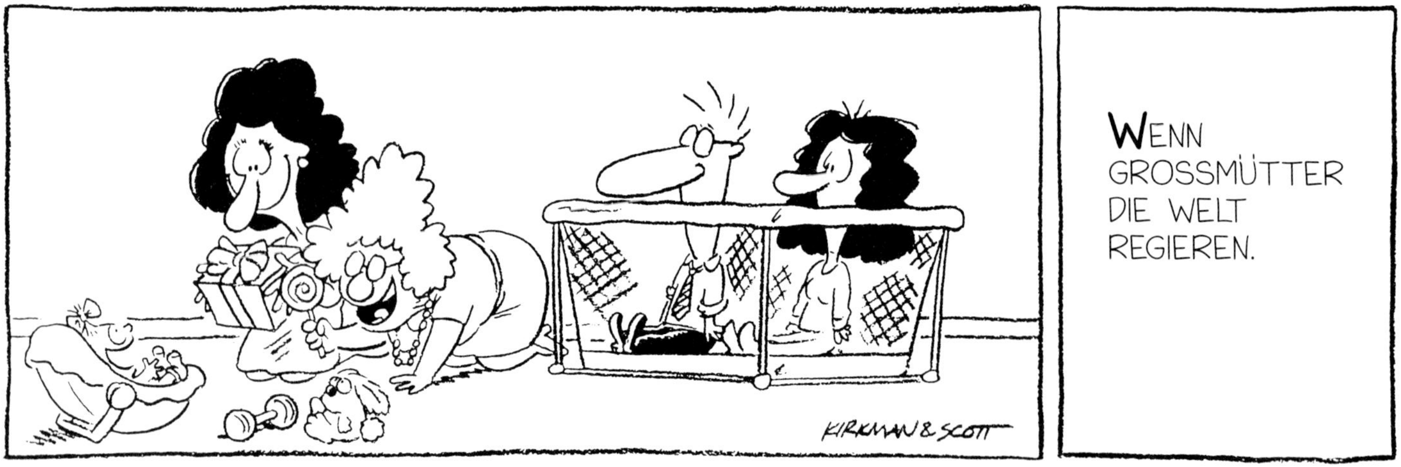

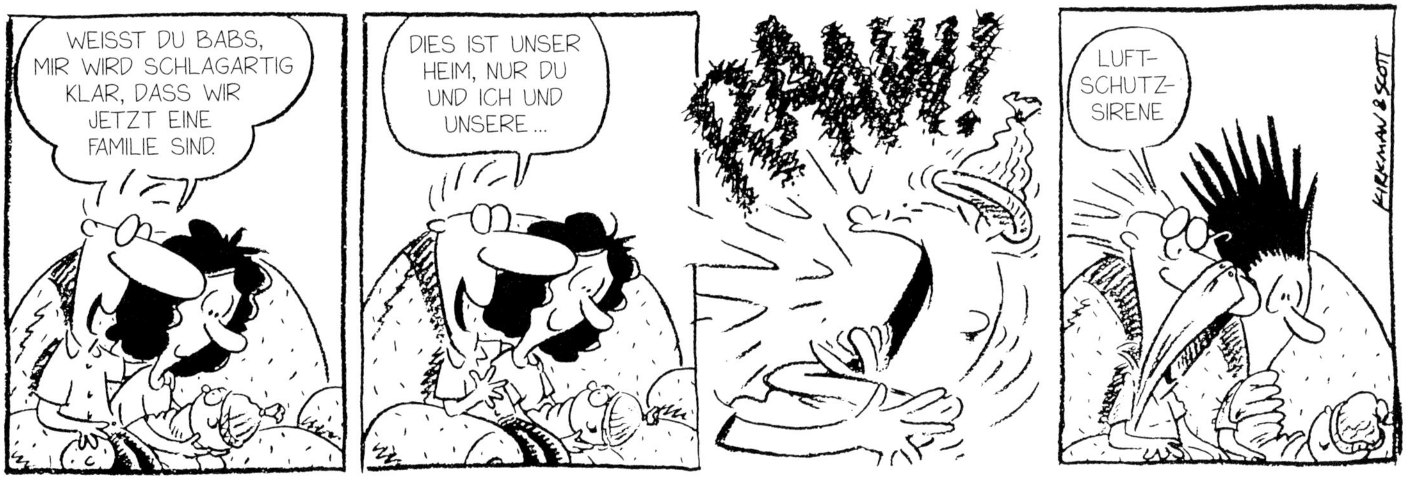
WEISST DU BABS, MIR WIRD SCHLAGARTIG KLAR, DASS WIR JETZT EINE FAMILIE SIND.
DIES IST UNSER HEIM, NUR DU UND ICH UND UNSERE ...
LUFT-SCHUTZ-SIRENE
KIRKMAN & SCOTT

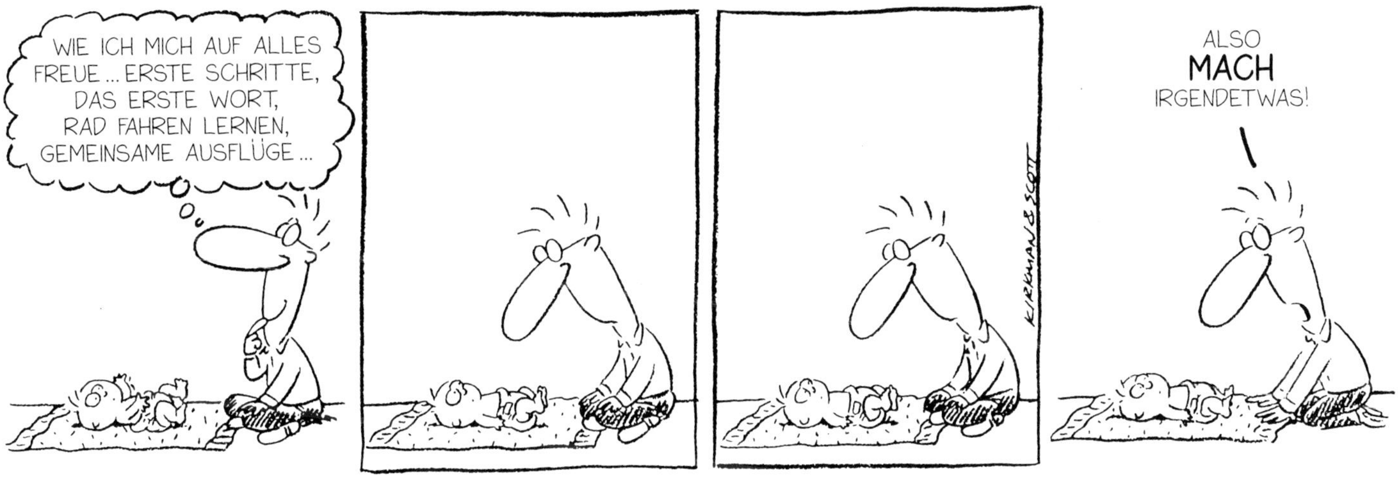
WIE ICH MICH AUF ALLES FREUE ... ERSTE SCHRITTE, DAS ERSTE WORT, RAD FAHREN LERNEN, GEMEINSAME AUSFLÜGE ...
KIRKMAN & SCOTT
ALSO **MACH** IRGENDETWAS!

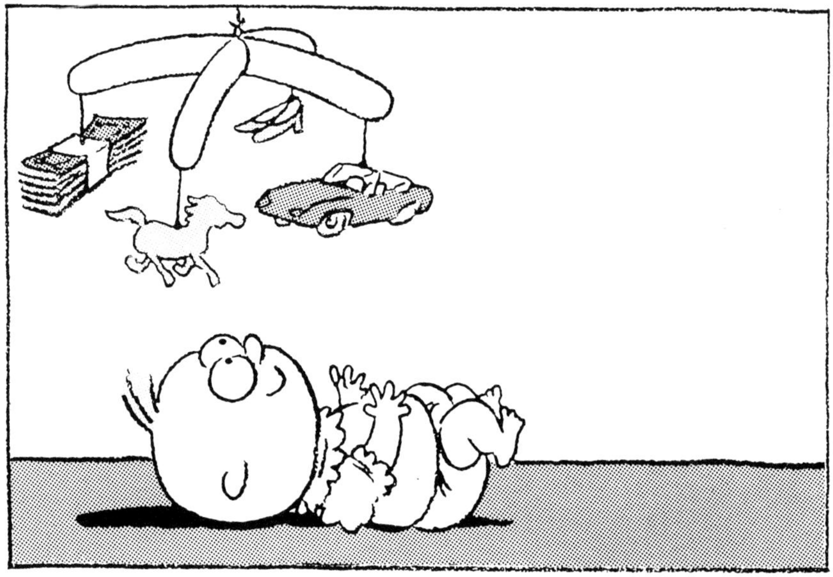

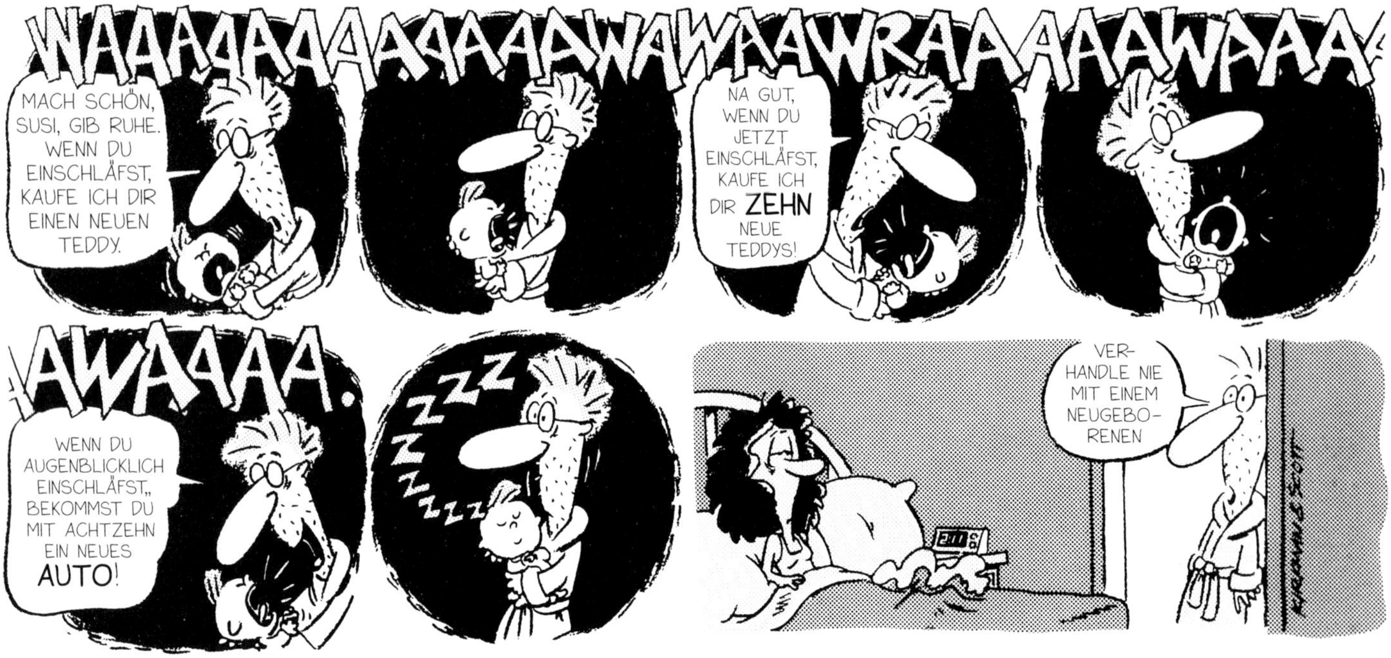
MACH SCHÖN, SUSI, GIB RUHE. WENN DU EINSCHLÄFST, KAUFE ICH DIR EINEN NEUEN TEDDY.
NA GUT, WENN DU JETZT EINSCHLÄFST, KAUFE ICH DIR ZEHN NEUE TEDDYS!
AWAAAA.
WENN DU AUGENBLICKLICH EINSCHLÄFST,, BEKOMMST DU MIT ACHTZEHN EIN NEUES AUTO!
ZZZZ
VER-HANDLE NIE MIT EINEM NEUGEBO-RENEN

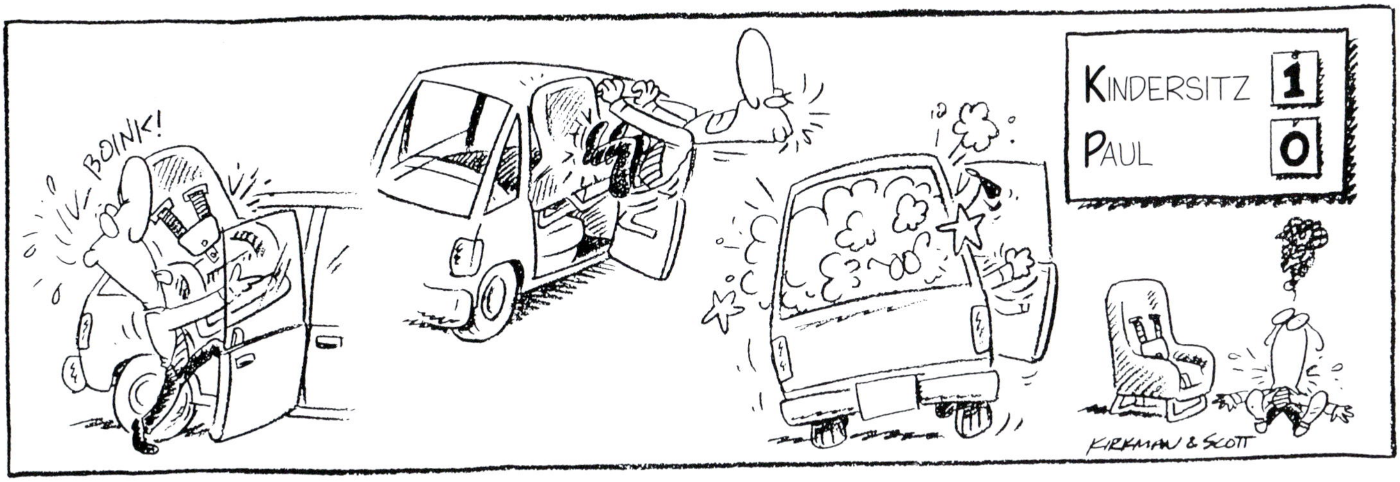
BOINK!
KINDERSITZ 1
PAUL 0
KIRKMAN & SCOTT

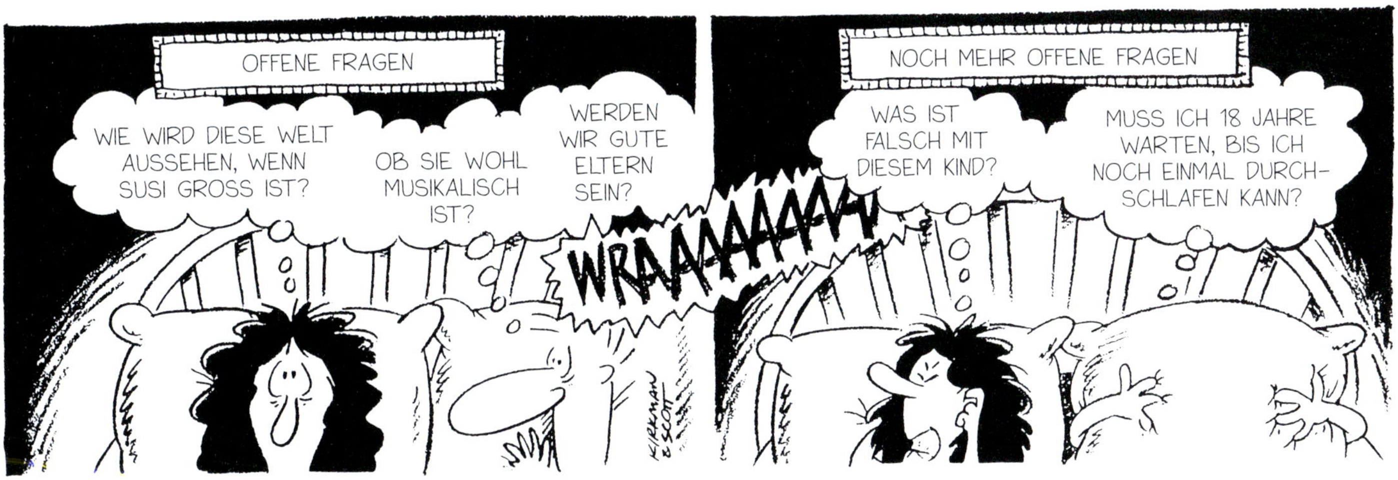
OFFENE FRAGEN
WIE WIRD DIESE WELT AUSSEHEN, WENN SUSI GROSS IST?
OB SIE WOHL MUSIKALISCH IST?
WERDEN WIR GUTE ELTERN SEIN?
KIRKMAN & SCOTT
WRAAAAAAAAH!
NOCH MEHR OFFENE FRAGEN
WAS IST FALSCH MIT DIESEM KIND?
MUSS ICH 18 JAHRE WARTEN, BIS ICH NOCH EINMAL DURCH-SCHLAFEN KANN?

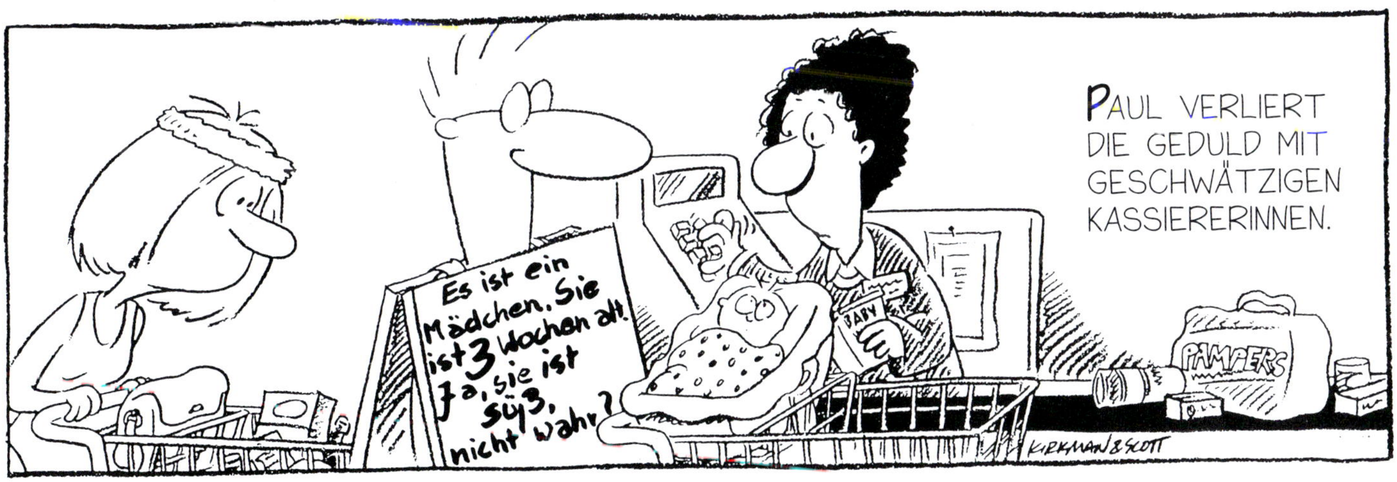
Es ist ein Mädchen. Sie ist 3 Wochen alt. Ja, sie ist süß, nicht wahr?
BABY
PAMPERS
PAUL VERLIERT DIE GEDULD MIT GESCHWÄTZIGEN KASSIERERINNEN.
KIRKMAN & SCOTT

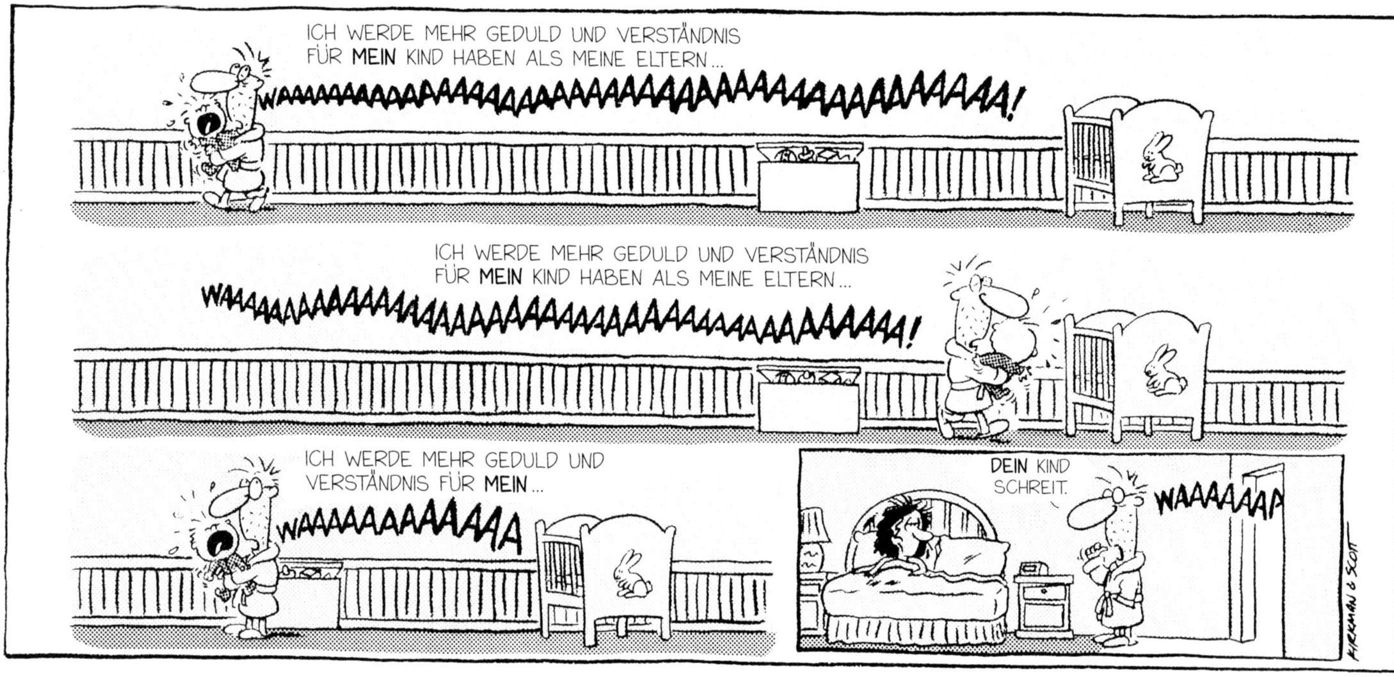
ICH WERDE MEHR GEDULD UND VERSTÄNDNIS FÜR **MEIN** KIND HABEN ALS MEINE ELTERN ...
WAAAAAAAAAAAAAAAAAAAAAAAAAAAAAAAAAAAAAAAAAAAAA!
ICH WERDE MEHR GEDULD UND VERSTÄNDNIS FÜR **MEIN** KIND HABEN ALS MEINE ELTERN ...
WAAAAAAAAAAAAAAAAAAAAAAAAAAAAAAAAAAAAAAAAAAAAA!
ICH WERDE MEHR GEDULD UND VERSTÄNDNIS FÜR **MEIN** ...
WAAAAAAAAAAAAA
DEIN KIND SCHREIT.
WAAAAAAAA
KIRKMAN & SCOTT

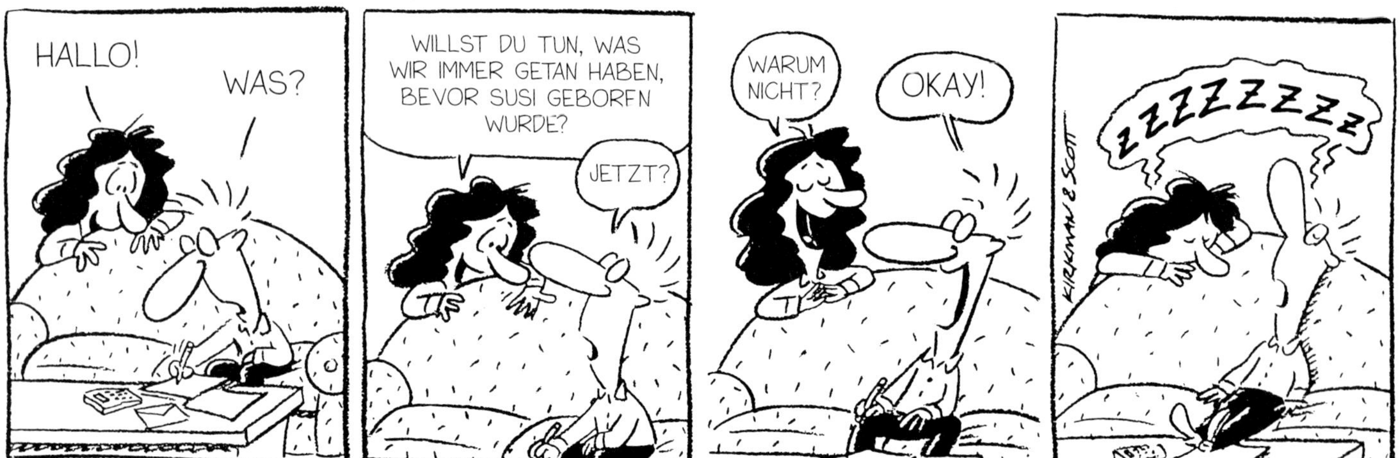
HALLO!
WAS?
WILLST DU TUN, WAS WIR IMMER GETAN HABEN, BEVOR SUSI GEBOREN WURDE?
JETZT?
WARUM NICHT?
OKAY!
KIRKMAN & SCOTT
ZZZZZZZZ

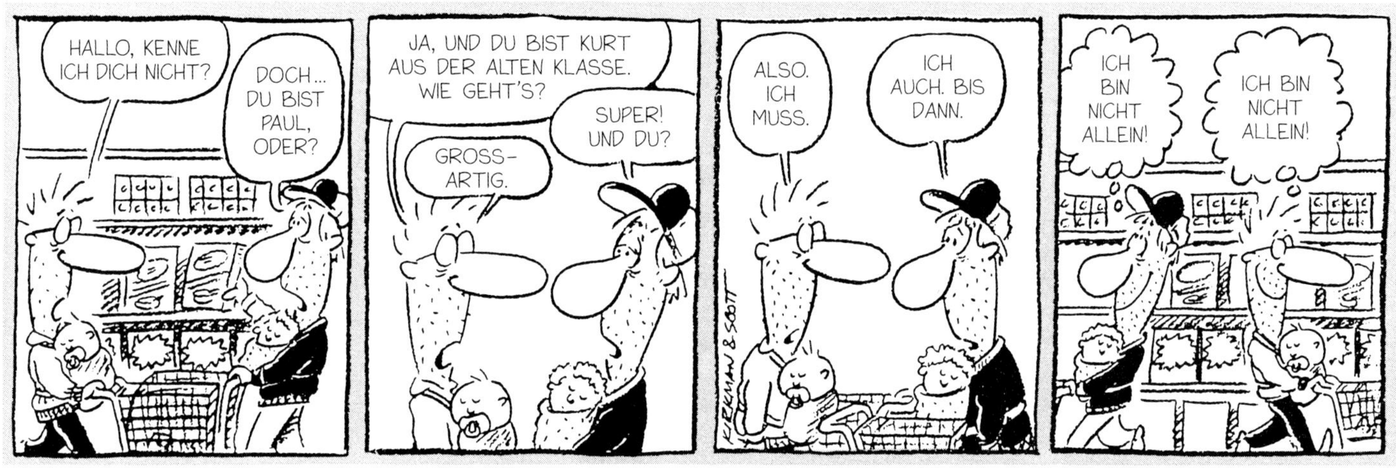
HALLO, KENNE ICH DICH NICHT?
DOCH... DU BIST PAUL, ODER?
JA, UND DU BIST KURT AUS DER ALTEN KLASSE. WIE GEHT'S?
GROSS-ARTIG.
SUPER! UND DU?
KIRKMAN & SCOTT
ALSO. ICH MUSS.
ICH AUCH. BIS DANN.
ICH BIN NICHT ALLEIN!
ICH BIN NICHT ALLEIN!

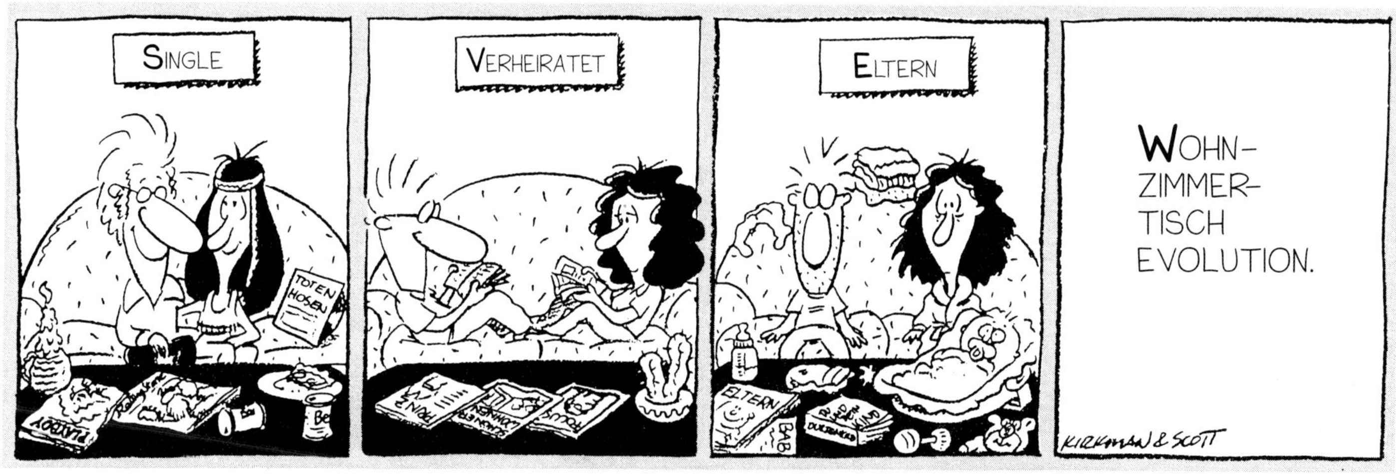
SINGLE
VERHEIRATET
ELTERN
WOHN-ZIMMER-TISCH EVOLUTION.
KIRKMAN & SCOTT

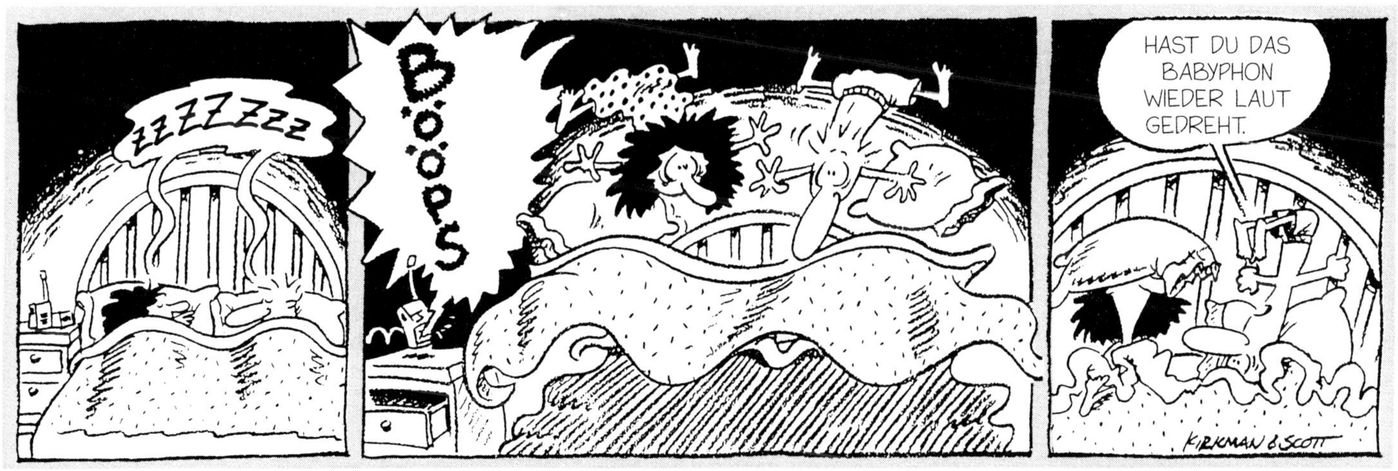
ZZZZZZZZ
BÖÖÖPS
HAST DU DAS BABYPHON WIEDER LAUT GEDREHT.
KIRKMAN & SCOTT

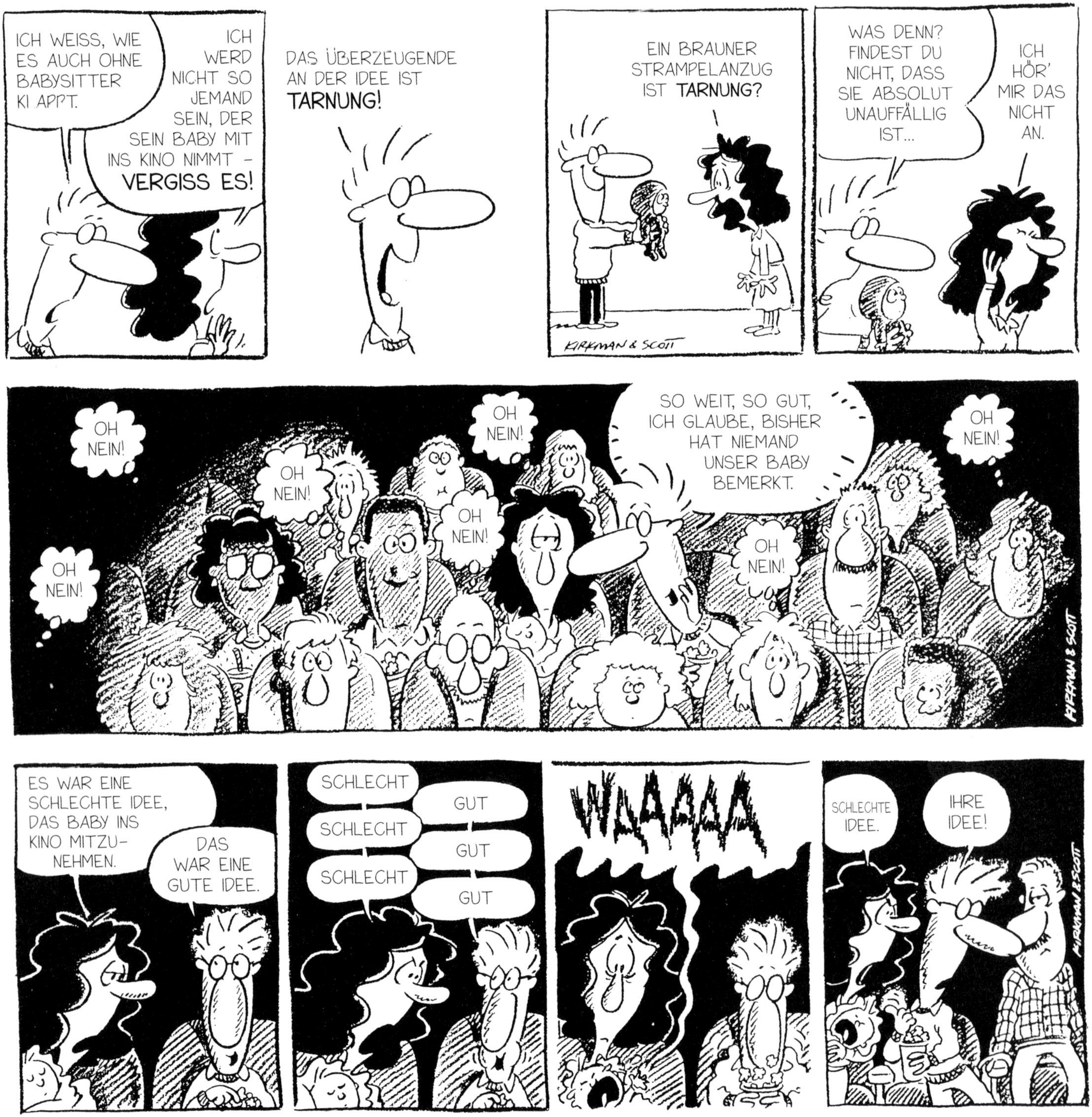
ICH WEISS, WIE ES AUCH OHNE BABYSITTER KLAPPT.
ICH WERD NICHT SO JEMAND SEIN, DER SEIN BABY MIT INS KINO NIMMT – VERGISS ES!
DAS ÜBERZEUGENDE AN DER IDEE IST TARNUNG!
EIN BRAUNER STRAMPELANZUG IST TARNUNG?
KIRKMAN & SCOTT
WAS DENN? FINDEST DU NICHT, DASS SIE ABSOLUT UNAUFFÄLLIG IST...
ICH HÖR' MIR DAS NICHT AN.
OH NEIN!
OH NEIN!
OH NEIN!
OH NEIN!
OH NEIN!
SO WEIT, SO GUT, ICH GLAUBE, BISHER HAT NIEMAND UNSER BABY BEMERKT.
OH NEIN!
OH NEIN!
KIRKMAN & SCOTT
ES WAR EINE SCHLECHTE IDEE, DAS BABY INS KINO MITZU-NEHMEN.
DAS WAR EINE GUTE IDEE.
SCHLECHT
GUT
SCHLECHT
GUT
SCHLECHT
GUT
WAAAAA
SCHLECHTE IDEE.
IHRE IDEE!
KIRKMAN & SCOTT

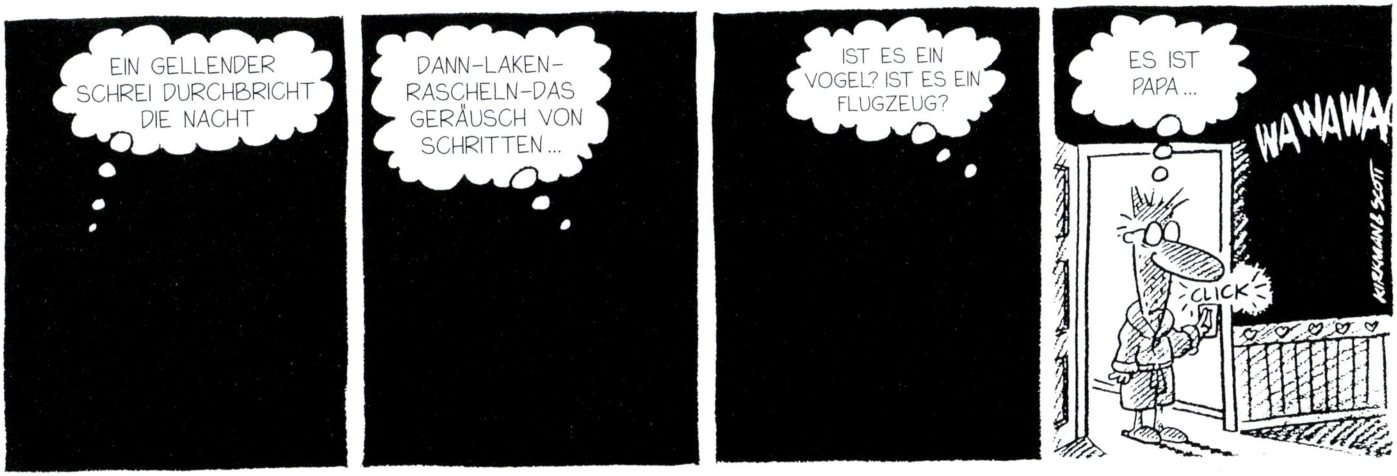
EIN GELLENDER SCHREI DURCHBRICHT DIE NACHT
DANN-LAKEN-RASCHELN-DAS GERÄUSCH VON SCHRITTEN ...
IST ES EIN VOGEL? IST ES EIN FLUGZEUG?
ES IST PAPA ...
WAWAWA
CLICK
KIRKMAN & SCOTT

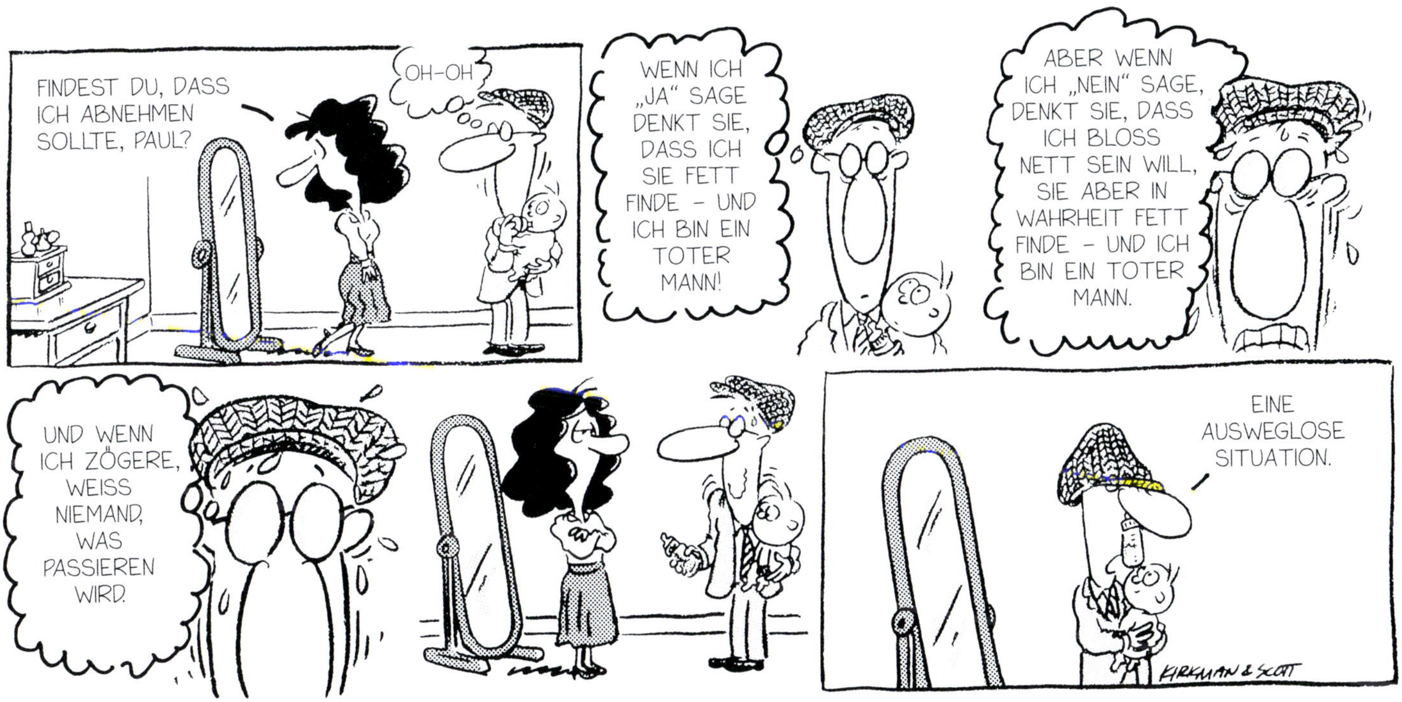
FINDEST DU, DASS ICH ABNEHMEN SOLLTE, PAUL?
OH-OH
WENN ICH „JA“ SAGE DENKT SIE, DASS ICH SIE FETT FINDE – UND ICH BIN EIN TOTER MANN!
ABER WENN ICH „NEIN“ SAGE, DENKT SIE, DASS ICH BLOSS NETT SEIN WILL, SIE ABER IN WAHRHEIT FETT FINDE – UND ICH BIN EIN TOTER MANN.
UND WENN ICH ZÖGERE, WEISS NIEMAND, WAS PASSIEREN WIRD.
EINE AUSWEGLOSE SITUATION.
KIRKMAN & SCOTT

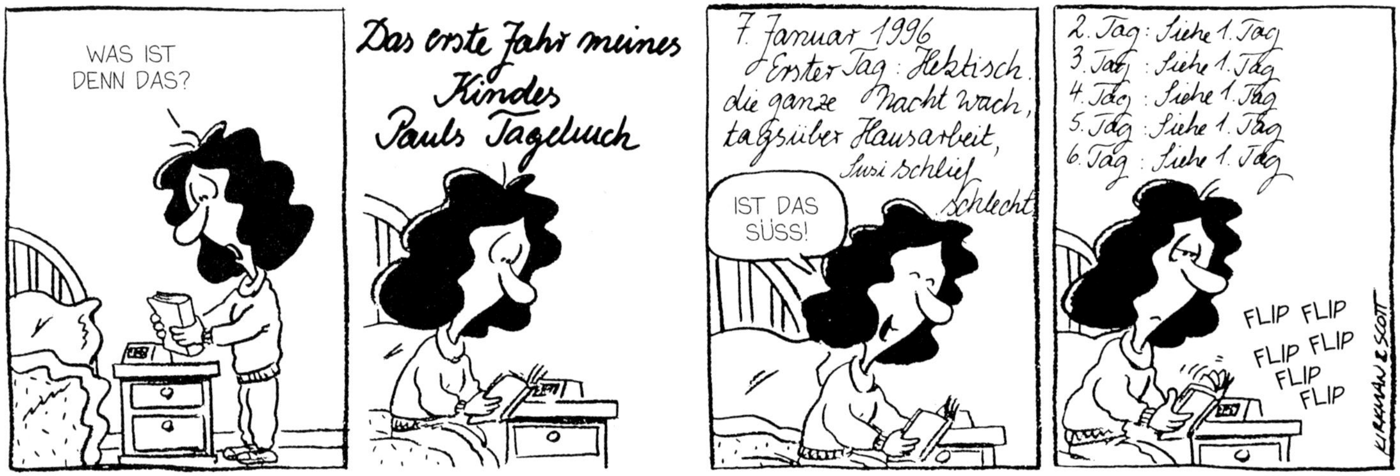
WAS IST DENN DAS?
Das erste Jahr meines Kindes
Pauls Tagebuch
7. Januar 1996
Erster Tag: Hektisch. die ganze Nacht wach, tagsüber Hausarbeit, Susi schlief schlecht
IST DAS SÜSS!
2. Tag: Siehe 1. Tag
3. Tag: Siehe 1. Tag
4. Tag: Siehe 1. Tag
5. Tag: Siehe 1. Tag
6. Tag: Siehe 1. Tag
FLIP FLIP
FLIP FLIP
FLIP
FLIP
KIRKMAN & SCOTT

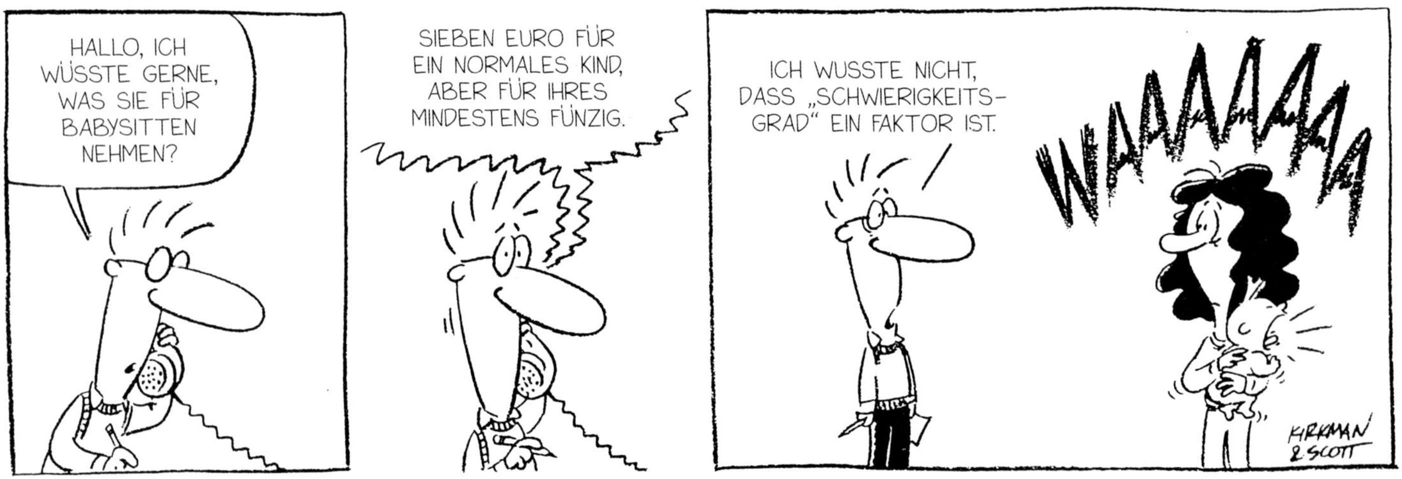
HALLO, ICH WÜSSTE GERNE, WAS SIE FÜR BABYSITTEN NEHMEN?
SIEBEN EURO FÜR EIN NORMALES KIND, ABER FÜR IHRES MINDESTENS FÜNZIG.
ICH WUSSTE NICHT, DASS „SCHWIERIGKEITS-GRAD“ EIN FAKTOR IST.
WAAAAAAA
KIRKMAN & SCOTT

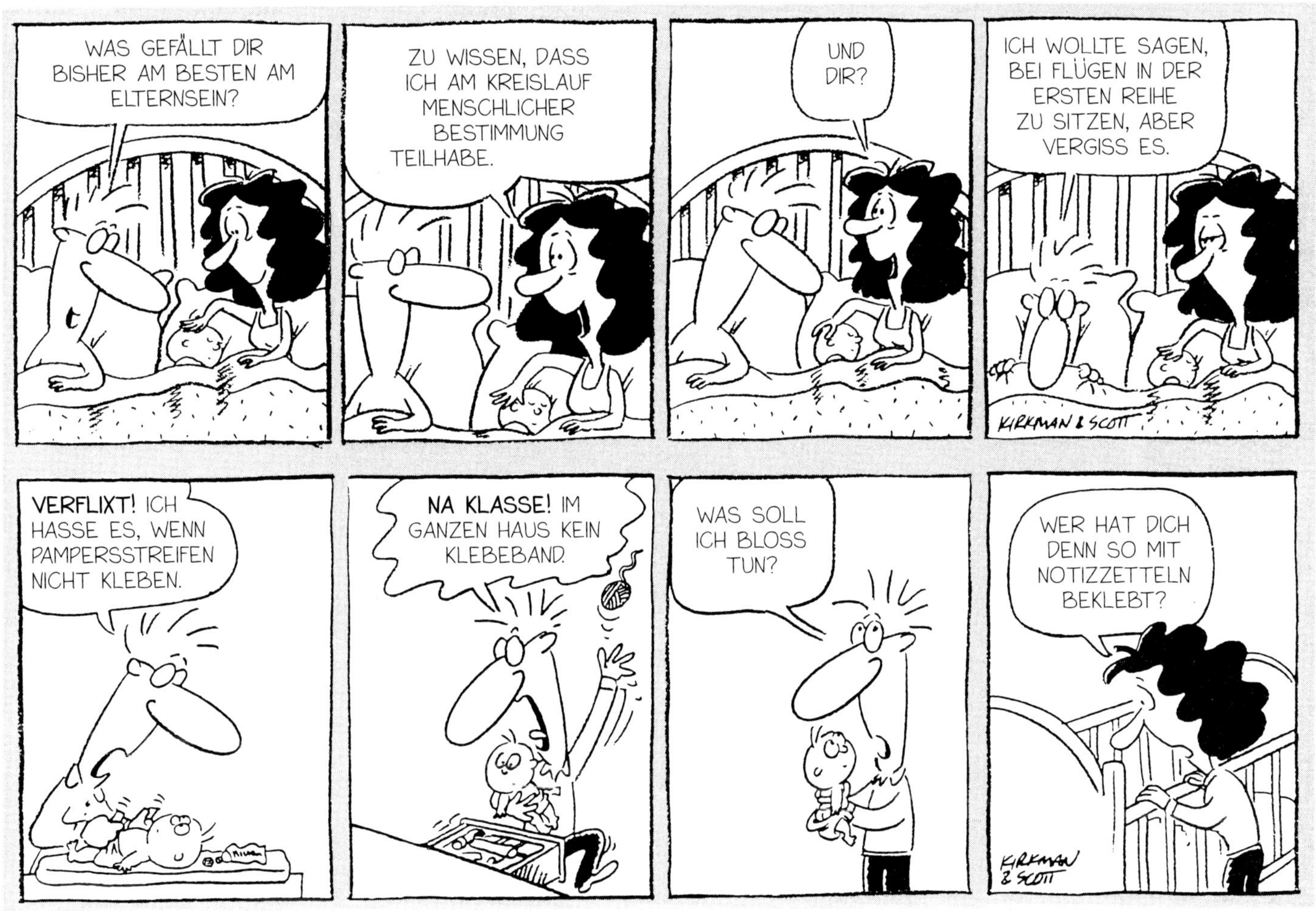
WAS GEFÄLLT DIR BISHER AM BESTEN AM ELTERNSEIN?
ZU WISSEN, DASS ICH AM KREISLAUF MENSCHLICHER BESTIMMUNG TEILHABE.
UND DIR?
ICH WOLLTE SAGEN, BEI FLÜGEN IN DER ERSTEN REIHE ZU SITZEN, ABER VERGISS ES.
KIRKMAN & SCOTT
VERFLIXT! ICH HASSE ES, WENN PAMPERSSTREIFEN NICHT KLEBEN.
NA KLASSE! IM GANZEN HAUS KEIN KLEBEBAND.
WAS SOLL ICH BLOSS TUN?
WER HAT DICH DENN SO MIT NOTIZZETTELN BEKLEBT?
KIRKMAN & SCOTT

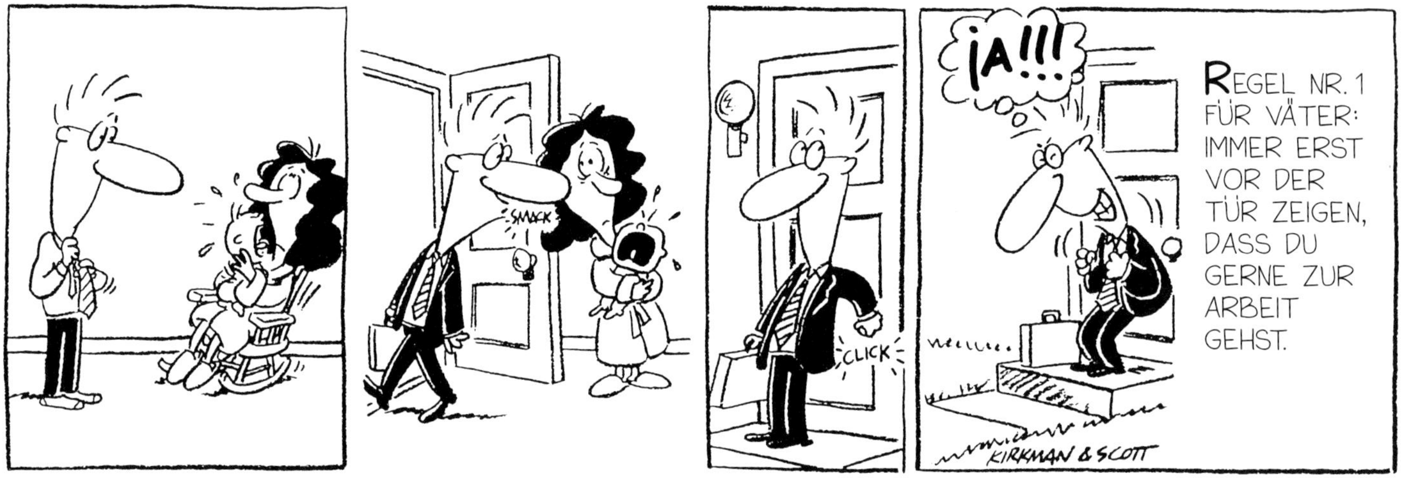
SMACK
CLICK
¡A!!!
REGEL NR. 1 FÜR VÄTER: IMMER ERST VOR DER TÜR ZEIGEN, DASS DU GERNE ZUR ARBEIT GEHST.
KIRKMAN & SCOTT

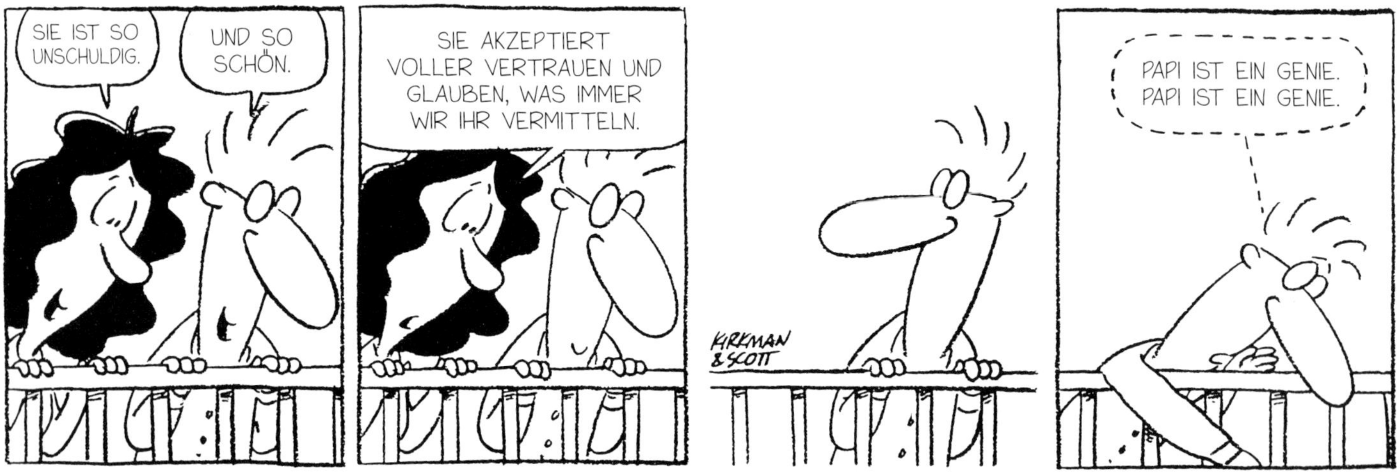
SIE IST SO UNSCHULDIG.
UND SO SCHÖN.
SIE AKZEPTIERT VOLLER VERTRAUEN UND GLAUBEN, WAS IMMER WIR IHR VERMITTELN.
KIRKMAN & SCOTT
PAPI IST EIN GENIE. PAPI IST EIN GENIE.

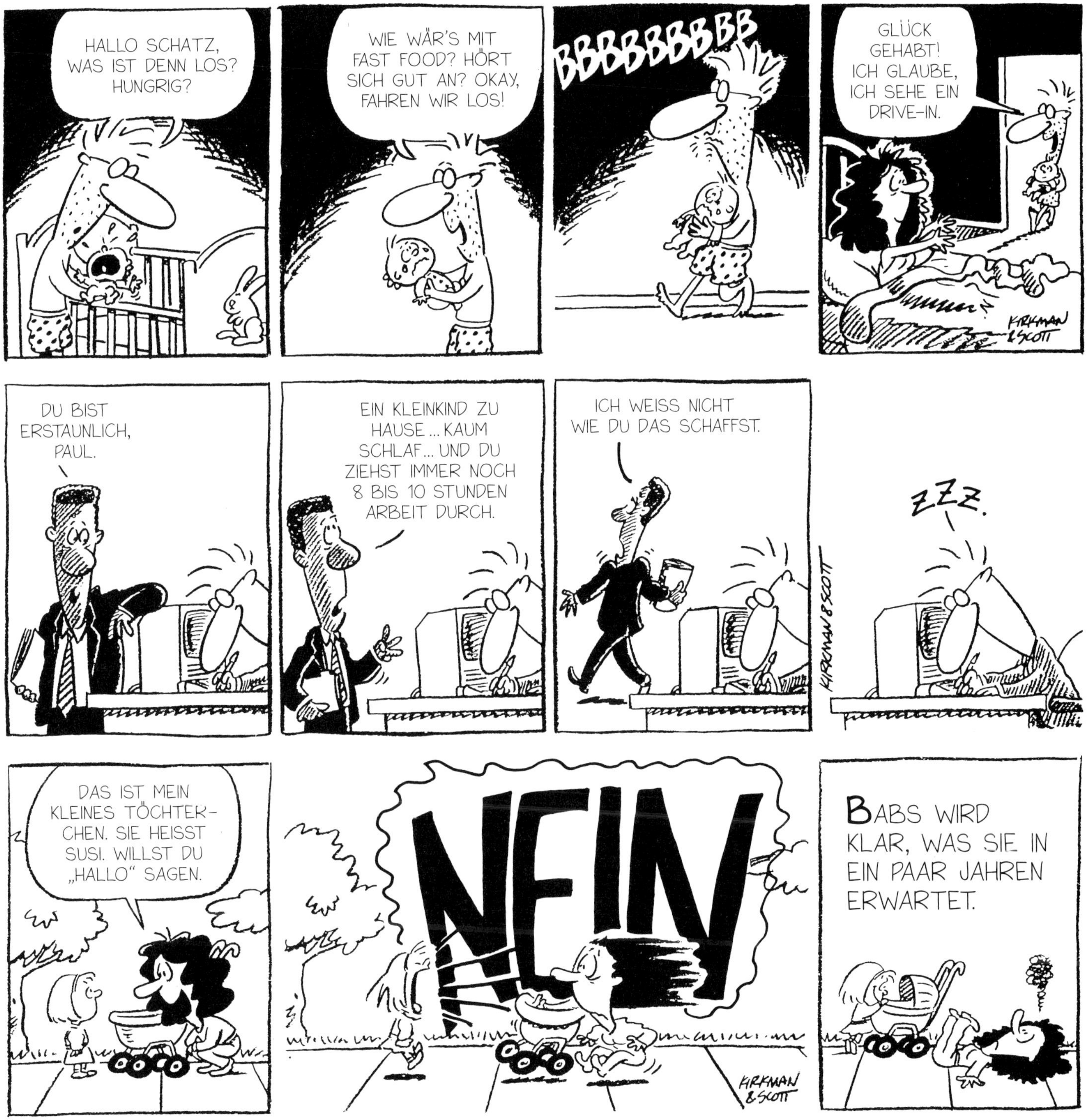
HALLO SCHATZ, WAS IST DENN LOS? HUNGRIG?
WIE WÄR'S MIT FAST FOOD? HÖRT SICH GUT AN? OKAY, FAHREN WIR LOS!
BBBBBBBBB
GLÜCK GEHABT! ICH GLAUBE, ICH SEHE EIN DRIVE-IN.
KIRKMAN & SCOTT
DU BIST ERSTAUNLICH, PAUL.
EIN KLEINKIND ZU HAUSE ... KAUM SCHLAF ... UND DU ZIEHST IMMER NOCH 8 BIS 10 STUNDEN ARBEIT DURCH.
ICH WEISS NICHT WIE DU DAS SCHAFFST.
KIRKMAN & SCOTT
ZZZ.
DAS IST MEIN KLEINES TÖCHTERCHEN. SIE HEISST SUSI. WILLST DU „HALLO" SAGEN.
NEIN
KIRKMAN & SCOTT
BABS WIRD KLAR, WAS SIE IN EIN PAAR JAHREN ERWARTET.

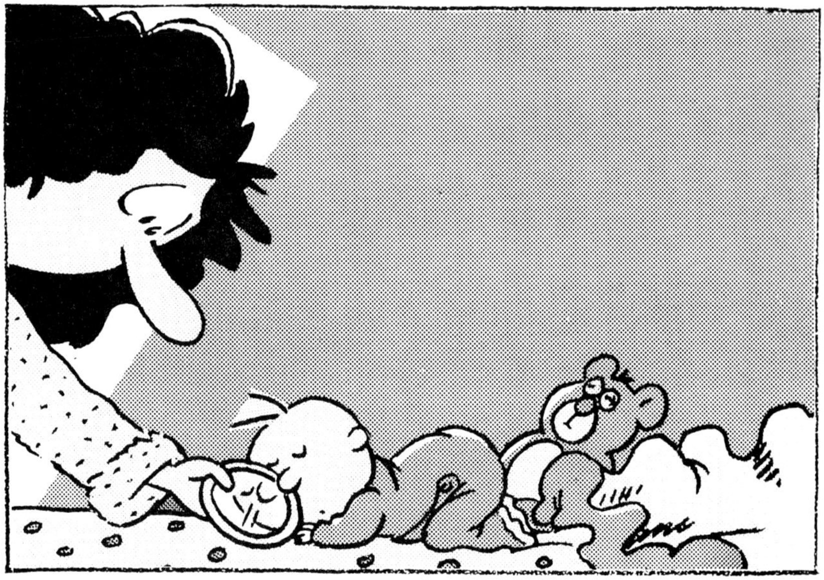

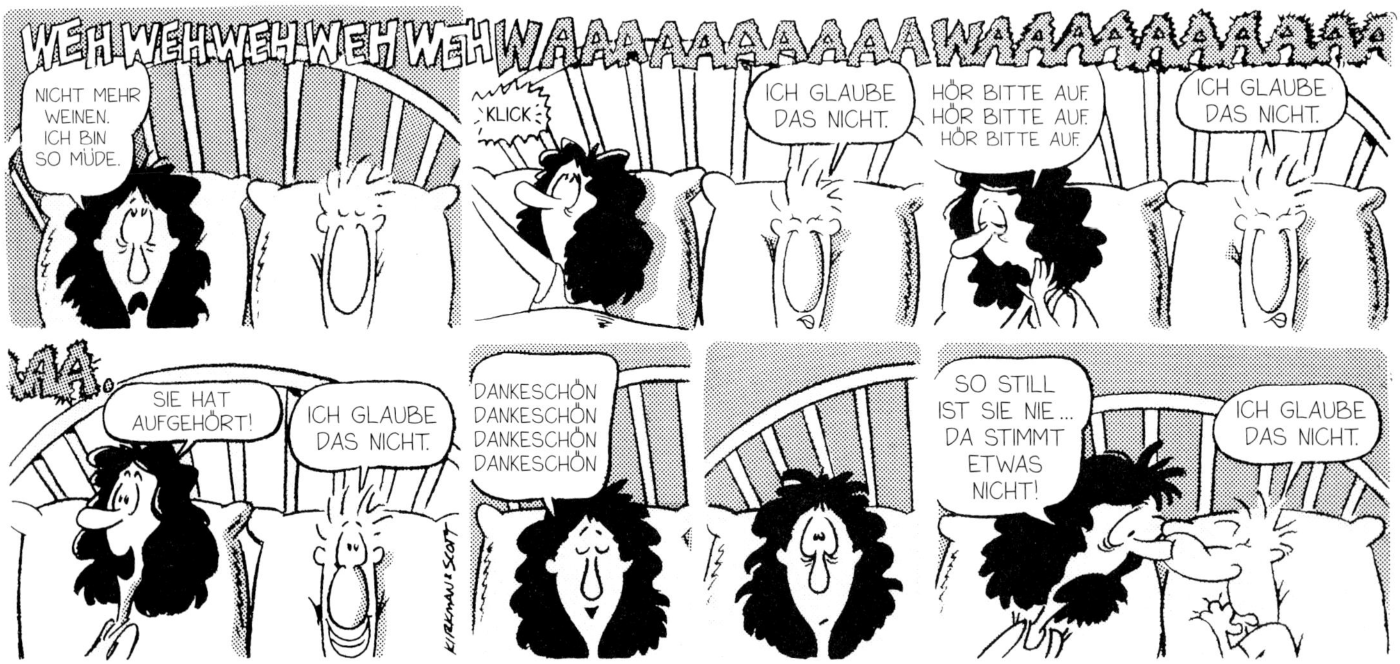

WEH WEH WEH WEH WEH WAAAAAAAAAAWAAAAAAAAAAA
NICHT MEHR WEINEN. ICH BIN SO MÜDE.
KLICK
ICH GLAUBE DAS NICHT.
HÖR BITTE AUF. HÖR BITTE AUF. HÖR BITTE AUF.
ICH GLAUBE DAS NICHT.
AA.
SIE HAT AUFGEHÖRT!
ICH GLAUBE DAS NICHT.
KIRKMAN & SCOTT
DANKESCHÖN DANKESCHÖN DANKESCHÖN DANKESCHÖN
SO STILL IST SIE NIE ... DA STIMMT ETWAS NICHT!
ICH GLAUBE DAS NICHT.

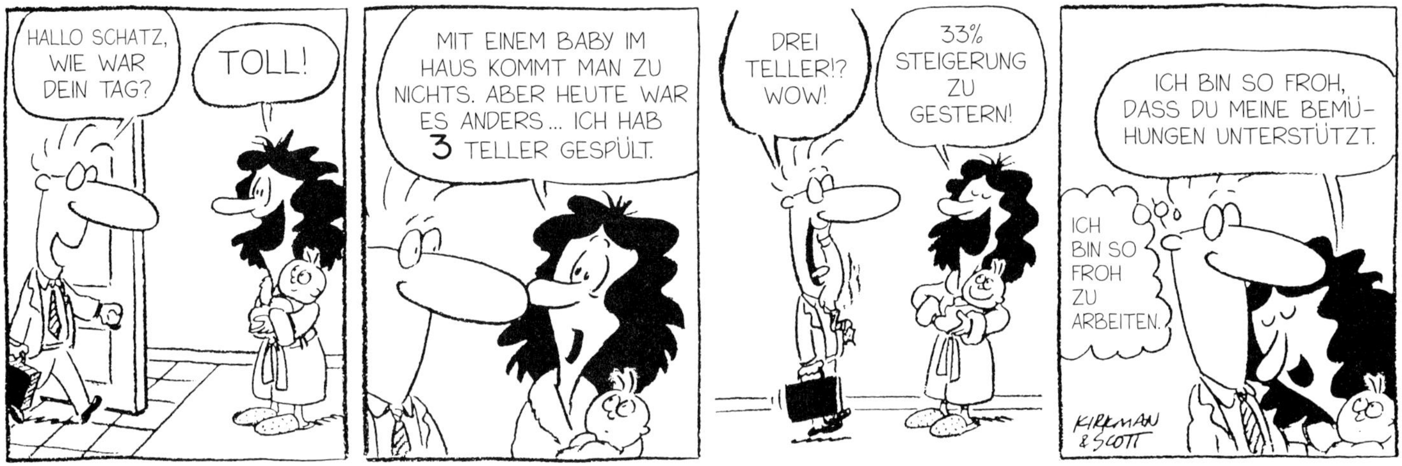
HALLO SCHATZ, WIE WAR DEIN TAG?
TOLL!
MIT EINEM BABY IM HAUS KOMMT MAN ZU NICHTS. ABER HEUTE WAR ES ANDERS ... ICH HAB 3 TELLER GESPÜLT.
DREI TELLER!? WOW!
33% STEIGERUNG ZU GESTERN!
ICH BIN SO FROH, DASS DU MEINE BEMÜHUNGEN UNTERSTÜTZT.
ICH BIN SO FROH ZU ARBEITEN.
KIRKMAN & SCOTT

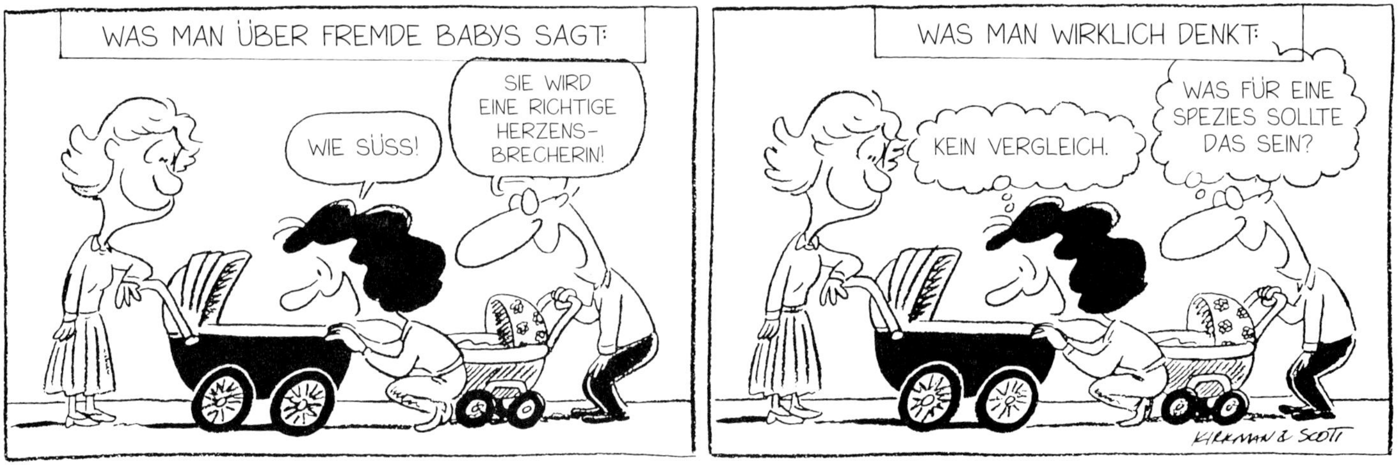
WAS MAN ÜBER FREMDE BABYS SAGT:
WIE SÜSS!
SIE WIRD EINE RICHTIGE HERZENSBRECHERIN!
WAS MAN WIRKLICH DENKT:
KEIN VERGLEICH.
WAS FÜR EINE SPEZIES SOLLTE DAS SEIN?
KIRKMAN & SCOTT

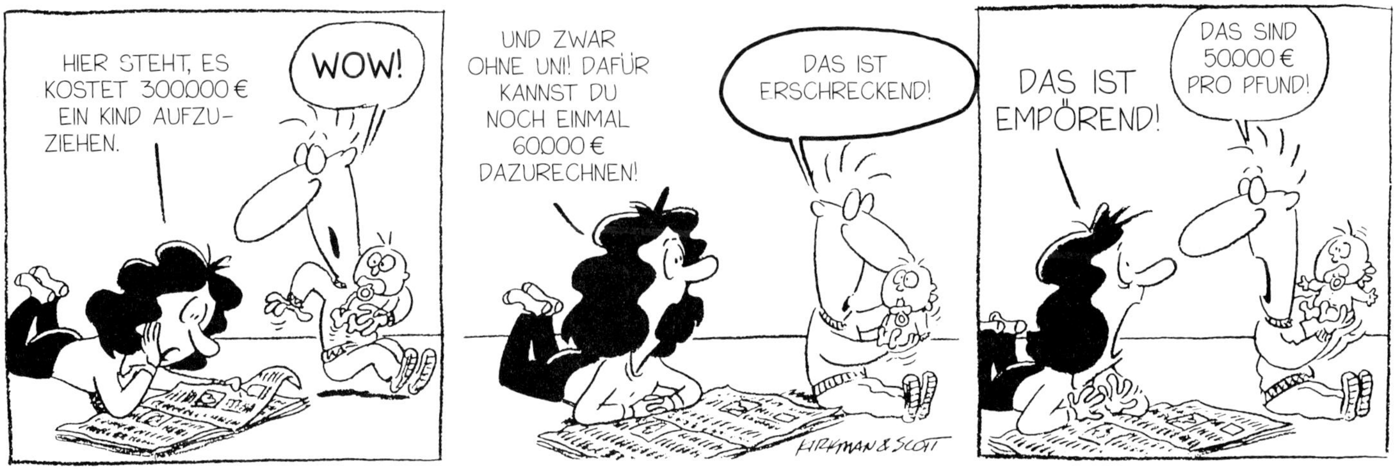
HIER STEHT, ES KOSTET 300.000 € EIN KIND AUFZUZIEHEN.
WOW!
UND ZWAR OHNE UNI! DAFÜR KANNST DU NOCH EINMAL 60.000 € DAZURECHNEN!
DAS IST ERSCHRECKEND!
KIRKMAN & SCOTT
DAS IST EMPÖREND!
DAS SIND 50.000 € PRO PFUND!

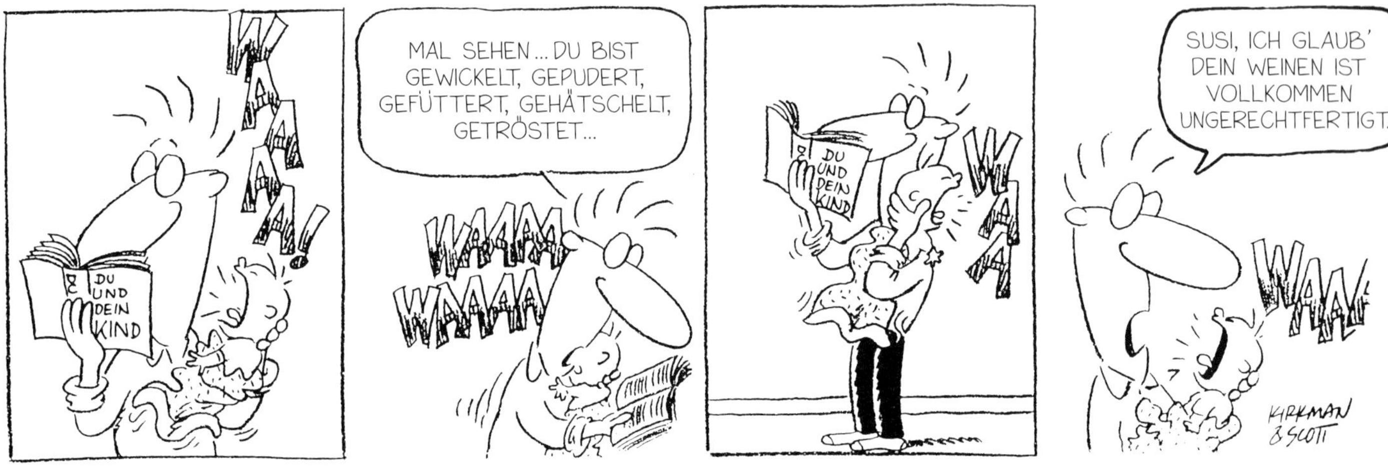
DU UND DEIN KIND
WAAAA!
MAL SEHEN ... DU BIST GEWICKELT, GEPUDERT, GEFÜTTERT, GEHÄTSCHELT, GETRÖSTET ...
WAAAA WAAAA
DU UND DEIN KIND
WAAA
SUSI, ICH GLAUB' DEIN WEINEN IST VOLLKOMMEN UNGERECHTFERTIGT.
WAA
KIRKMAN & SCOTT

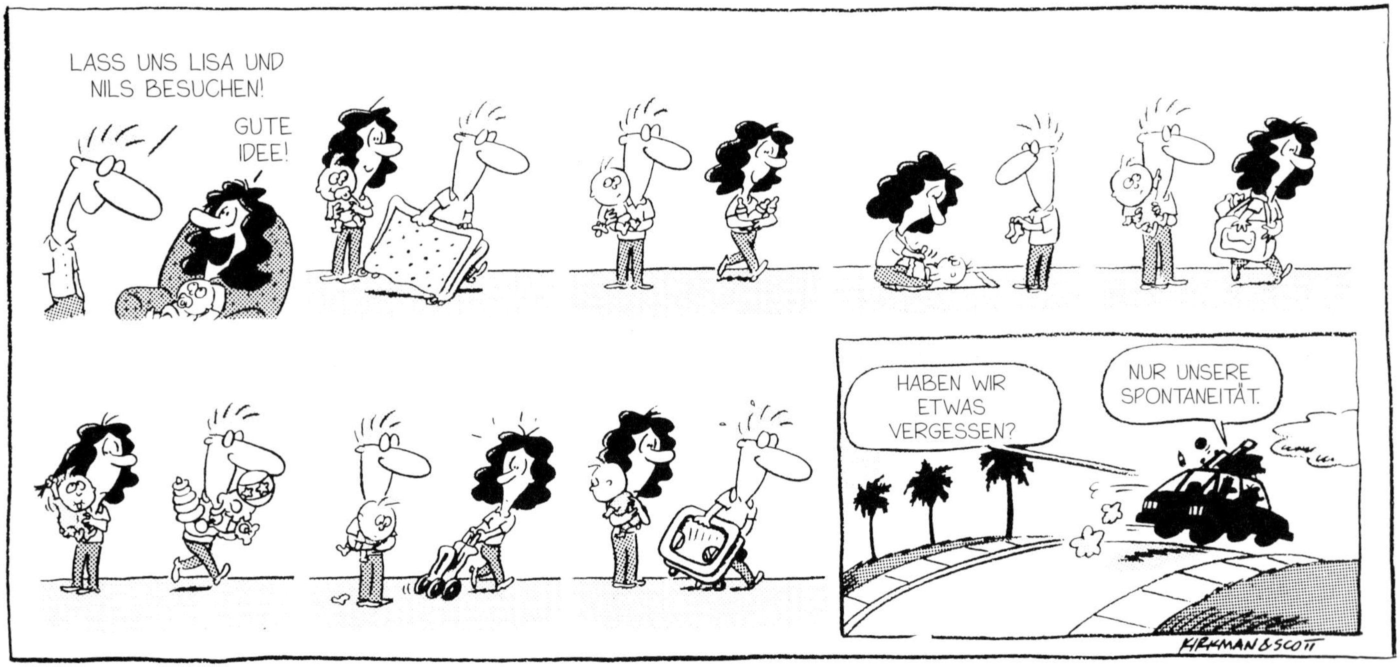
LASS UNS LISA UND NILS BESUCHEN!
GUTE IDEE!
HABEN WIR ETWAS VERGESSEN?
NUR UNSERE SPONTANEITÄT.
KIRKMAN & SCOTT

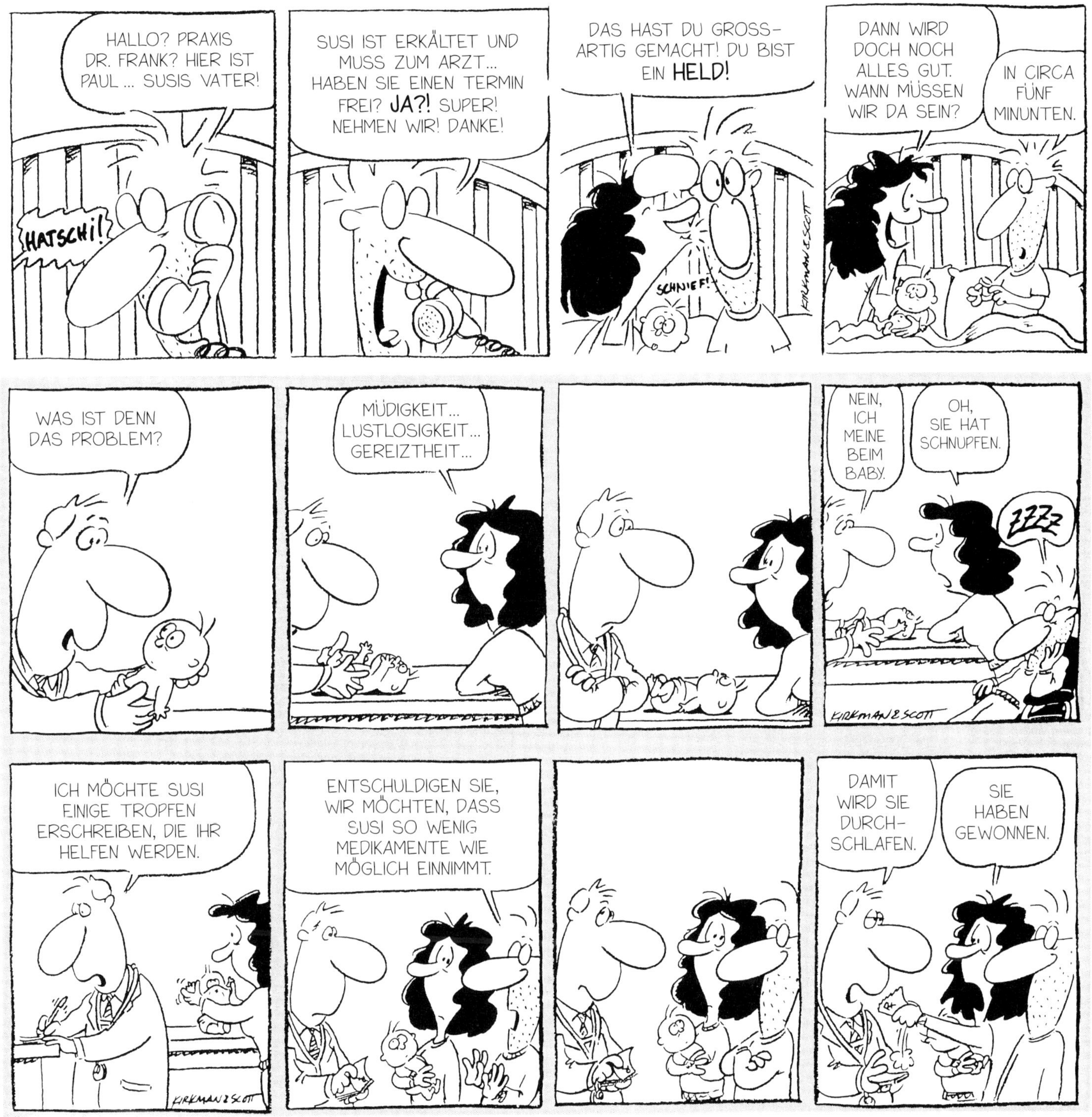

HALLO? PRAXIS DR. FRANK? HIER IST PAUL ... SUSIS VATER!
HATSCHI!
SUSI IST ERKÄLTET UND MUSS ZUM ARZT... HABEN SIE EINEN TERMIN FREI? JA?! SUPER! NEHMEN WIR! DANKE!
DAS HAST DU GROSSARTIG GEMACHT! DU BIST EIN HELD!
SCHNIEF!
KIRKMAN & SCOTT
DANN WIRD DOCH NOCH ALLES GUT. WANN MÜSSEN WIR DA SEIN?
IN CIRCA FÜNF MINUNTEN.
WAS IST DENN DAS PROBLEM?
MÜDIGKEIT... LUSTLOSIGKEIT... GEREIZTHEIT...
NEIN, ICH MEINE BEIM BABY.
OH, SIE HAT SCHNUPFEN.
ZZZZ
KIRKMAN & SCOTT
ICH MÖCHTE SUSI EINIGE TROPFEN ERSCHREIBEN, DIE IHR HELFEN WERDEN.
KIRKMAN & SCOTT
ENTSCHULDIGEN SIE, WIR MÖCHTEN, DASS SUSI SO WENIG MEDIKAMENTE WIE MÖGLICH EINNIMMT.
DAMIT WIRD SIE DURCHSCHLAFEN.
SIE HABEN GEWONNEN.

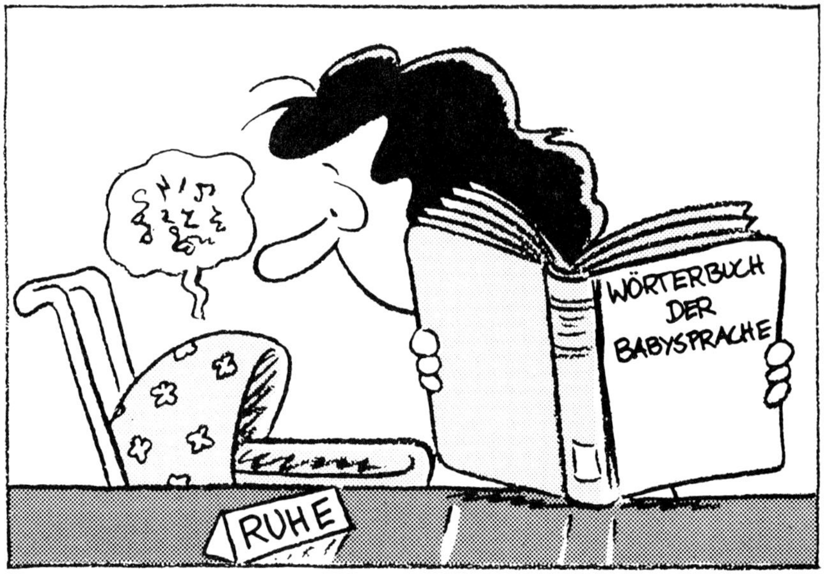
WÖRTERBUCH DER BABYSPRACHE
RUHE

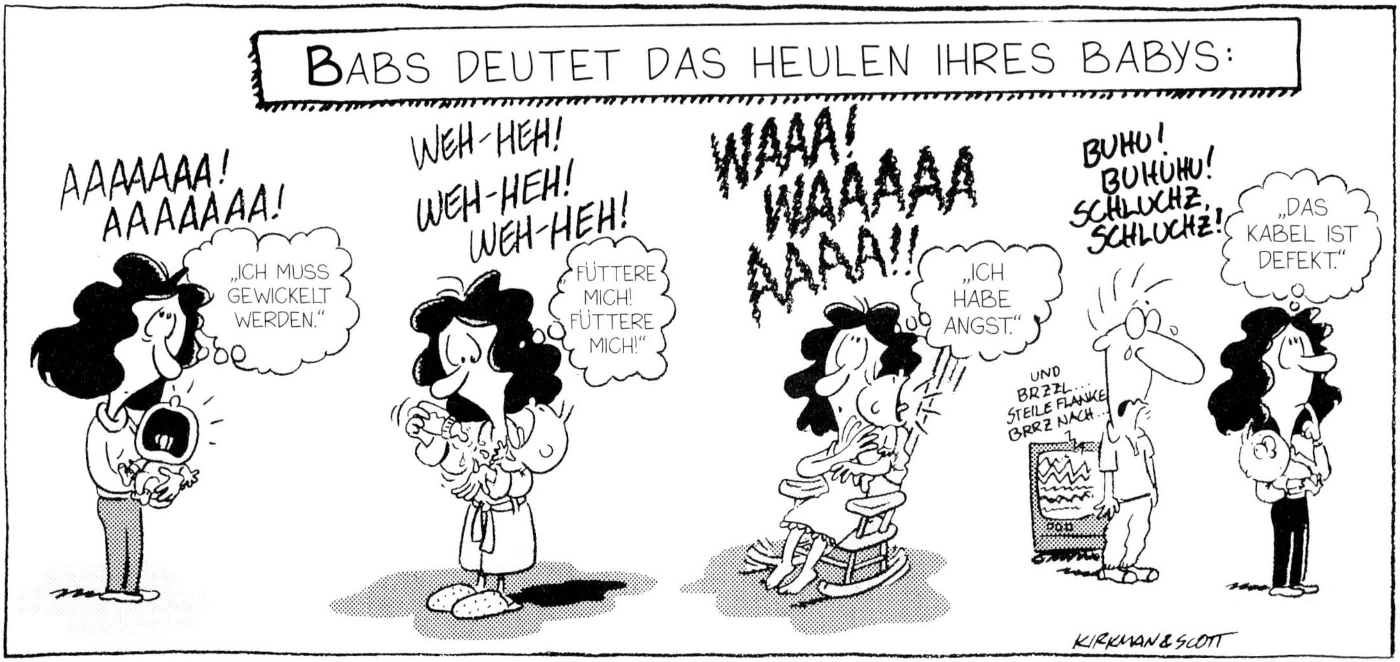
BABS DEUTET DAS HEULEN IHRES BABYS:
AAAAAAA! AAAAAAA!
„ICH MUSS GEWICKELT WERDEN."
WEH-HEH! WEH-HEH! WEH-HEH!
„FÜTTERE MICH! FÜTTERE MICH!"
WAAA! WAAAAA AAAA!!
„ICH HABE ANGST."
BUHU! BUHUHU! SCHLUCHZ, SCHLUCHZ!
UND BRZZL... STEILE FLANKE BRRZ NACH...
„DAS KABEL IST DEFEKT."
KIRKMAN & SCOTT

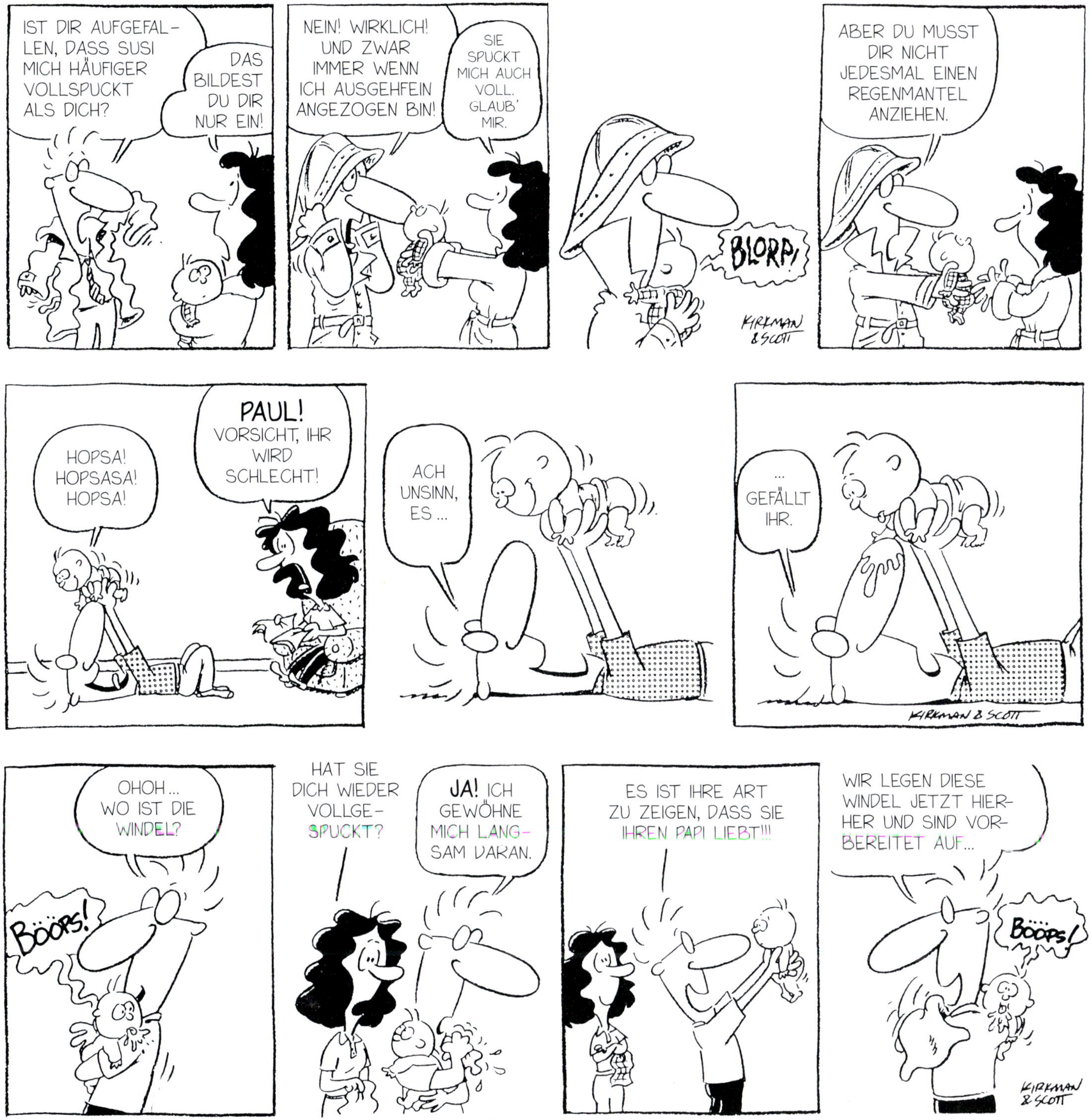
IST DIR AUFGEFALLEN, DASS SUSI MICH HÄUFIGER VOLLSPUCKT ALS DICH?
DAS BILDEST DU DIR NUR EIN!
NEIN! WIRKLICH! UND ZWAR IMMER WENN ICH AUSGEHFEIN ANGEZOGEN BIN!
SIE SPUCKT MICH AUCH VOLL. GLAUB' MIR.
BLORP!
KIRKMAN & SCOTT
ABER DU MUSST DIR NICHT JEDESMAL EINEN REGENMANTEL ANZIEHEN.
HOPSA! HOPSASA! HOPSA!
PAUL! VORSICHT, IHR WIRD SCHLECHT!
ACH UNSINN, ES ...
... GEFÄLLT IHR.
KIRKMAN & SCOTT
OHOH ... WO IST DIE WINDEL?
BOOPS!
HAT SIE DICH WIEDER VOLLGESPUCKT?
JA! ICH GEWÖHNE MICH LANGSAM DARAN.
ES IST IHRE ART ZU ZEIGEN, DASS SIE IHREN PAPI LIEBT!!!
WIR LEGEN DIESE WINDEL JETZT HIERHER UND SIND VORBEREITET AUF...
BOOPS!
KIRKMAN & SCOTT

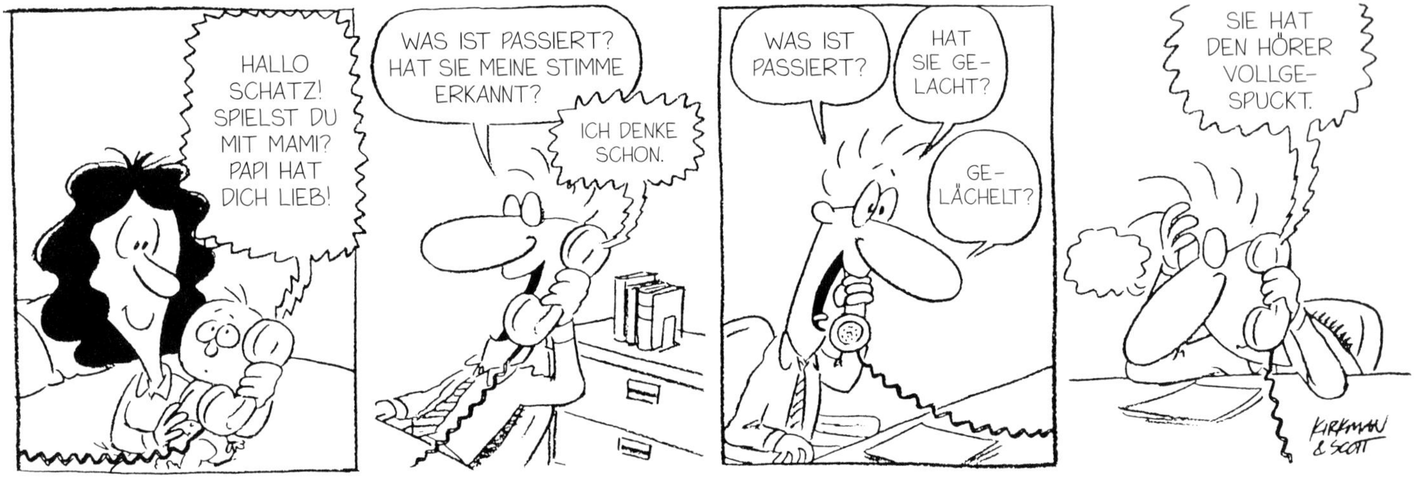
HALLO SCHATZ! SPIELST DU MIT MAMI? PAPI HAT DICH LIEB!
WAS IST PASSIERT? HAT SIE MEINE STIMME ERKANNT?
ICH DENKE SCHON.
WAS IST PASSIERT?
HAT SIE GE-LACHT?
GE-LÄCHELT?
SIE HAT DEN HÖRER VOLLGE-SPUCKT.
KIRKMAN & SCOTT

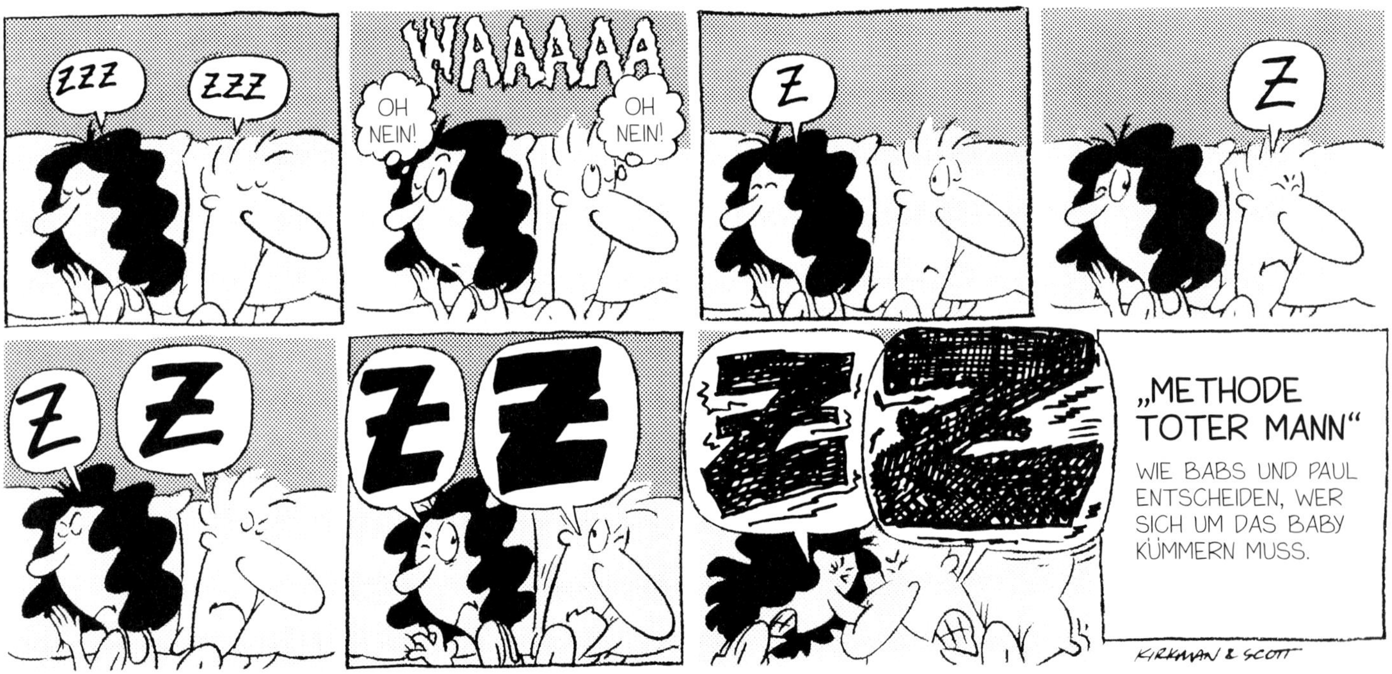
„METHODE TOTER MANN“
WIE BABS UND PAUL ENTSCHEIDEN, WER SICH UM DAS BABY KÜMMERN MUSS.
ZZZ
ZZZ
WAAAAA
OH NEIN!
OH NEIN!
Z
Z
Z
Z
Z
Z
Z
Z
KIRKMAN & SCOTT

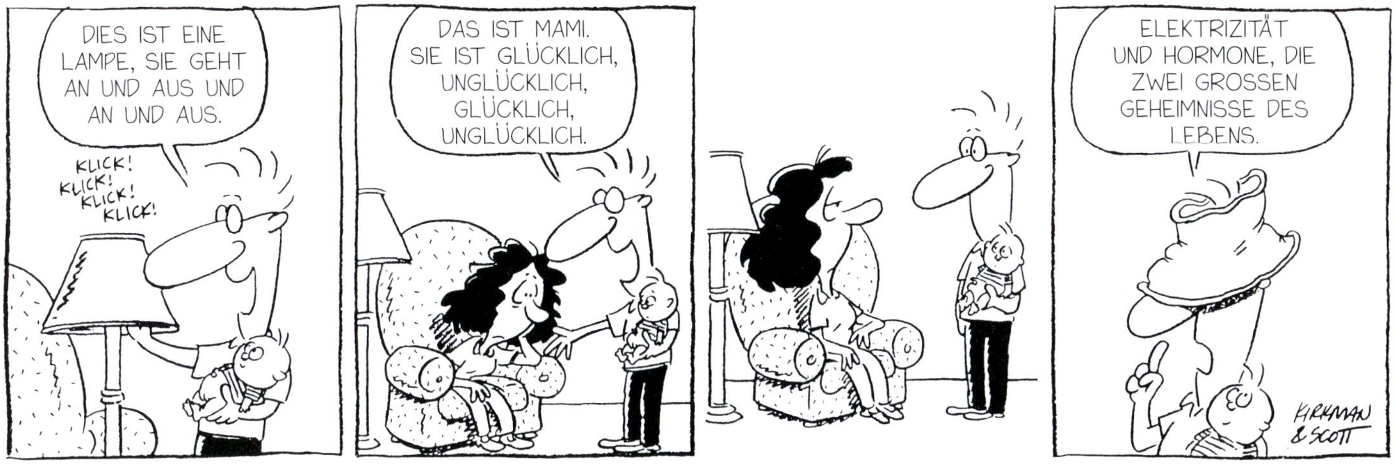
DIES IST EINE LAMPE, SIE GEHT AN UND AUS UND AN UND AUS.
KLICK! KLICK! KLICK! KLICK!
DAS IST MAMI. SIE IST GLÜCKLICH, UNGLÜCKLICH, GLÜCKLICH, UNGLÜCKLICH.
ELEKTRIZITÄT UND HORMONE, DIE ZWEI GROSSEN GEHEIMNISSE DES LEBENS.
KIRKMAN & SCOTT

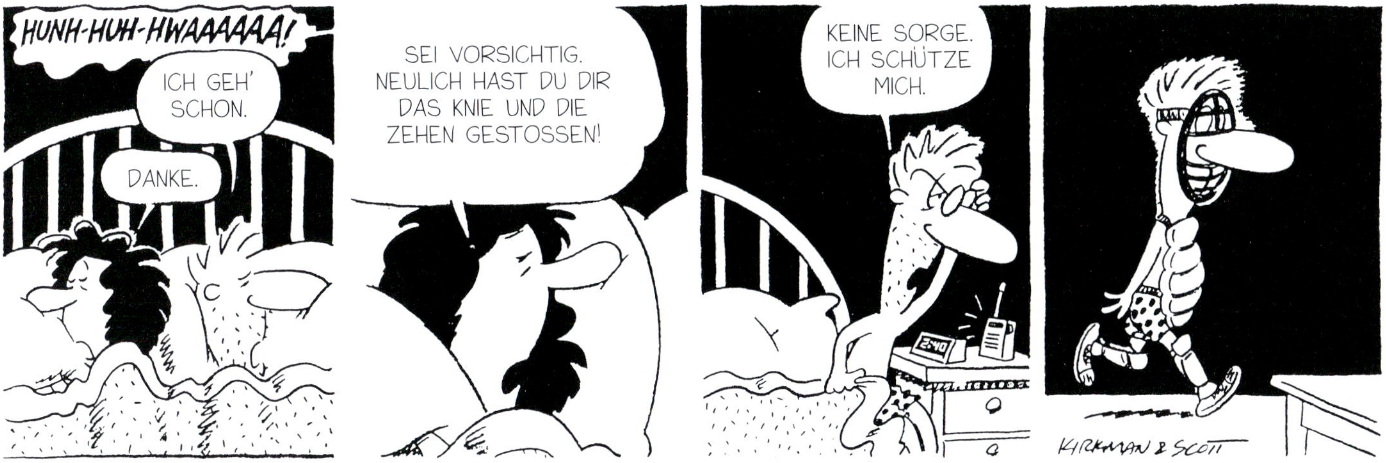
HUNH-HUH-HWAAAAAA!
ICH GEH' SCHON.
DANKE.
SEI VORSICHTIG. NEULICH HAST DU DIR DAS KNIE UND DIE ZEHEN GESTOSSEN!
KEINE SORGE. ICH SCHÜTZE MICH.
KIRKMAN & SCOTT

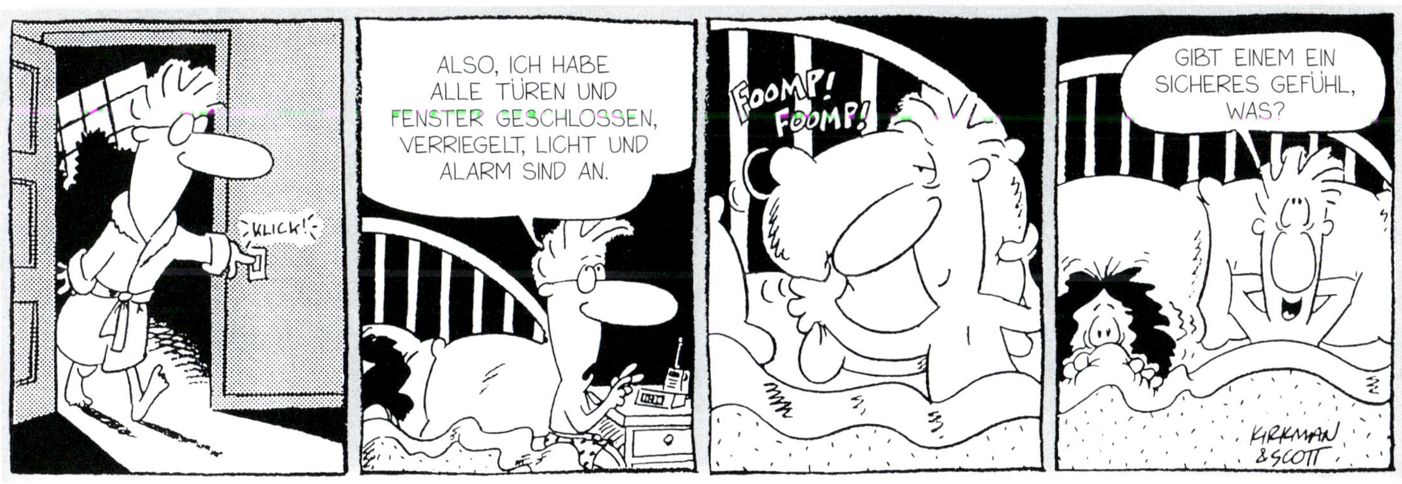
KLICK!
ALSO, ICH HABE ALLE TÜREN UND FENSTER GESCHLOSSEN, VERRIEGELT, LICHT UND ALARM SIND AN.
FOOMP! FOOMP!
GIBT EINEM EIN SICHERES GEFÜHL, WAS?
KIRKMAN & SCOTT

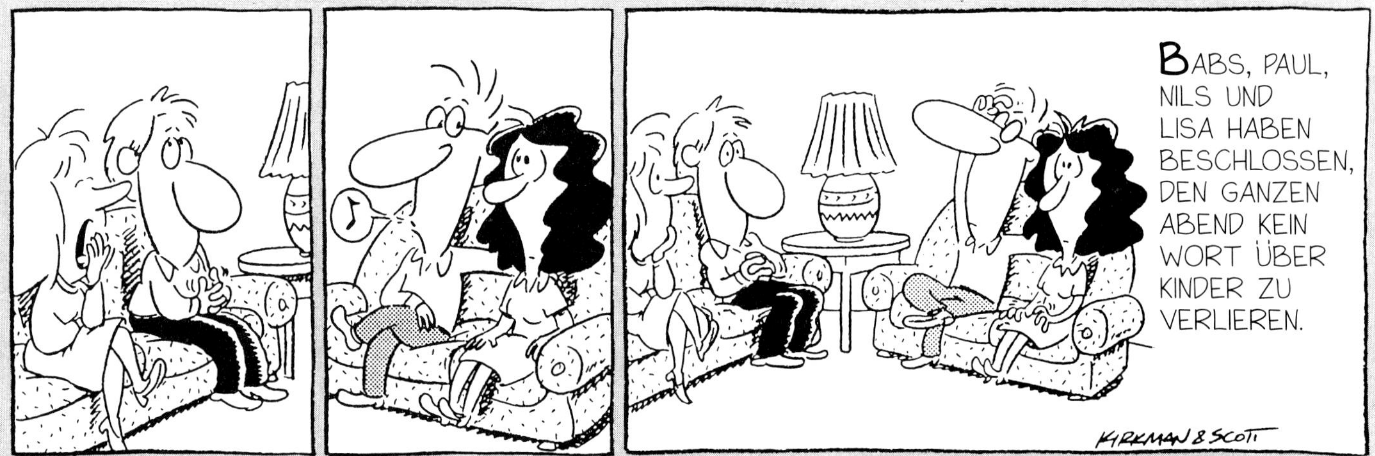
BABS, PAUL, NILS UND LISA HABEN BESCHLOSSEN, DEN GANZEN ABEND KEIN WORT ÜBER KINDER ZU VERLIEREN.

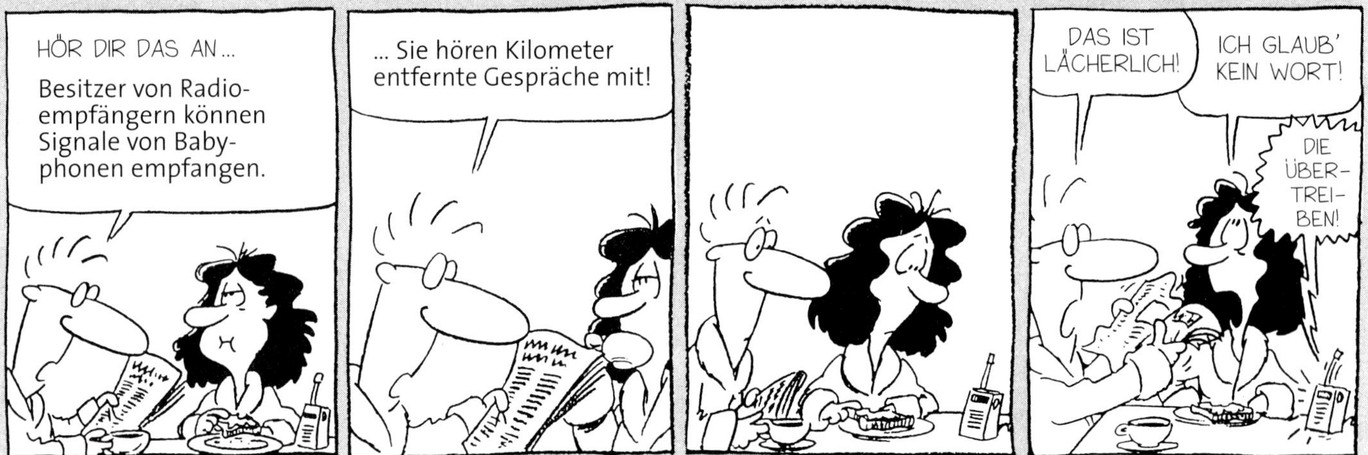
HÖR DIR DAS AN ...
Besitzer von Radioempfängern können Signale von Babyphonen empfangen.
... Sie hören Kilometer entfernte Gespräche mit!
DAS IST LÄCHERLICH!
ICH GLAUB' KEIN WORT!
DIE ÜBERTREIBEN!

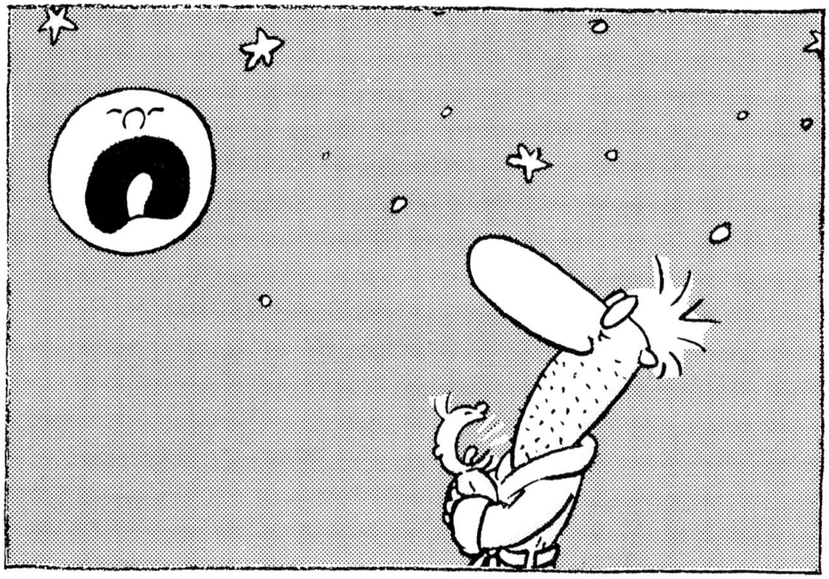

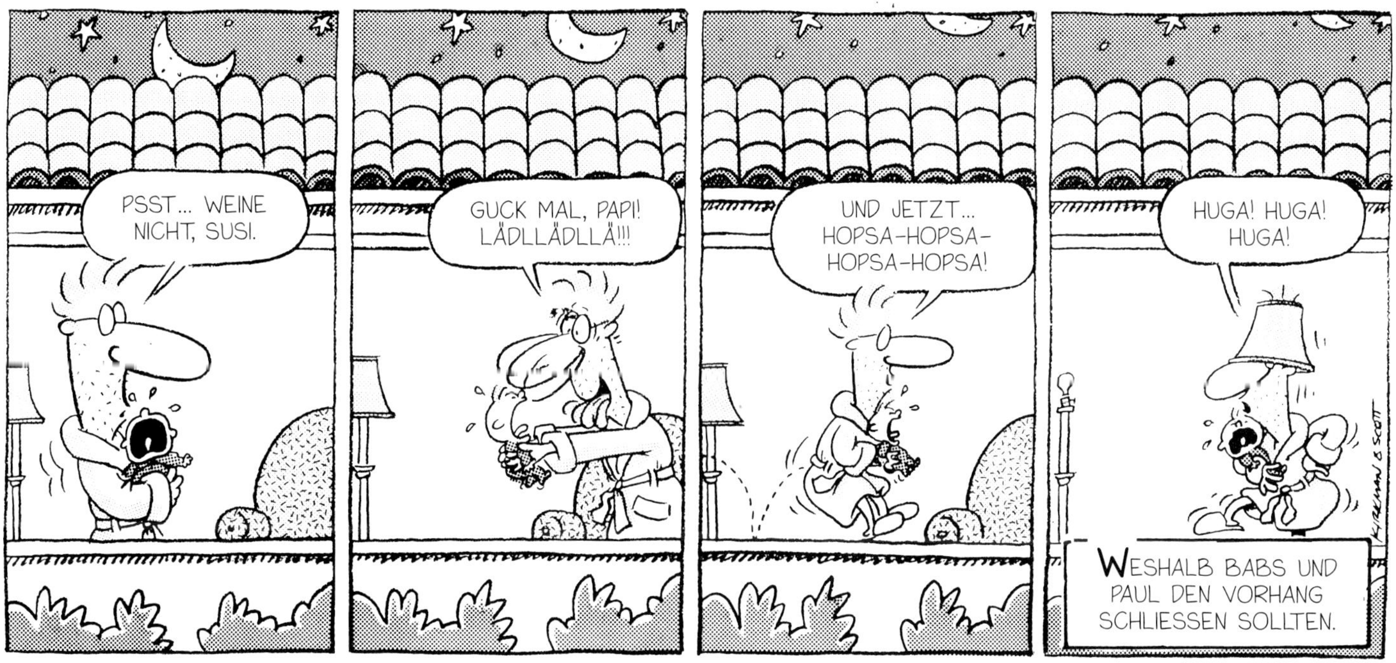
PSST... WEINE NICHT, SUSI.
GUCK MAL, PAPI! LÄDLLÄDLLÄ!!!
UND JETZT... HOPSA-HOPSA-HOPSA-HOPSA!
HUGA! HUGA! HUGA!
KIRKMAN & SCOTT
WESHALB BABS UND PAUL DEN VORHANG SCHLIESSEN SOLLTEN.

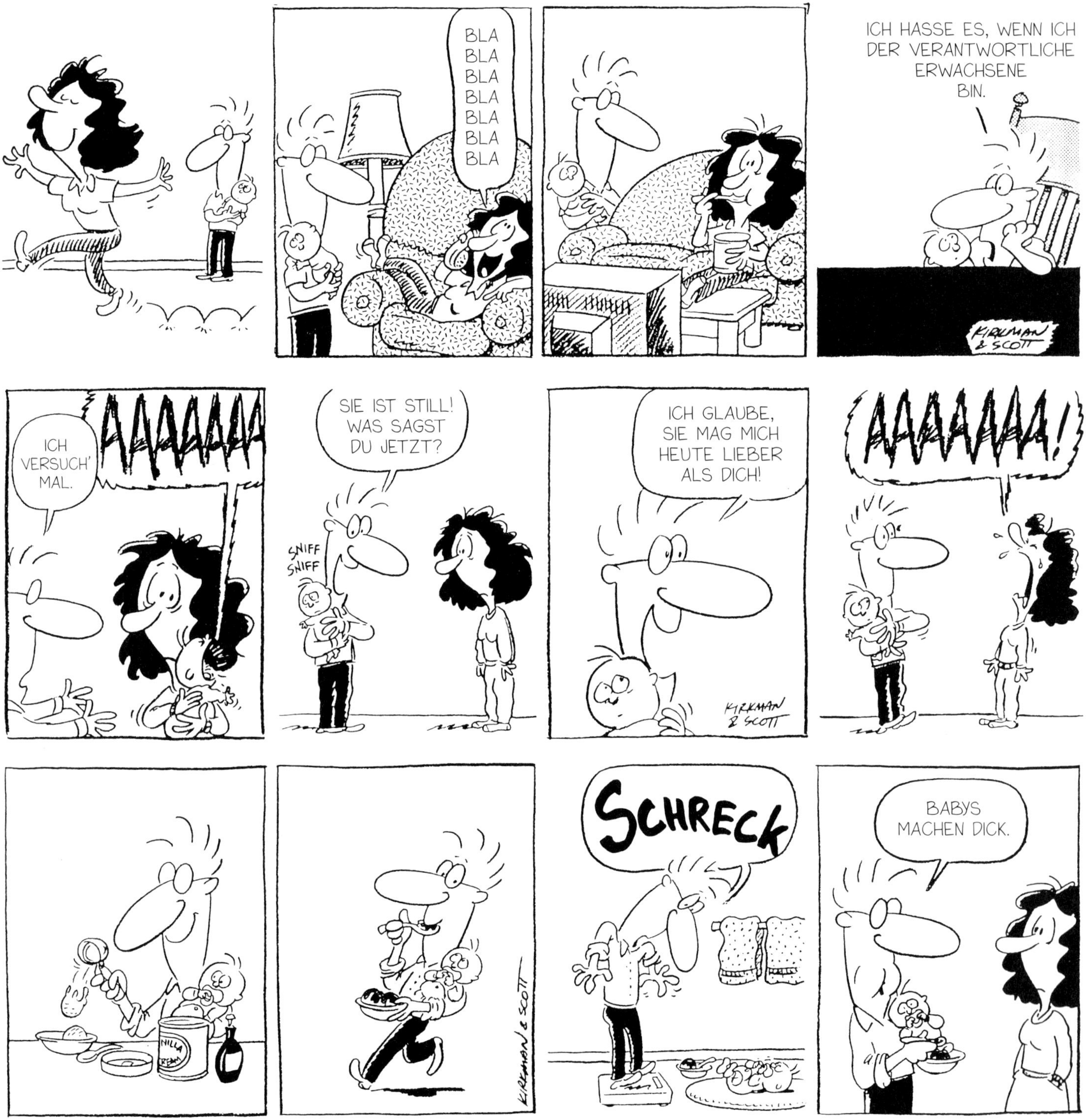
BLA BLA BLA BLA BLA BLA BLA
ICH HASSE ES, WENN ICH DER VERANTWORTLICHE ERWACHSENE BIN.
KIRKMAN & SCOTT
ICH VERSUCH' MAL.
AAAAAA
SIE IST STILL! WAS SAGST DU JETZT?
SNIFF SNIFF
ICH GLAUBE, SIE MAG MICH HEUTE LIEBER ALS DICH!
KIRKMAN & SCOTT
AAAAAAA!
KIRKMAN & SCOTT
SCHRECK
BABYS MACHEN DICK.

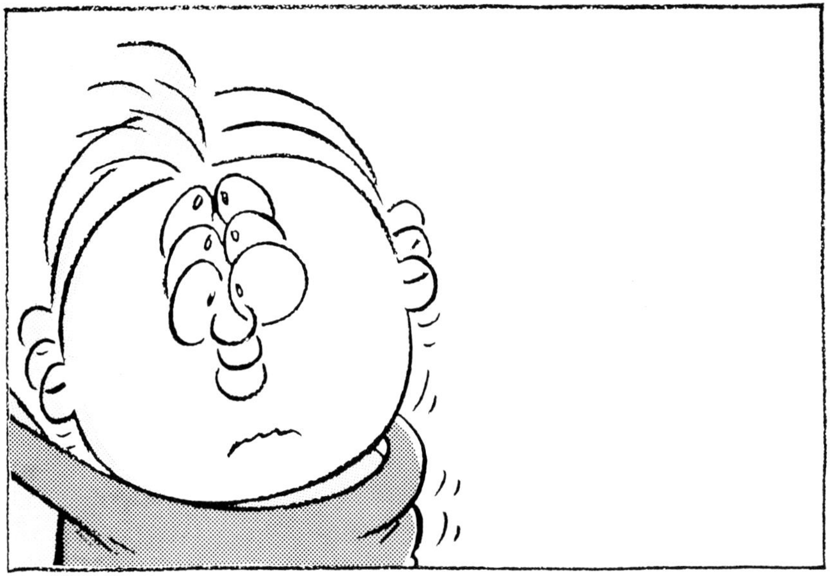

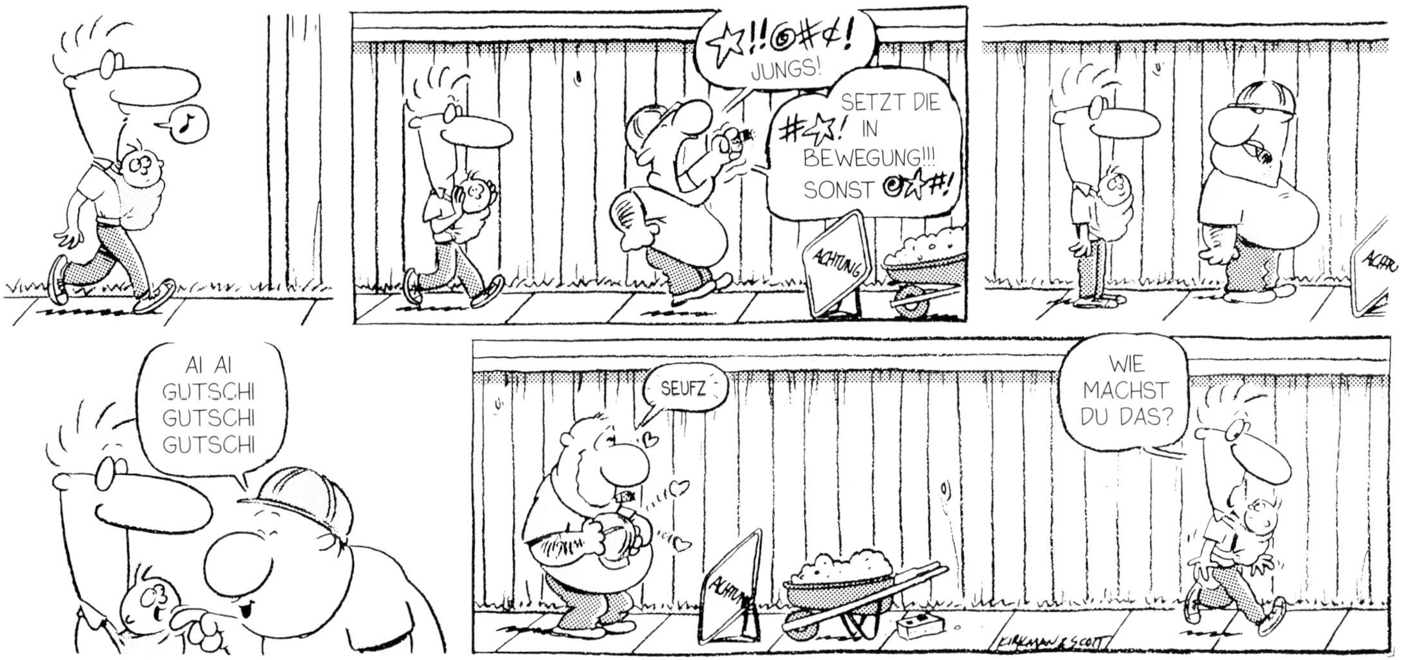
☆!!@#¢!
JUNGS!
SETZT DIE #☆! IN BEWEGUNG!!! SONST @☆#!
ACHTUNG
AI AI GUTSCHI GUTSCHI GUTSCHI
SEUFZ
WIE MACHST DU DAS?
ACHTUNG
KIRKMAN & SCOTT

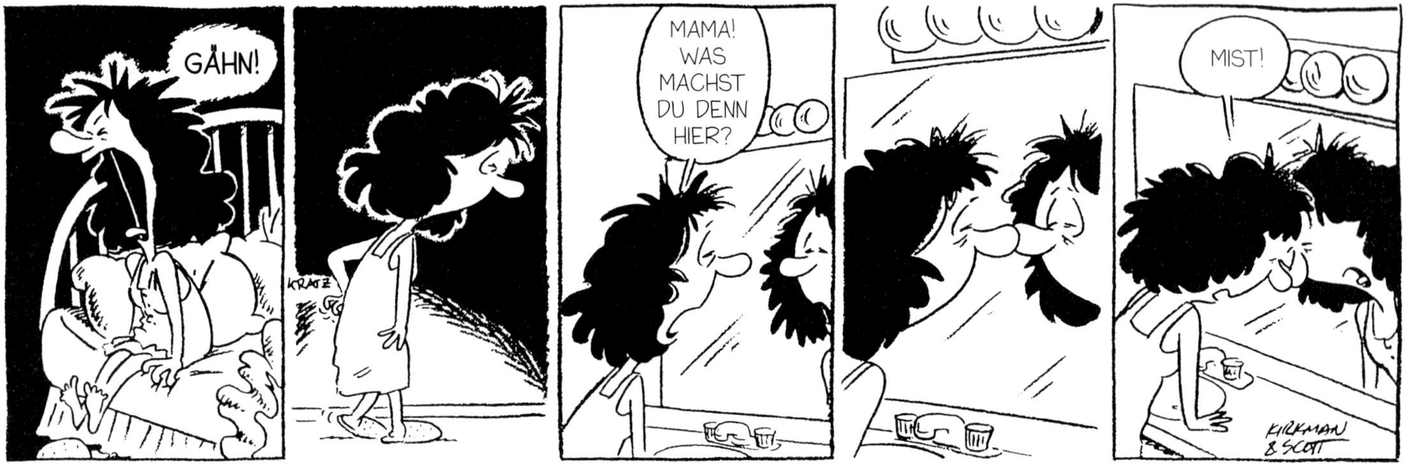
GÄHN!
KRATZ
MAMA! WAS MACHST DU DENN HIER?
MIST!
KIRKMAN & SCOTT

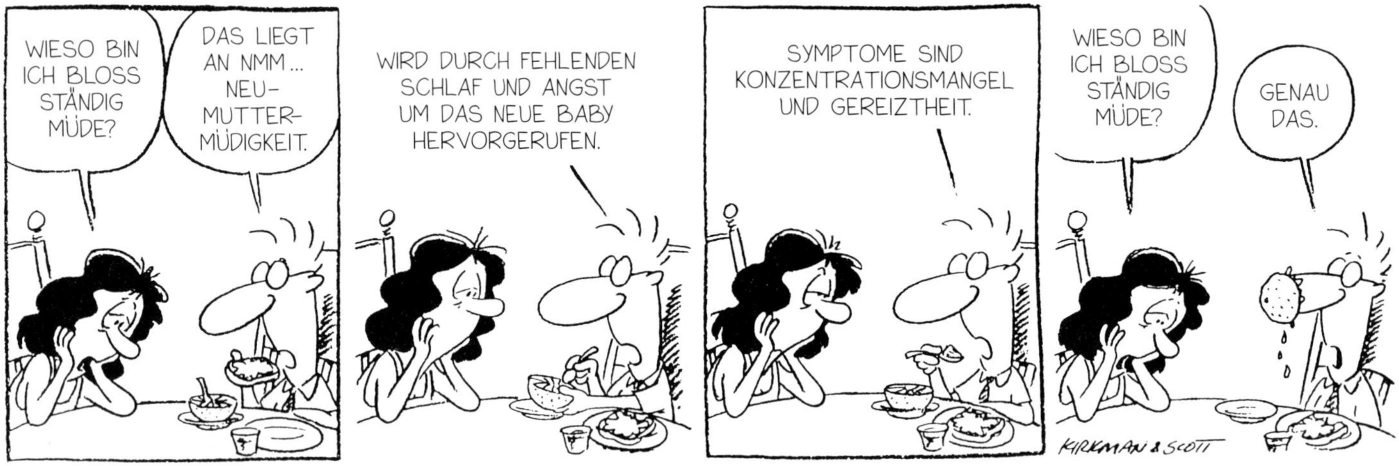
WIESO BIN ICH BLOSS STÄNDIG MÜDE?
DAS LIEGT AN NMM ... NEU-MUTTER-MÜDIGKEIT.
WIRD DURCH FEHLENDEN SCHLAF UND ANGST UM DAS NEUE BABY HERVORGERUFEN.
SYMPTOME SIND KONZENTRATIONSMANGEL UND GEREIZTHEIT.
WIESO BIN ICH BLOSS STÄNDIG MÜDE?
GENAU DAS.
KIRKMAN & SCOTT

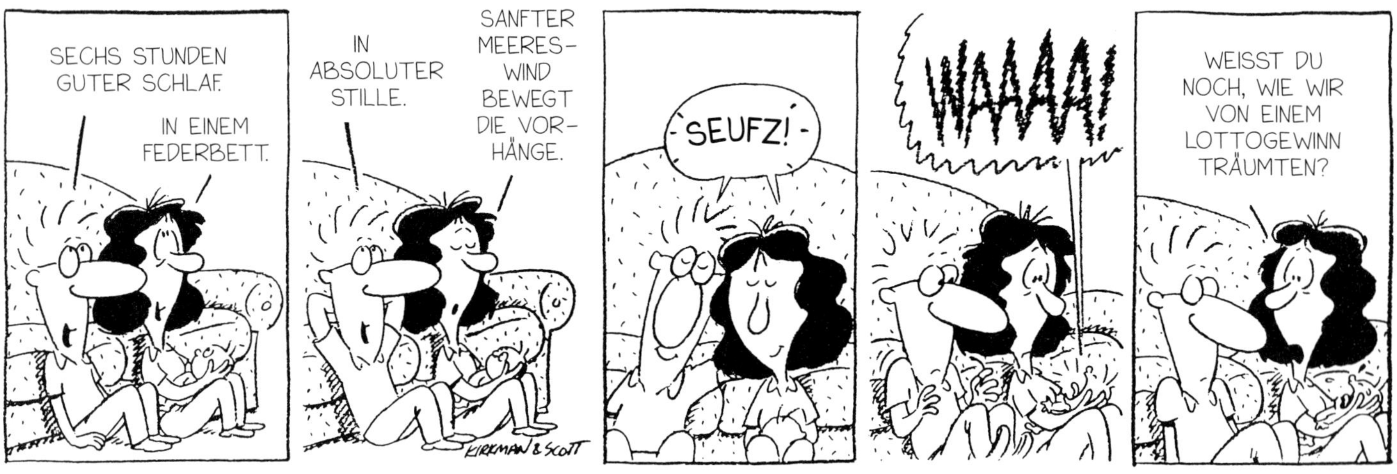
SECHS STUNDEN GUTER SCHLAF.
IN EINEM FEDERBETT.
IN ABSOLUTER STILLE.
SANFTER MEERES-WIND BEWEGT DIE VOR-HÄNGE.
KIRKMAN & SCOTT
SEUFZ!
WAAAA!
WEISST DU NOCH, WIE WIR VON EINEM LOTTOGEWINN TRÄUMTEN?

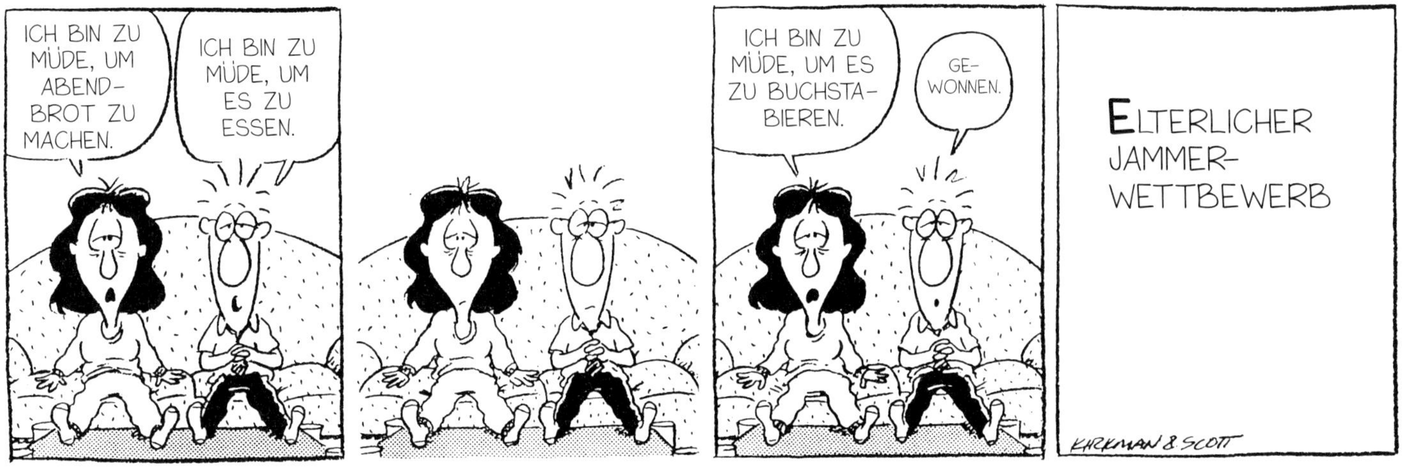
ICH BIN ZU MÜDE, UM ABENDBROT ZU MACHEN.
ICH BIN ZU MÜDE, UM ES ZU ESSEN.
ICH BIN ZU MÜDE, UM ES ZU BUCHSTABIEREN.
GEWONNEN.
ELTERLICHER JAMMER-WETTBEWERB
KIRKMAN & SCOTT

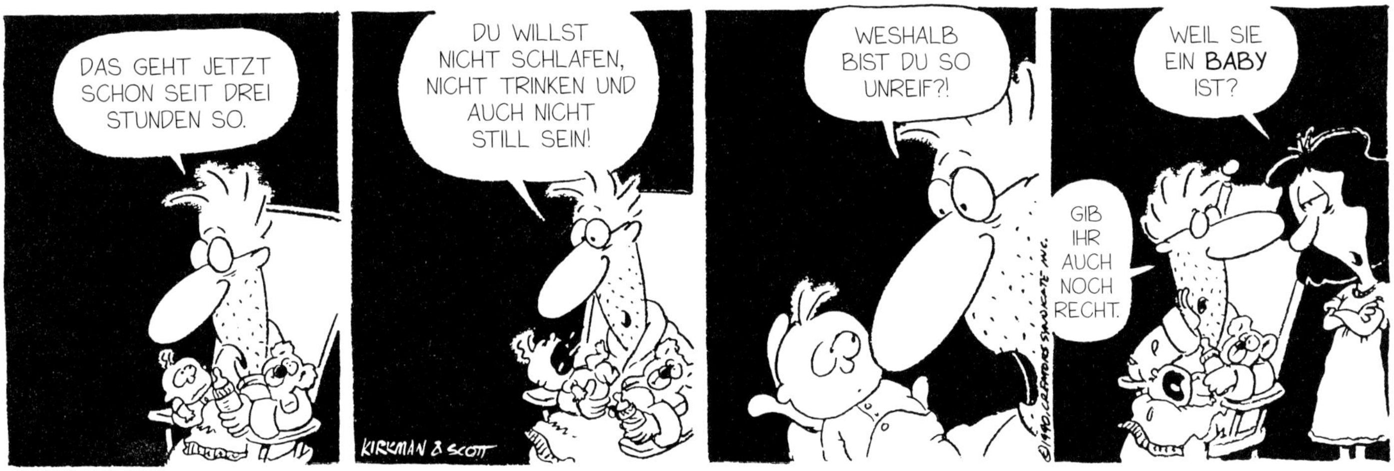
DAS GEHT JETZT SCHON SEIT DREI STUNDEN SO.
DU WILLST NICHT SCHLAFEN, NICHT TRINKEN UND AUCH NICHT STILL SEIN!
KIRKMAN & SCOTT
WESHALB BIST DU SO UNREIF?!
©1990 CREATORS SYNDICATE INC.
WEIL SIE EIN BABY IST?
GIB IHR AUCH NOCH RECHT.

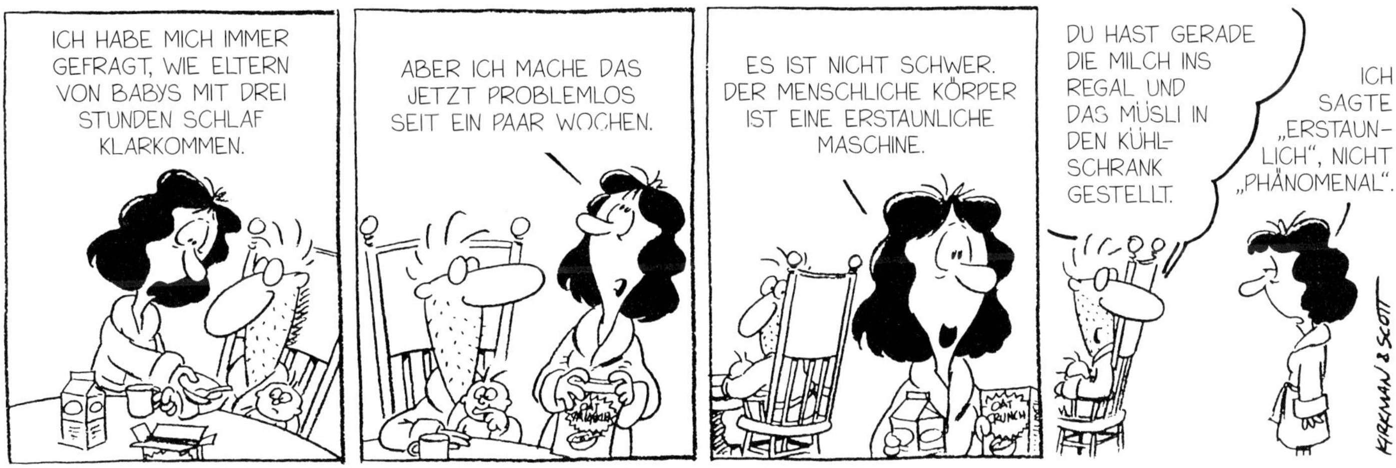
ICH HABE MICH IMMER GEFRAGT, WIE ELTERN VON BABYS MIT DREI STUNDEN SCHLAF KLARKOMMEN.
ABER ICH MACHE DAS JETZT PROBLEMLOS SEIT EIN PAAR WOCHEN.
ES IST NICHT SCHWER. DER MENSCHLICHE KÖRPER IST EINE ERSTAUNLICHE MASCHINE.
DU HAST GERADE DIE MILCH INS REGAL UND DAS MÜSLI IN DEN KÜHLSCHRANK GESTELLT.
ICH SAGTE „ERSTAUNLICH“, NICHT „PHÄNOMENAL“.
KIRKMAN & SCOTT

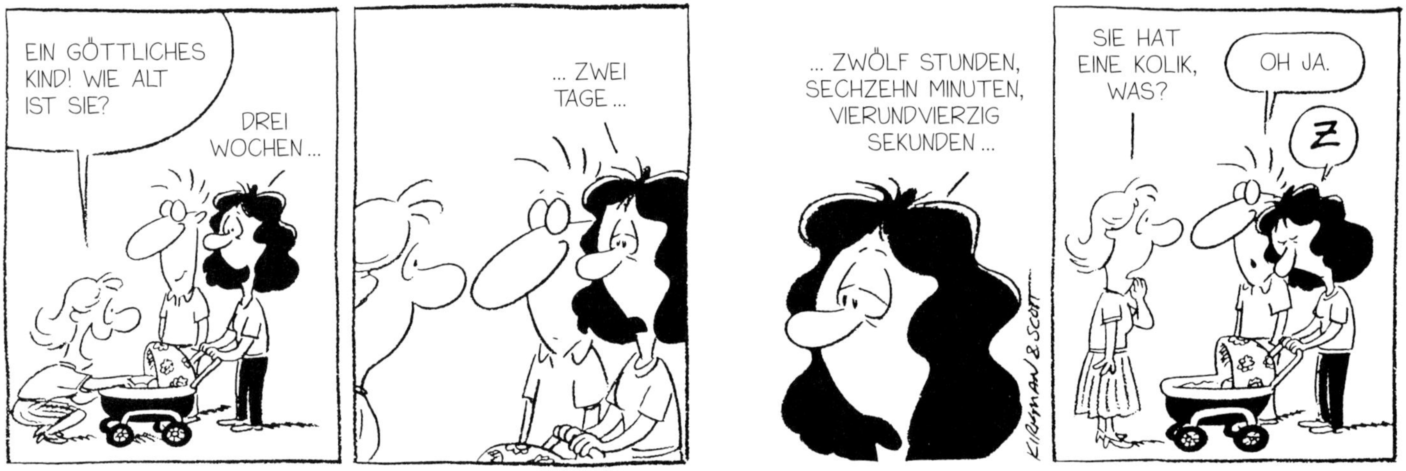
EIN GÖTTLICHES KIND! WIE ALT IST SIE?
DREI WOCHEN ...
... ZWEI TAGE ...
... ZWÖLF STUNDEN, SECHZEHN MINUTEN, VIERUNDVIERZIG SEKUNDEN ...
KIRKMAN & SCOTT
SIE HAT EINE KOLIK, WAS?
OH JA.
Z

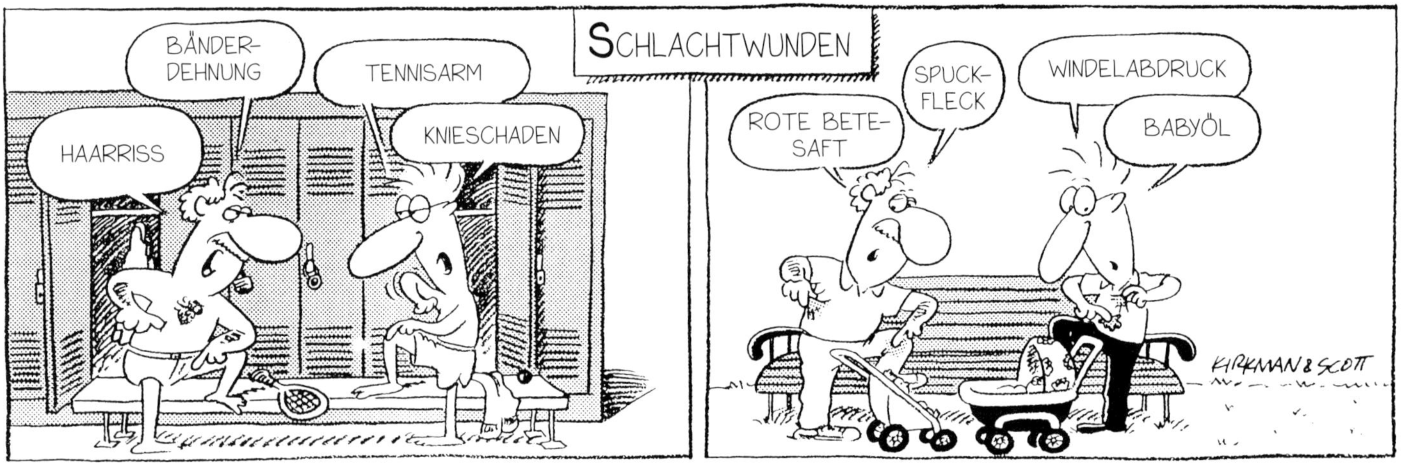
SCHLACHTWUNDEN
HAARRISS
BÄNDERDEHNUNG
TENNISARM
KNIESCHADEN
ROTE BETE-SAFT
SPUCKFLECK
WINDELABDRUCK
BABYÖL
KIRKMAN & SCOTT

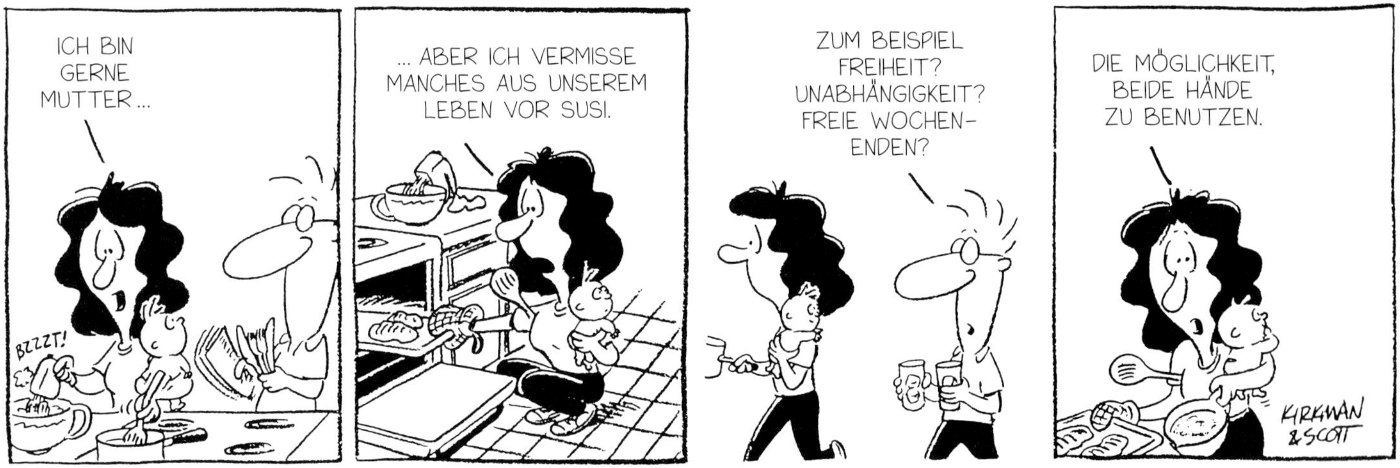
ICH BIN GERNE MUTTER ...
BZZZT!
... ABER ICH VERMISSE MANCHES AUS UNSEREM LEBEN VOR SUSI.
ZUM BEISPIEL FREIHEIT? UNABHÄNGIGKEIT? FREIE WOCHENENDEN?
DIE MÖGLICHKEIT, BEIDE HÄNDE ZU BENUTZEN.
KIRKMAN & SCOTT

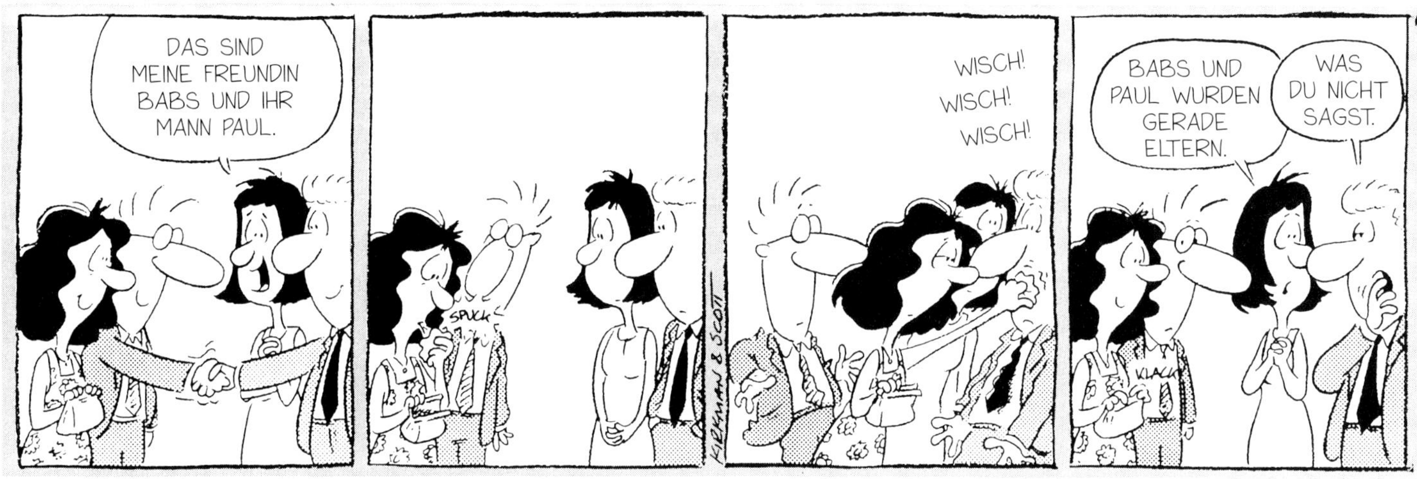
DAS SIND MEINE FREUNDIN BABS UND IHR MANN PAUL.
SPUCK
KIRKMAN & SCOTT
WISCH! WISCH! WISCH!
BABS UND PAUL WURDEN GERADE ELTERN.
WAS DU NICHT SAGST.
KLACK

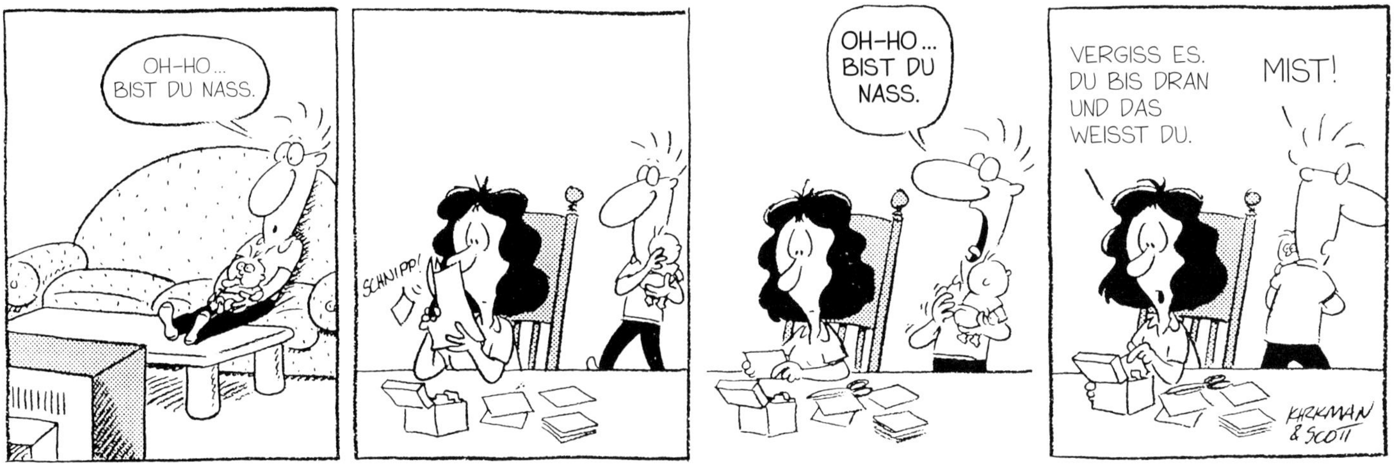
OH-HO... BIST DU NASS.
SCHNIPP!
OH-HO... BIST DU NASS.
VERGISS ES. DU BIS DRAN UND DAS WEISST DU.
MIST!
KIRKMAN & SCOTT

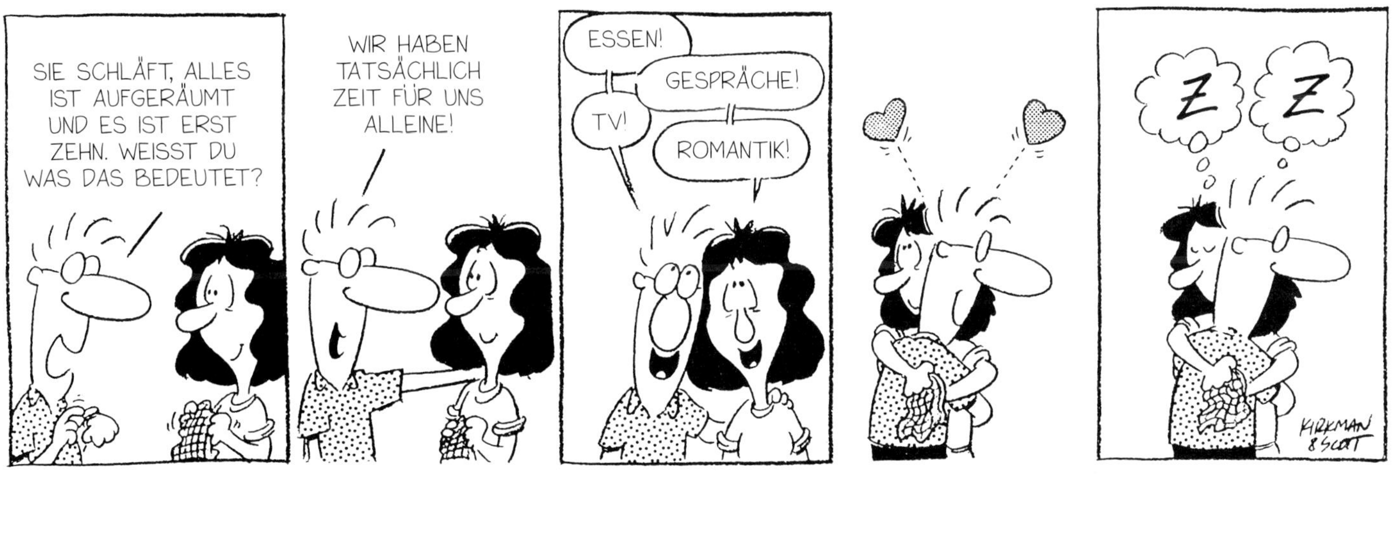
SIE SCHLÄFT, ALLES IST AUFGERÄUMT UND ES IST ERST ZEHN. WEISST DU WAS DAS BEDEUTET?
WIR HABEN TATSÄCHLICH ZEIT FÜR UNS ALLEINE!
ESSEN!
GESPRÄCHE!
TV!
ROMANTIK!
Z
Z
KIRKMAN & SCOTT

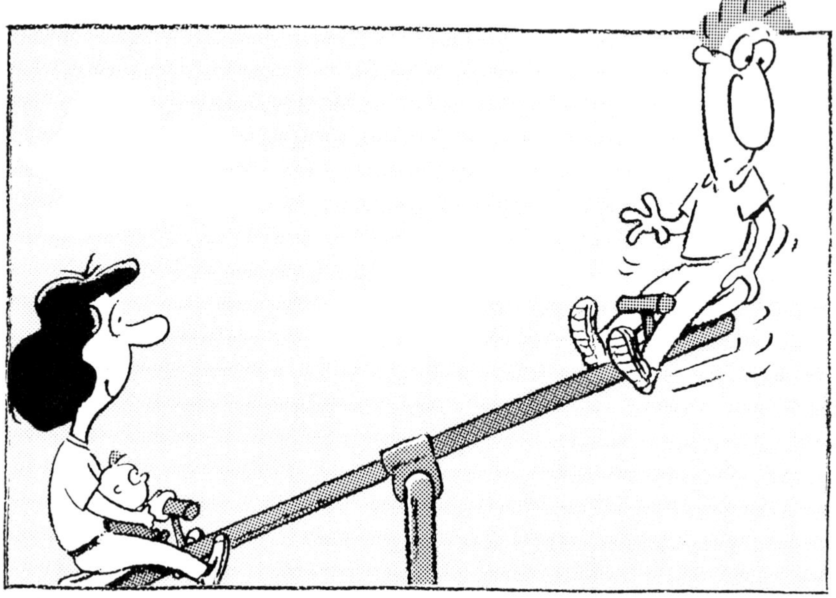

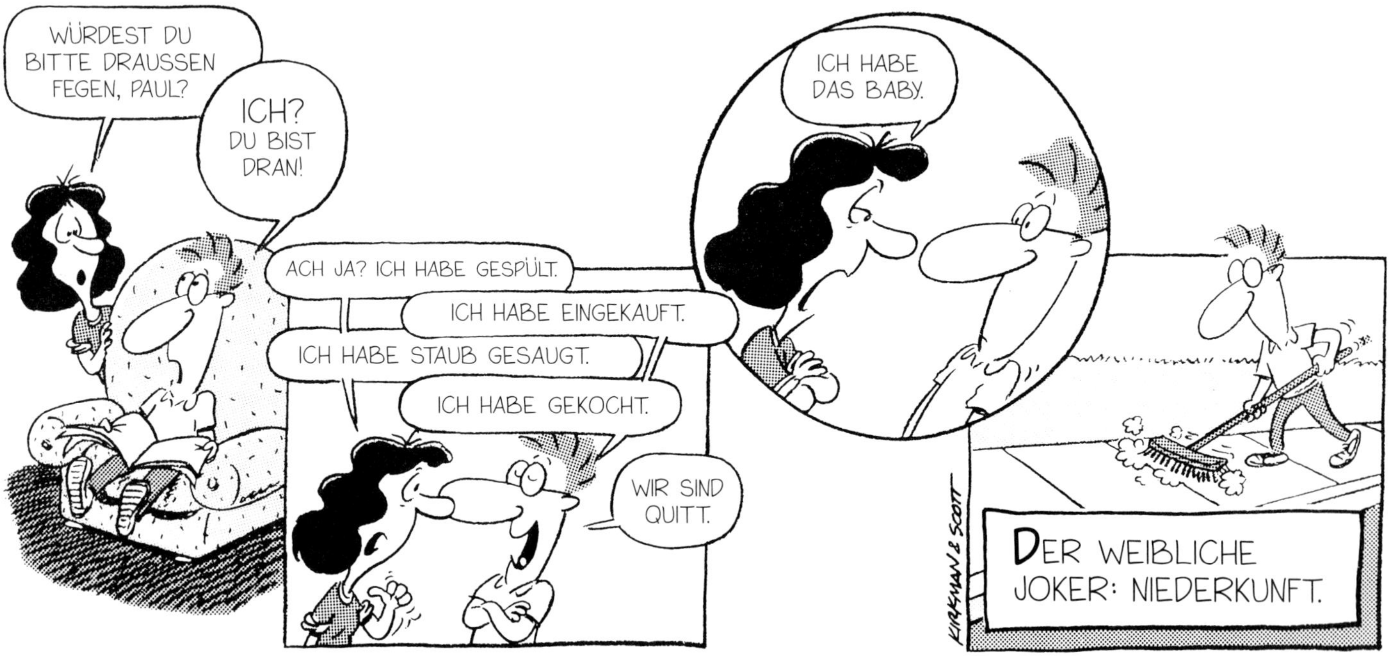
WÜRDEST DU BITTE DRAUSSEN FEGEN, PAUL?
ICH? DU BIST DRAN!
ACH JA? ICH HABE GESPÜLT.
ICH HABE EINGEKAUFT.
ICH HABE STAUB GESAUGT.
ICH HABE GEKOCHT.
WIR SIND QUITT.
ICH HABE DAS BABY.
KIRKMAN & SCOTT
DER WEIBLICHE JOKER: NIEDERKUNFT.

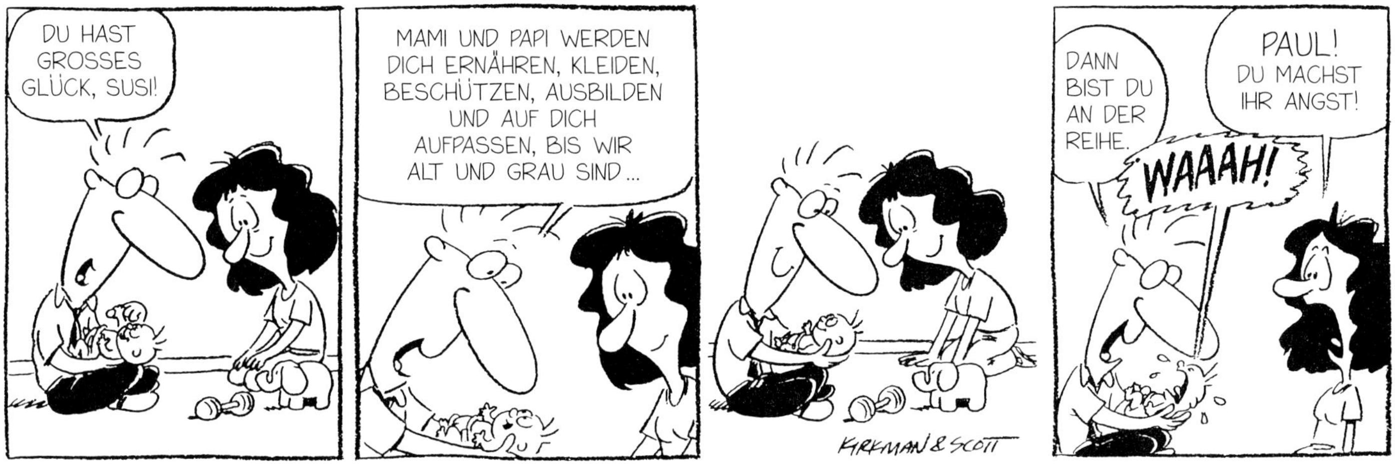
DU HAST GROSSES GLÜCK, SUSI!
MAMI UND PAPI WERDEN DICH ERNÄHREN, KLEIDEN, BESCHÜTZEN, AUSBILDEN UND AUF DICH AUFPASSEN, BIS WIR ALT UND GRAU SIND ...
KIRKMAN & SCOTT
DANN BIST DU AN DER REIHE.
WAAAH!
PAUL! DU MACHST IHR ANGST!

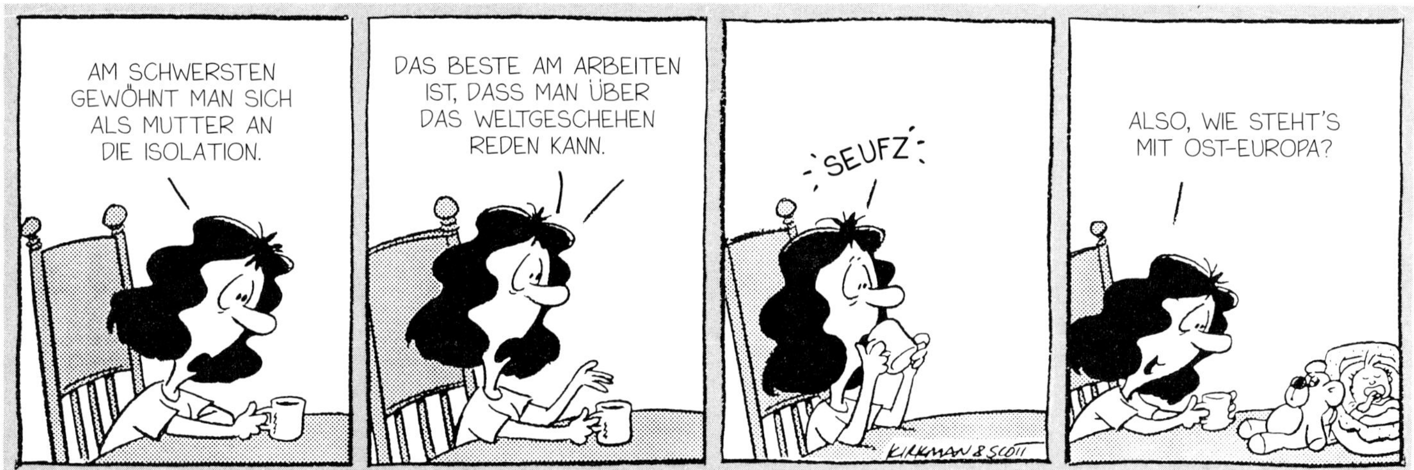
AM SCHWERSTEN GEWÖHNT MAN SICH ALS MUTTER AN DIE ISOLATION.
DAS BESTE AM ARBEITEN IST, DASS MAN ÜBER DAS WELTGESCHEHEN REDEN KANN.
SEUFZ
KIRKMAN & SCOTT
ALSO, WIE STEHT'S MIT OST-EUROPA?

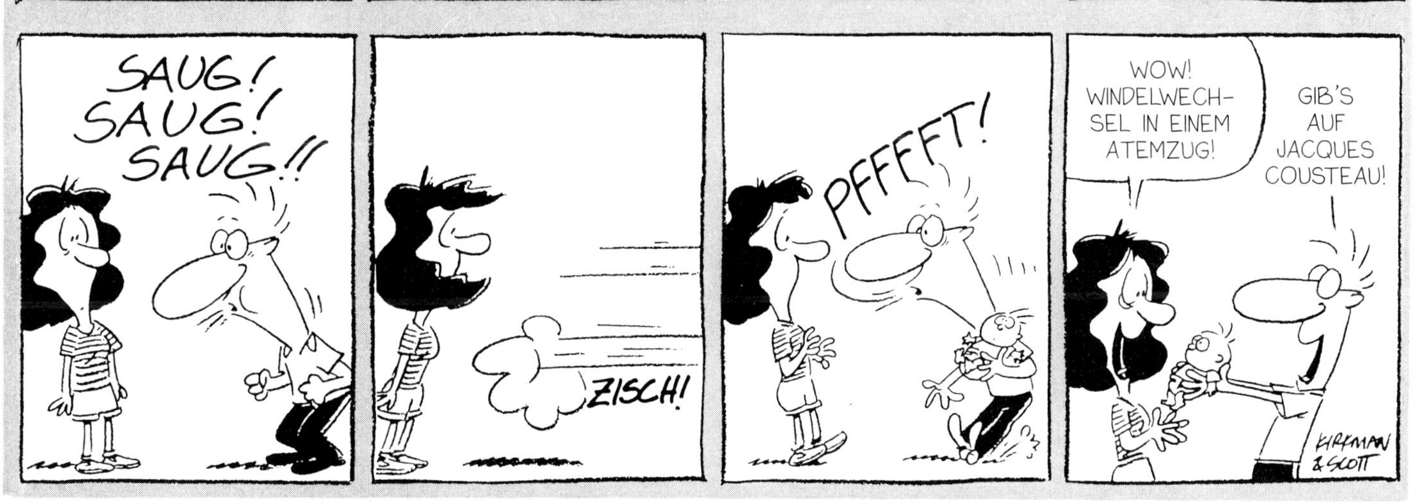
SAUG! SAUG! SAUG!!
ZISCH!
PFFFFT!
WOW! WINDELWECH-SEL IN EINEM ATEMZUG!
GIB'S AUF JACQUES COUSTEAU!
KIRKMAN & SCOTT

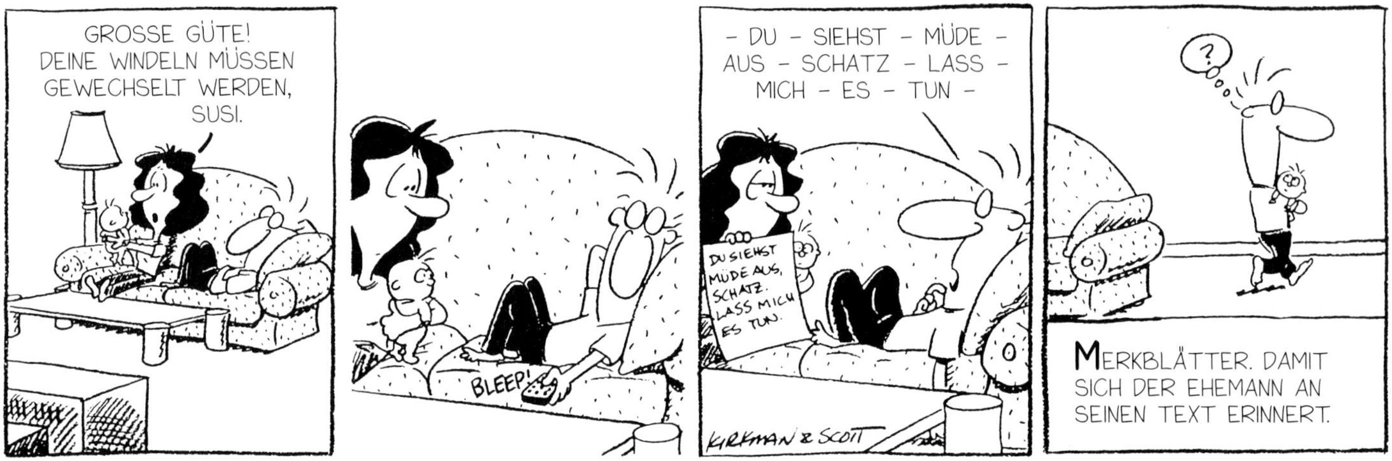
GROSSE GÜTE! DEINE WINDELN MÜSSEN GEWECHSELT WERDEN, SUSI.
BLEEP!
– DU – SIEHST – MÜDE – AUS – SCHATZ – LASS – MICH – ES – TUN –
DU SIEHST MÜDE AUS, SCHATZ. LASS MICH ES TUN.
KIRKMAN & SCOTT
?
MERKBLÄTTER. DAMIT SICH DER EHEMANN AN SEINEN TEXT ERINNERT.

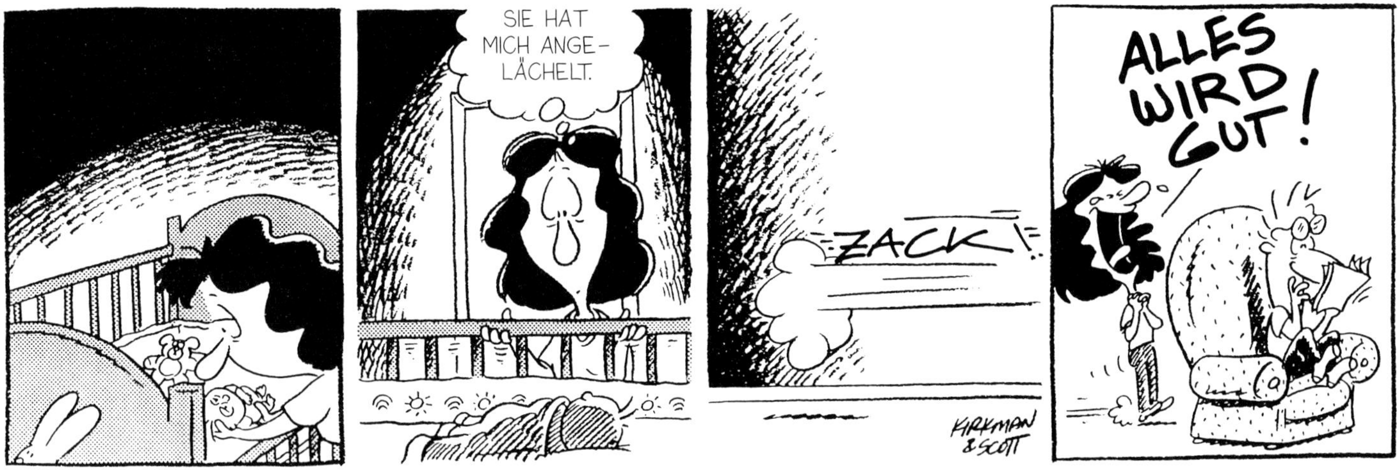
SIE HAT MICH ANGE-LÄCHELT.
ZACK!
KIRKMAN & SCOTT
ALLES WIRD GUT!

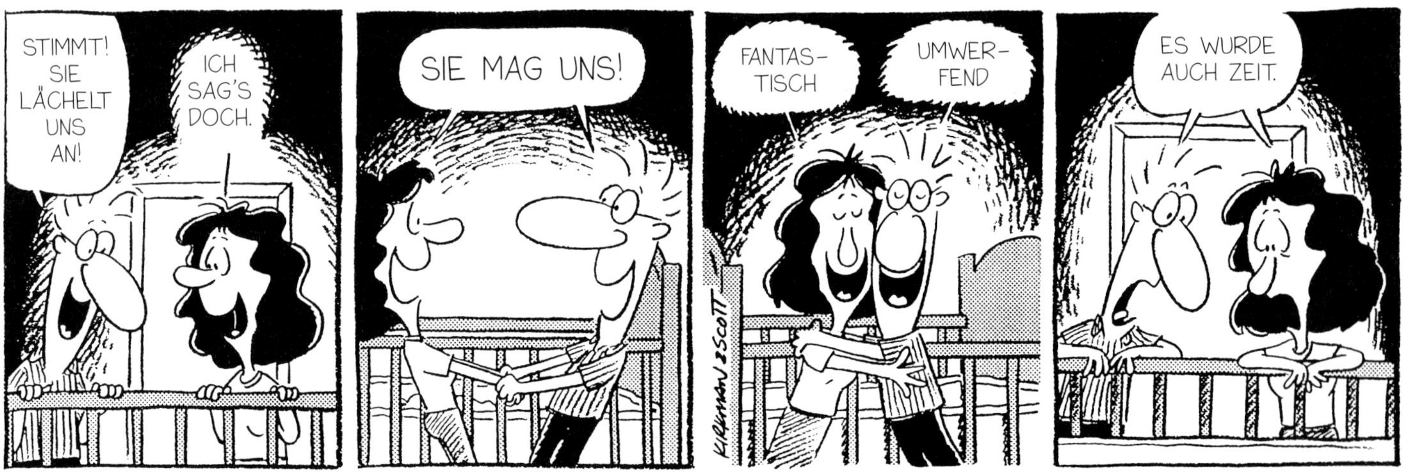
STIMMT! SIE LÄCHELT UNS AN!
ICH SAG'S DOCH.
SIE MAG UNS!
KIRKMAN & SCOTT
FANTAS-TISCH
UMWER-FEND
ES WURDE AUCH ZEIT.

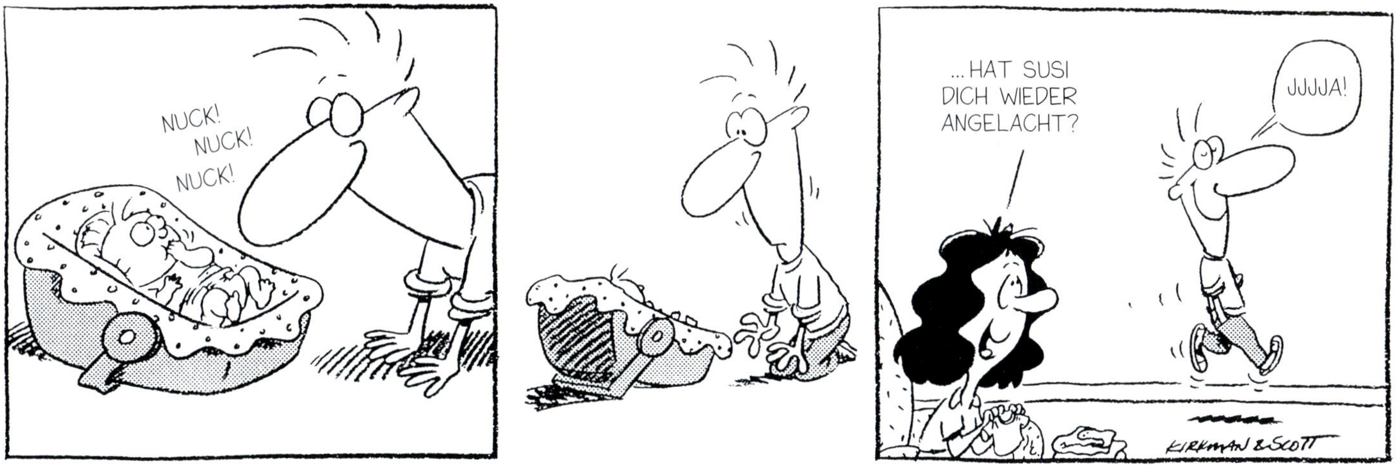
NUCK! NUCK! NUCK!
...HAT SUSI DICH WIEDER ANGELACHT?
JJJJA!
KIRKMAN & SCOTT

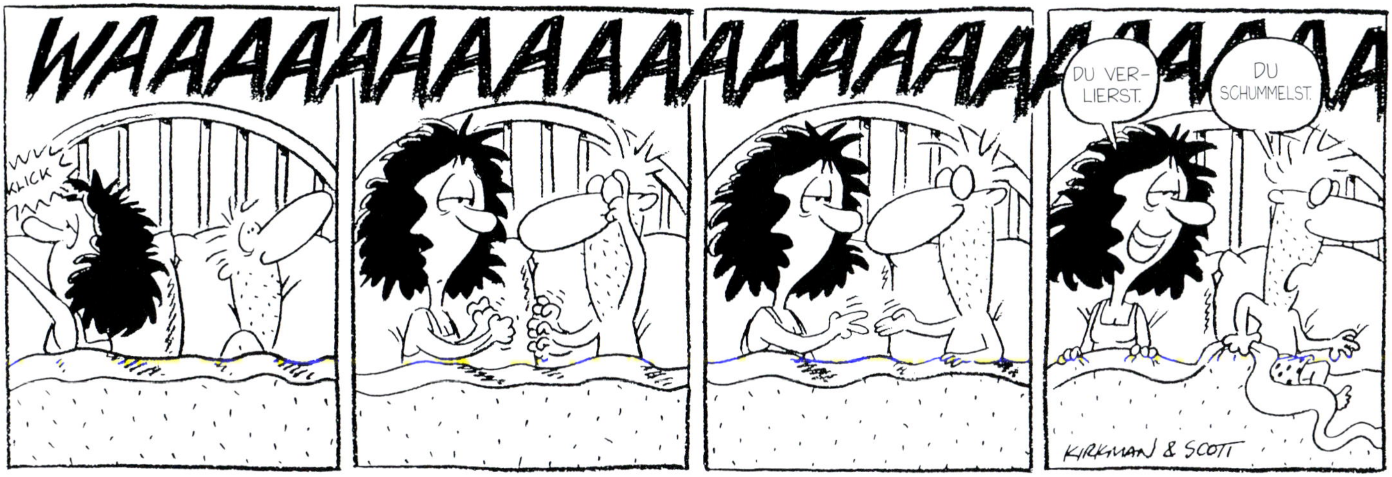
WAAAAAAAAAAAAAAAAAAAAA
KLICK
DU VERLIERST.
DU SCHUMMELST.
KIRKMAN & SCOTT

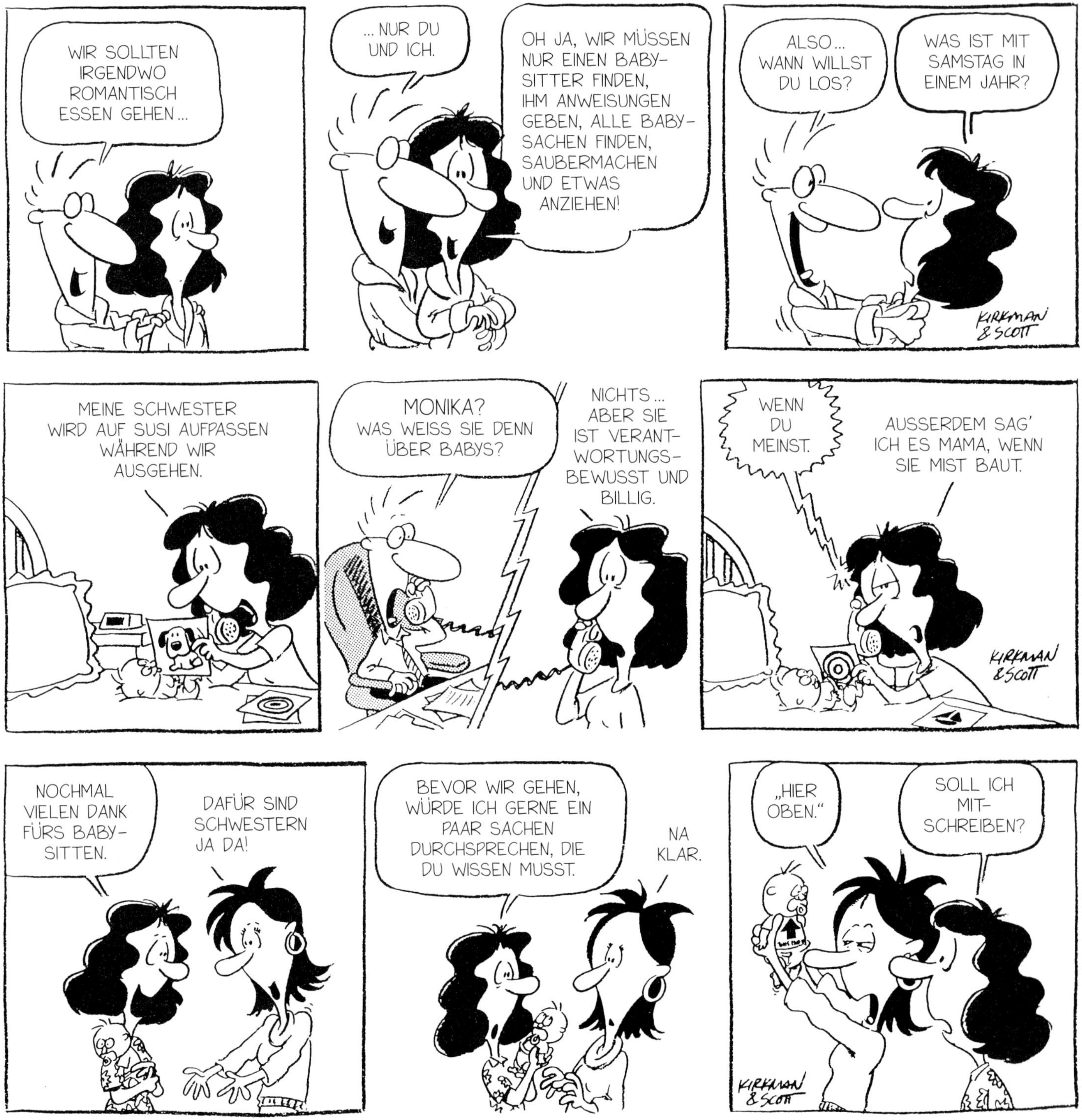
WIR SOLLTEN IRGENDWO ROMANTISCH ESSEN GEHEN…
… NUR DU UND ICH.
OH JA, WIR MÜSSEN NUR EINEN BABY-SITTER FINDEN, IHM ANWEISUNGEN GEBEN, ALLE BABY-SACHEN FINDEN, SAUBERMACHEN UND ETWAS ANZIEHEN!
ALSO… WANN WILLST DU LOS?
WAS IST MIT SAMSTAG IN EINEM JAHR?
KIRKMAN & SCOTT
MEINE SCHWESTER WIRD AUF SUSI AUFPASSEN WÄHREND WIR AUSGEHEN.
MONIKA? WAS WEISS SIE DENN ÜBER BABYS?
NICHTS… ABER SIE IST VERANT-WORTUNGS-BEWUSST UND BILLIG.
WENN DU MEINST.
AUSSERDEM SAG' ICH ES MAMA, WENN SIE MIST BAUT.
KIRKMAN & SCOTT
NOCHMAL VIELEN DANK FÜRS BABY-SITTEN.
DAFÜR SIND SCHWESTERN JA DA!
BEVOR WIR GEHEN, WÜRDE ICH GERNE EIN PAAR SACHEN DURCHSPRECHEN, DIE DU WISSEN MUSST.
NA KLAR.
„HIER OBEN."
SOLL ICH MIT-SCHREIBEN?
KIRKMAN & SCOTT

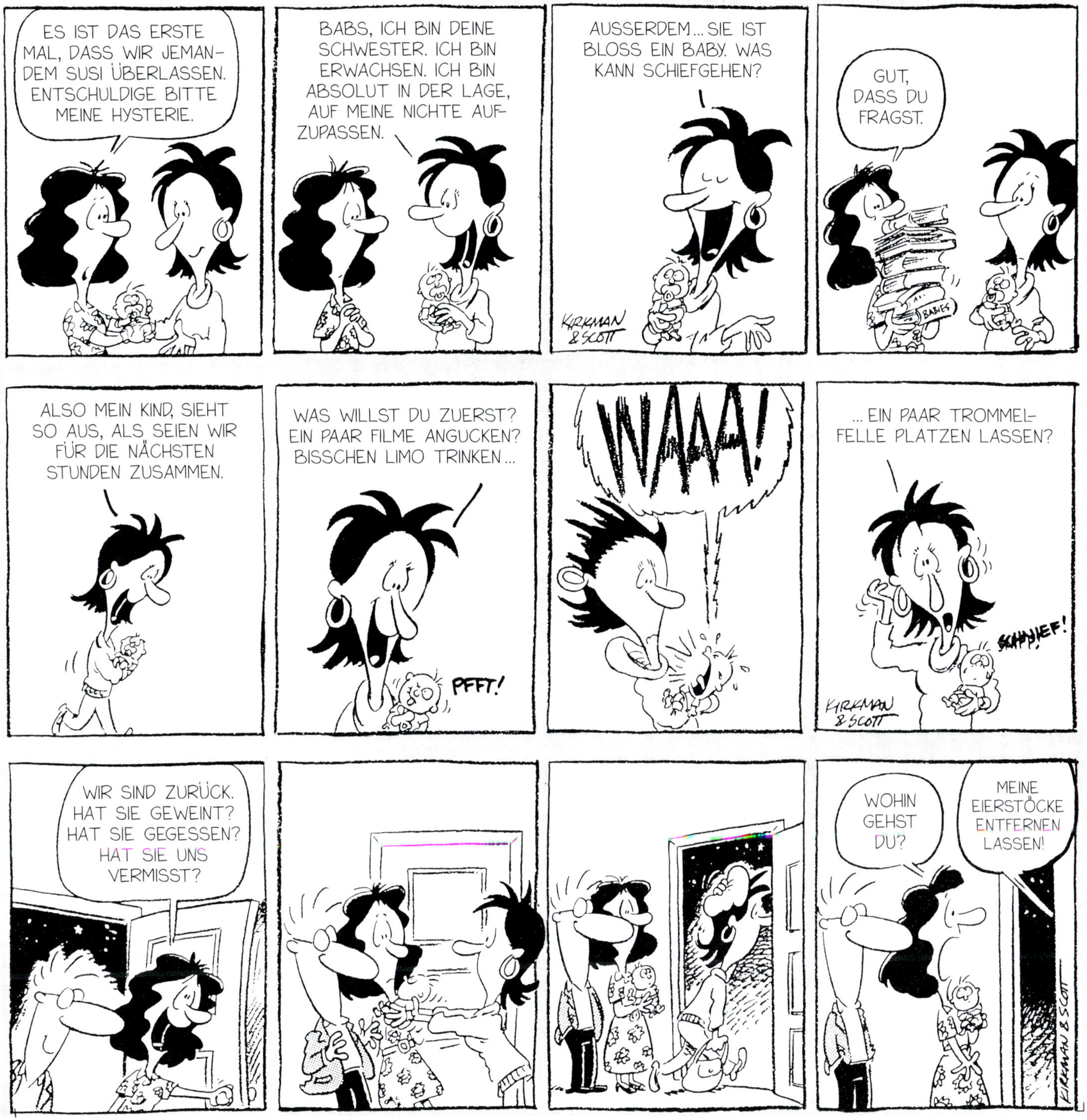
ES IST DAS ERSTE MAL, DASS WIR JEMANDEM SUSI ÜBERLASSEN. ENTSCHULDIGE BITTE MEINE HYSTERIE.
BABS, ICH BIN DEINE SCHWESTER. ICH BIN ERWACHSEN. ICH BIN ABSOLUT IN DER LAGE, AUF MEINE NICHTE AUFZUPASSEN.
AUSSERDEM ... SIE IST BLOSS EIN BABY. WAS KANN SCHIEFGEHEN?
KIRKMAN & SCOTT
GUT, DASS DU FRAGST.
BABIES
ALSO MEIN KIND, SIEHT SO AUS, ALS SEIEN WIR FÜR DIE NÄCHSTEN STUNDEN ZUSAMMEN.
WAS WILLST DU ZUERST? EIN PAAR FILME ANGUCKEN? BISSCHEN LIMO TRINKEN ...
PFFT!
WAAA!
... EIN PAAR TROMMELFELLE PLATZEN LASSEN?
SCHNIEF!
KIRKMAN & SCOTT
WIR SIND ZURÜCK. HAT SIE GEWEINT? HAT SIE GEGESSEN? HAT SIE UNS VERMISST?
WOHIN GEHST DU?
MEINE EIERSTÖCKE ENTFERNEN LASSEN!
KIRKMAN & SCOTT

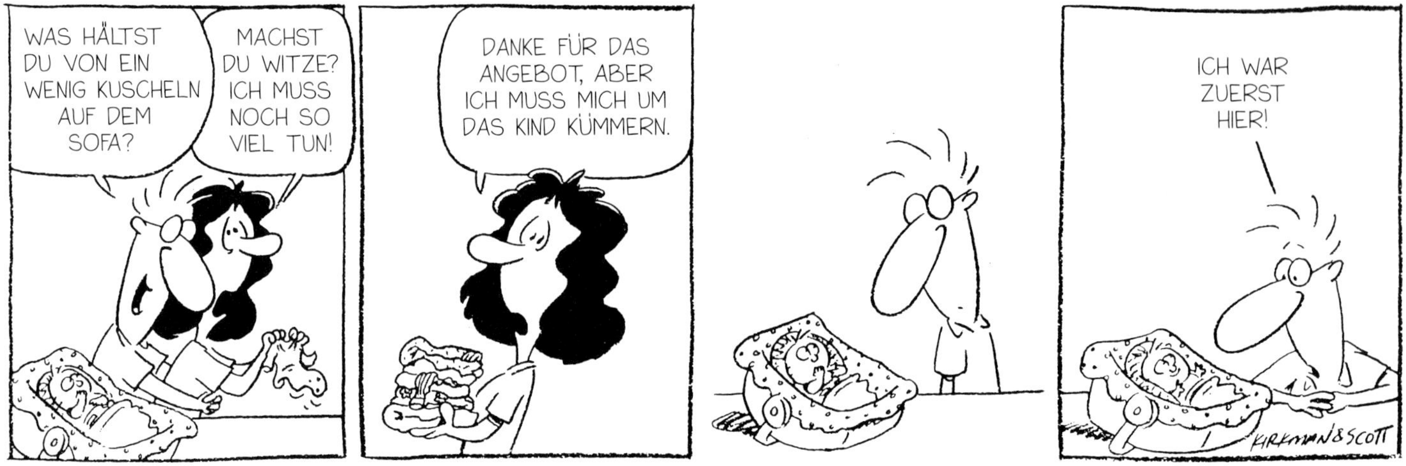
WAS HÄLTST DU VON EIN WENIG KUSCHELN AUF DEM SOFA?
MACHST DU WITZE? ICH MUSS NOCH SO VIEL TUN!
DANKE FÜR DAS ANGEBOT, ABER ICH MUSS MICH UM DAS KIND KÜMMERN.
ICH WAR ZUERST HIER!
KIRKMAN & SCOTT

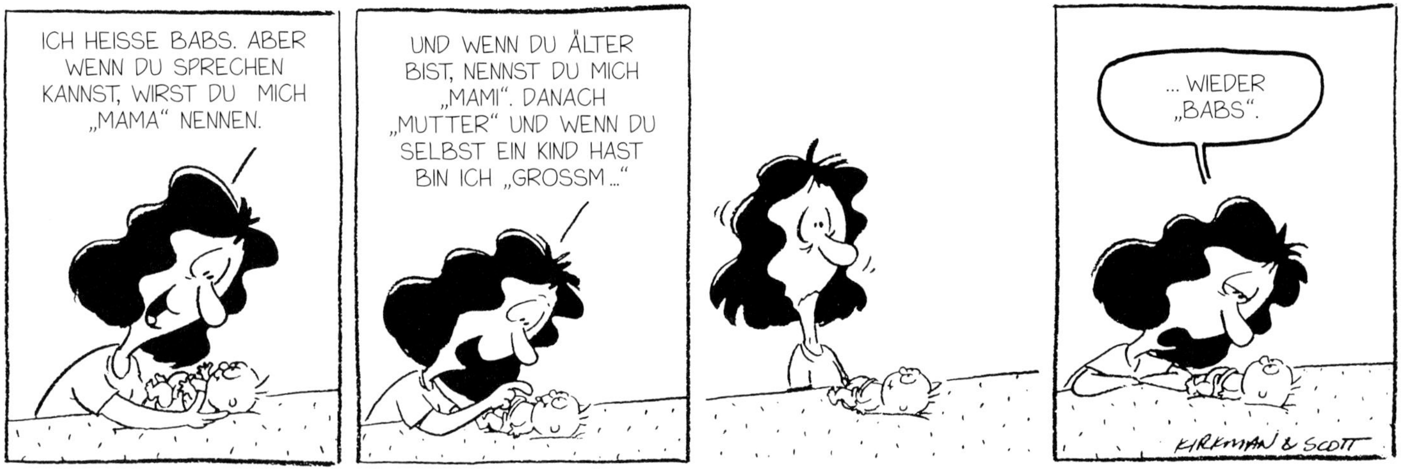
ICH HEISSE BABS. ABER WENN DU SPRECHEN KANNST, WIRST DU MICH „MAMA“ NENNEN.
UND WENN DU ÄLTER BIST, NENNST DU MICH „MAMI“. DANACH „MUTTER“ UND WENN DU SELBST EIN KIND HAST BIN ICH „GROSSM…“
… WIEDER „BABS“.
KIRKMAN & SCOTT

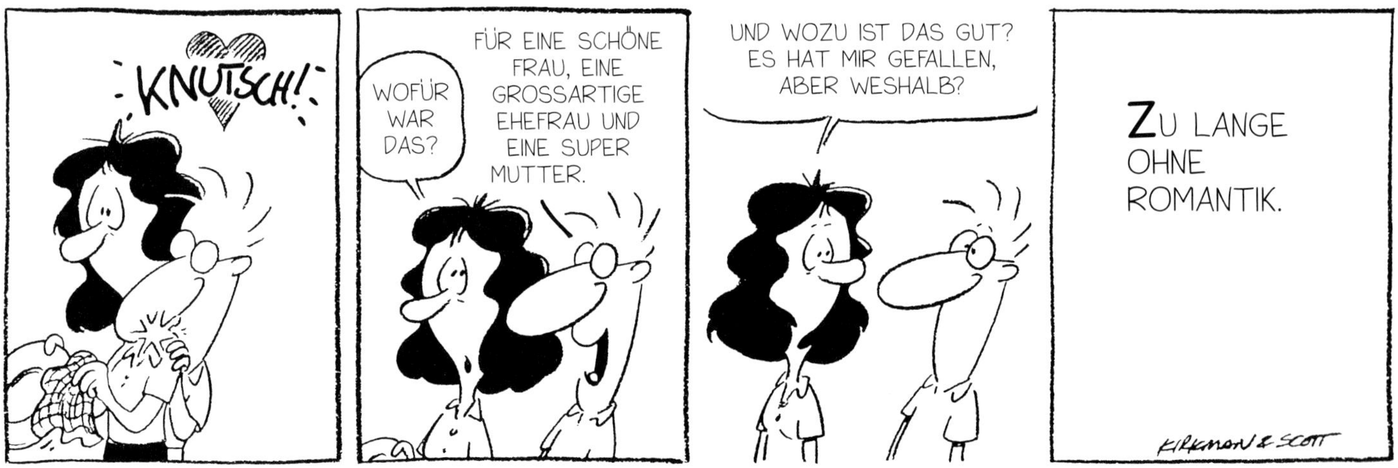
KNUTSCH!
WOFÜR WAR DAS?
FÜR EINE SCHÖNE FRAU, EINE GROSSARTIGE EHEFRAU UND EINE SUPER MUTTER.
UND WOZU IST DAS GUT? ES HAT MIR GEFALLEN, ABER WESHALB?
ZU LANGE OHNE ROMANTIK.
KIRKMAN & SCOTT

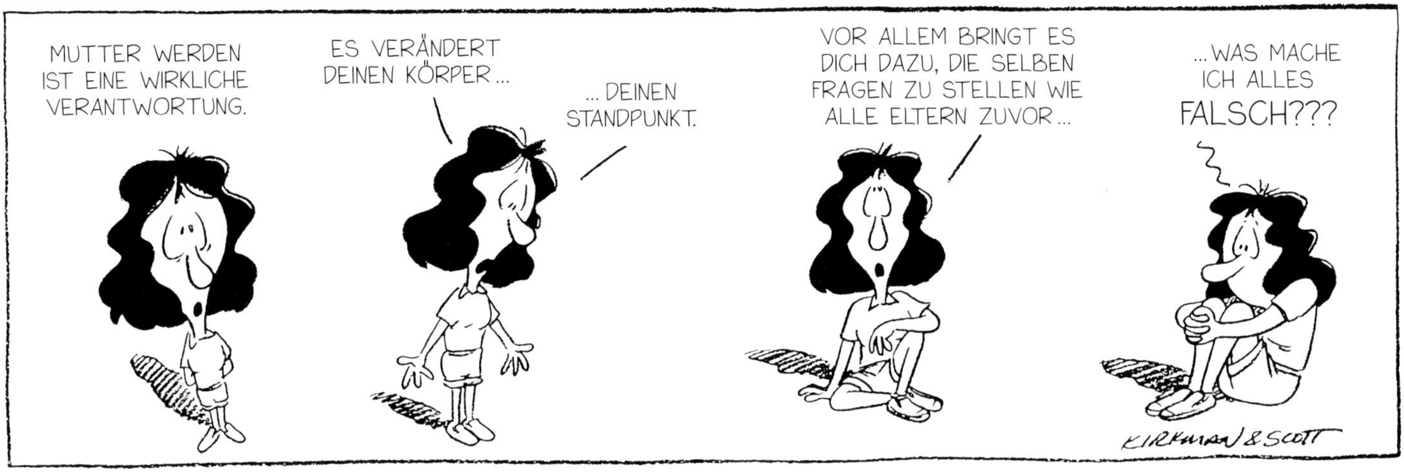
MUTTER WERDEN IST EINE WIRKLICHE VERANTWORTUNG.
ES VERÄNDERT DEINEN KÖRPER ...
... DEINEN STANDPUNKT.
VOR ALLEM BRINGT ES DICH DAZU, DIE SELBEN FRAGEN ZU STELLEN WIE ALLE ELTERN ZUVOR ...
... WAS MACHE ICH ALLES FALSCH???
KIRKMAN & SCOTT

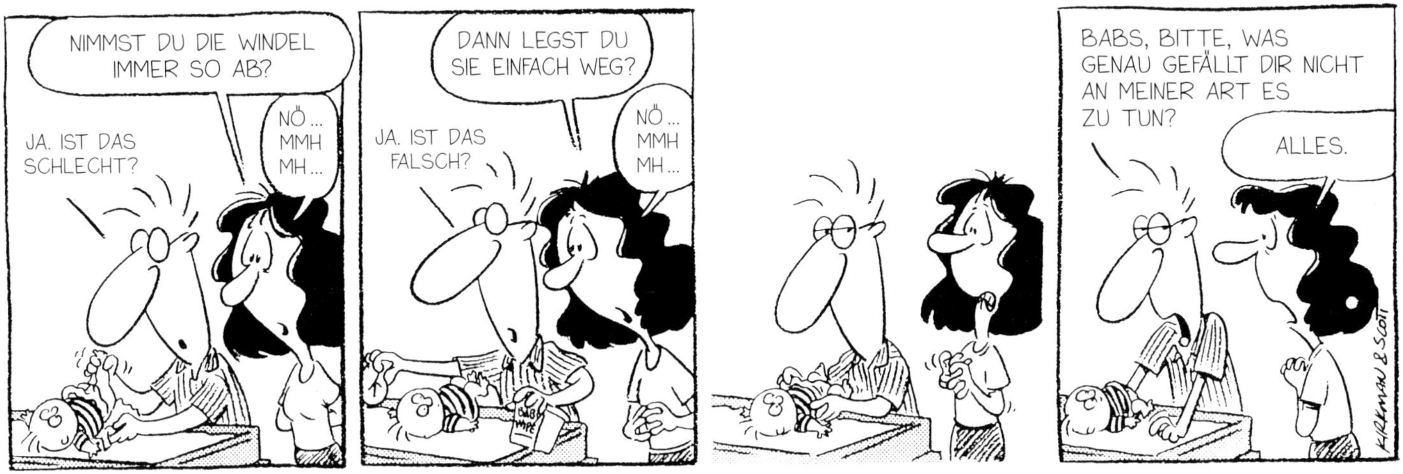
NIMMST DU DIE WINDEL IMMER SO AB?
JA. IST DAS SCHLECHT?
NÖ ... MMH MH ...
DANN LEGST DU SIE EINFACH WEG?
JA. IST DAS FALSCH?
NÖ ... MMH MH ...
BABS, BITTE, WAS GENAU GEFÄLLT DIR NICHT AN MEINER ART ES ZU TUN?
ALLES.
KIRKMAN & SCOTT

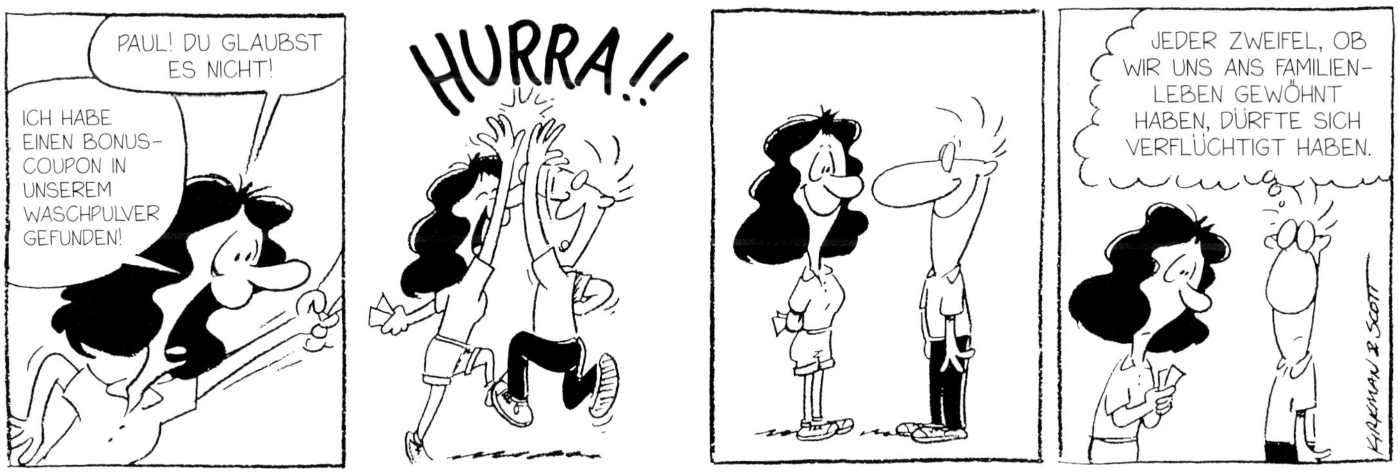
PAUL! DU GLAUBST ES NICHT!
ICH HABE EINEN BONUS-COUPON IN UNSEREM WASCHPULVER GEFUNDEN!
HURRA!!
JEDER ZWEIFEL, OB WIR UNS ANS FAMILIEN-LEBEN GEWÖHNT HABEN, DÜRFTE SICH VERFLÜCHTIGT HABEN.
KIRKMAN & SCOTT

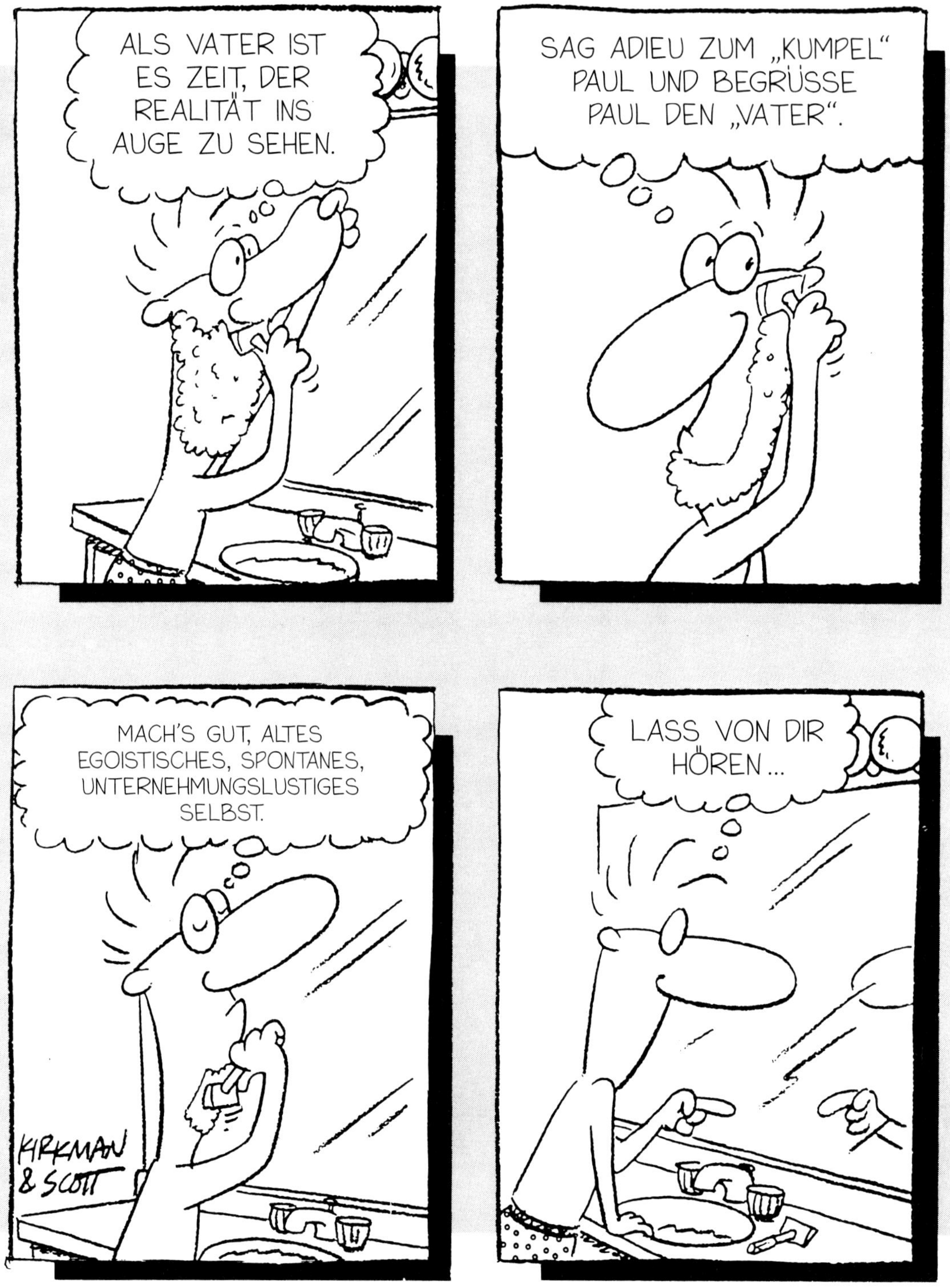
ALS VATER IST ES ZEIT, DER REALITÄT INS AUGE ZU SEHEN.
SAG ADIEU ZUM „KUMPEL“ PAUL UND BEGRÜSSE PAUL DEN „VATER“.
MACH'S GUT, ALTES EGOISTISCHES, SPONTANES, UNTERNEHMUNGSLUSTIGES SELBST.
KIRKMAN & SCOTT
LASS VON DIR HÖREN ...

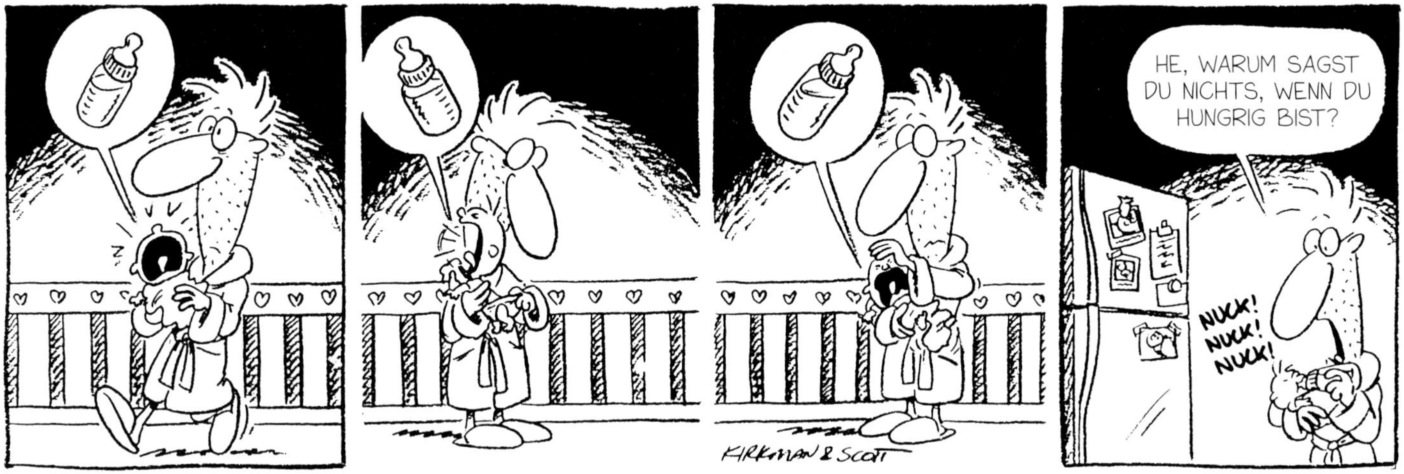
HE, WARUM SAGST DU NICHTS, WENN DU HUNGRIG BIST?
NUCK! NUCK! NUCK!
KIRKMAN & SCOTT

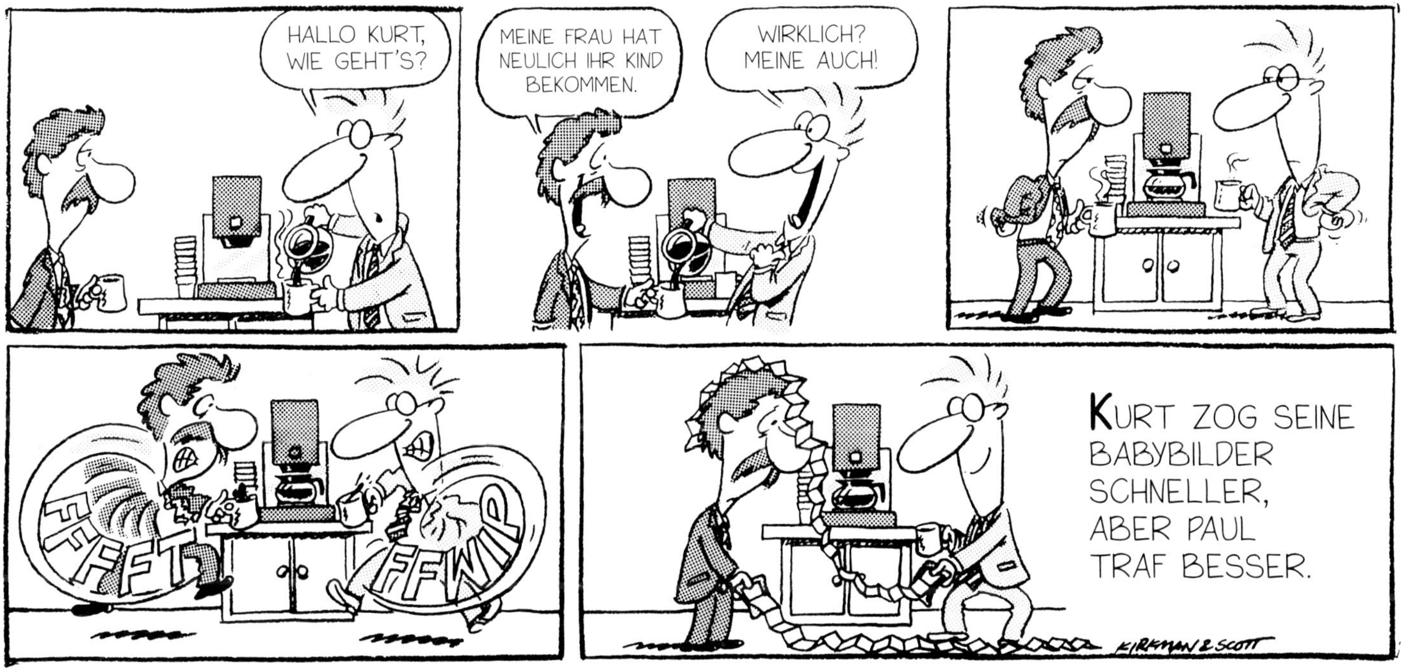
HALLO KURT, WIE GEHT'S?
MEINE FRAU HAT NEULICH IHR KIND BEKOMMEN.
WIRKLICH? MEINE AUCH!
FFFFT
FFWIP
KURT ZOG SEINE BABYBILDER SCHNELLER, ABER PAUL TRAF BESSER.
KIRKMAN & SCOTT

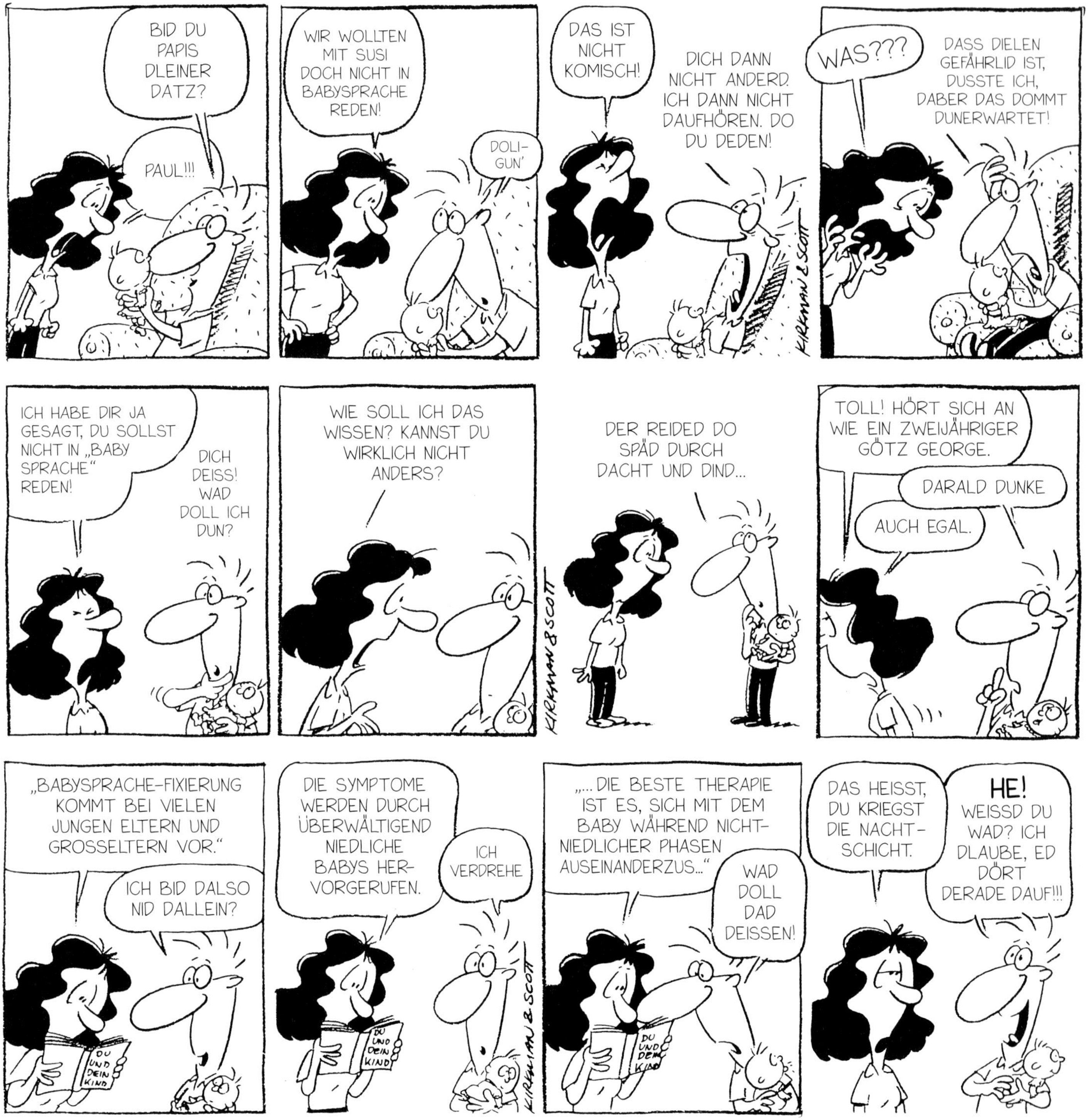
BID DU PAPIS DLEINER DATZ?
PAUL!!!
WIR WOLLTEN MIT SUSI DOCH NICHT IN BABYSPRACHE REDEN!
DOLI-GUN'
DAS IST NICHT KOMISCH!
DICH DANN NICHT ANDERD. ICH DANN NICHT DAUFHÖREN. DO DU DEDEN!
KIRKMAN & SCOTT
WAS???
DASS DIELEN GEFÄHRLID IST, DUSSTE ICH, DABER DAS DOMMT DUNERWARTET!
ICH HABE DIR JA GESAGT, DU SOLLST NICHT IN „BABY SPRACHE“ REDEN!
DICH DEISS! WAD DOLL ICH DUN?
WIE SOLL ICH DAS WISSEN? KANNST DU WIRKLICH NICHT ANDERS?
KIRKMAN & SCOTT
DER REIDED DO SPÄD DURCH DACHT UND DIND...
TOLL! HÖRT SICH AN WIE EIN ZWEIJÄHRIGER GÖTZ GEORGE.
DARALD DUNKE
AUCH EGAL.
„BABYSPRACHE-FIXIERUNG KOMMT BEI VIELEN JUNGEN ELTERN UND GROSSELTERN VOR.“
ICH BID DALSO NID DALLEIN?
DU UND DEIN KIND
DIE SYMPTOME WERDEN DURCH ÜBERWÄLTIGEND NIEDLICHE BABYS HER-VORGERUFEN.
ICH VERDREHE
DU UND DEIN KIND
KIRKMAN & SCOTT
„... DIE BESTE THERAPIE IST ES, SICH MIT DEM BABY WÄHREND NICHT-NIEDLICHER PHASEN AUSEINANDERZUS...“
WAD DOLL DAD DEISSEN!
DU UND DEIN KIND
DAS HEISST, DU KRIEGST DIE NACHT-SCHICHT.
HE! WEISSD DU WAD? ICH DLAUBE, ED DÖRT DERADE DAUF!!!

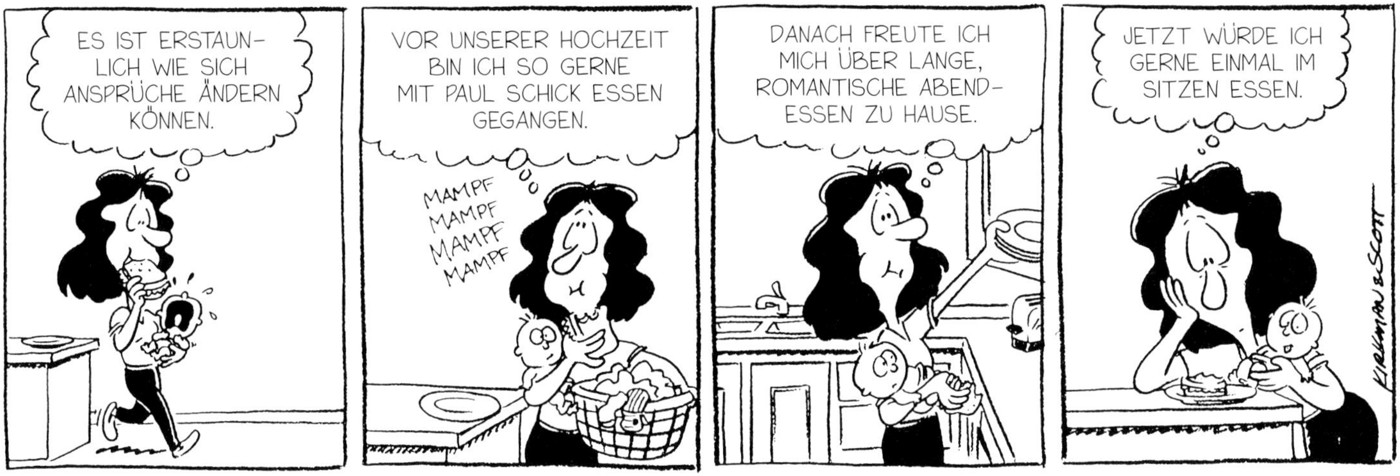
ES IST ERSTAUNLICH WIE SICH ANSPRÜCHE ÄNDERN KÖNNEN.
VOR UNSERER HOCHZEIT BIN ICH SO GERNE MIT PAUL SCHICK ESSEN GEGANGEN.
MAMPF MAMPF MAMPF MAMPF
DANACH FREUTE ICH MICH ÜBER LANGE, ROMANTISCHE ABENDESSEN ZU HAUSE.
JETZT WÜRDE ICH GERNE EINMAL IM SITZEN ESSEN.
KIRKMAN & SCOTT

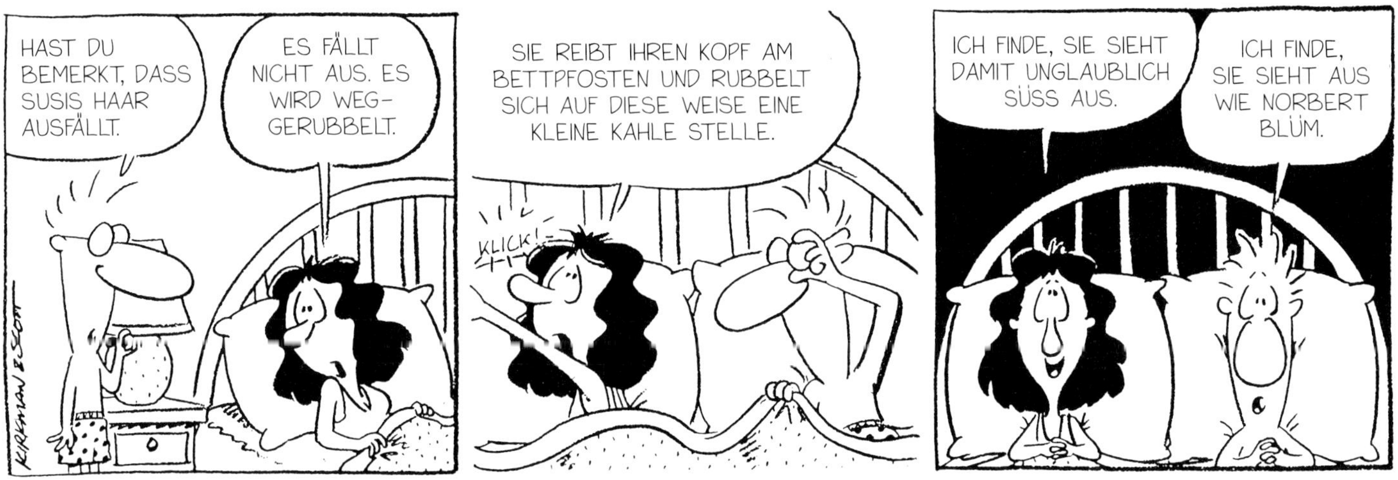
HAST DU BEMERKT, DASS SUSIS HAAR AUSFÄLLT.
ES FÄLLT NICHT AUS. ES WIRD WEGGERUBBELT.
KIRKMAN & SCOTT
SIE REIBT IHREN KOPF AM BETTPFOSTEN UND RUBBELT SICH AUF DIESE WEISE EINE KLEINE KAHLE STELLE.
KLICK!
ICH FINDE, SIE SIEHT DAMIT UNGLAUBLICH SÜSS AUS.
ICH FINDE, SIE SIEHT AUS WIE NORBERT BLÜM.

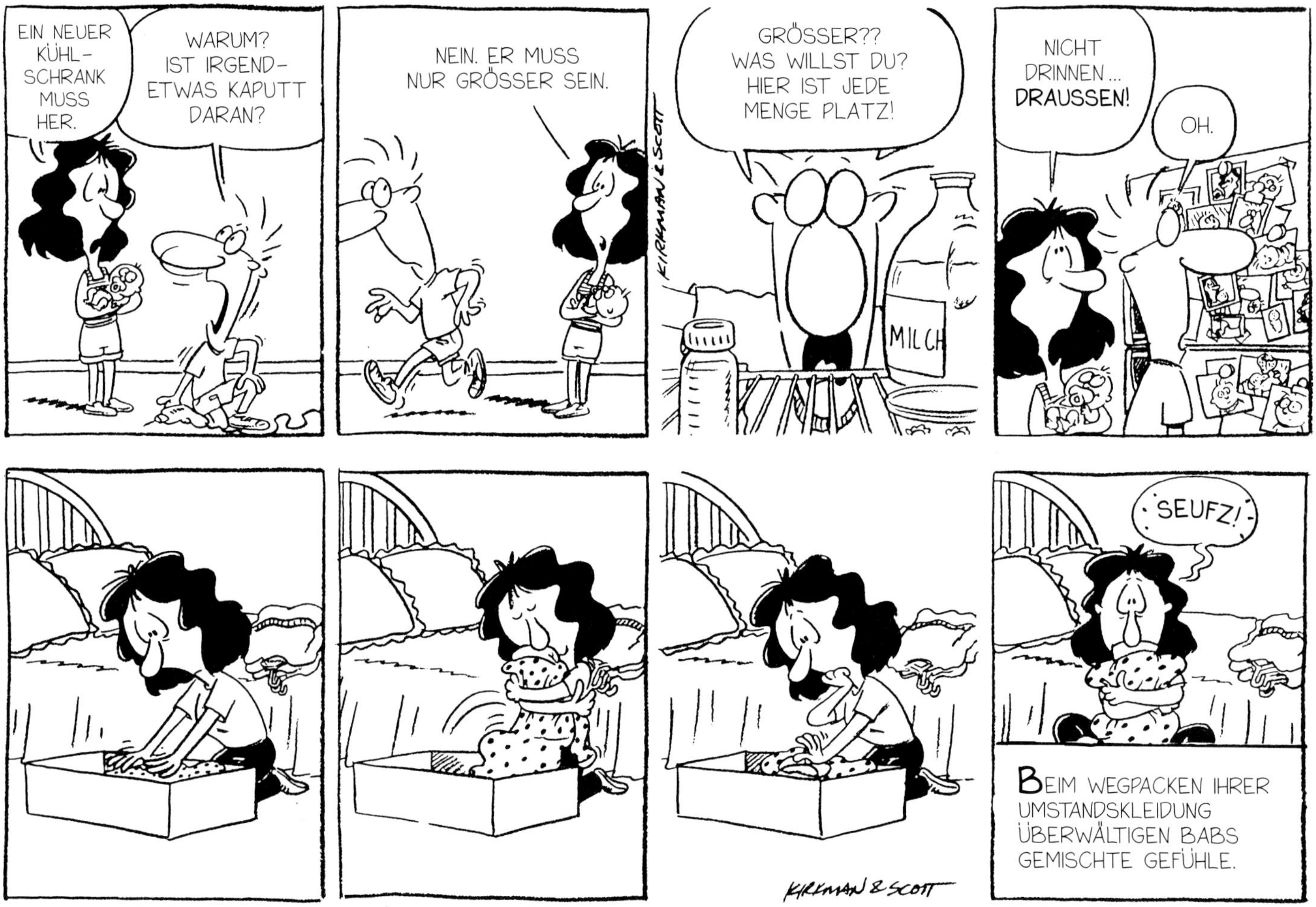
EIN NEUER KÜHL-SCHRANK MUSS HER.
WARUM? IST IRGEND-ETWAS KAPUTT DARAN?
NEIN. ER MUSS NUR GRÖSSER SEIN.
KIRKMAN & SCOTT
GRÖSSER?? WAS WILLST DU? HIER IST JEDE MENGE PLATZ!
MILCH
NICHT DRINNEN... **DRAUSSEN!**
OH.
SEUFZ!
BEIM WEGPACKEN IHRER UMSTANDSKLEIDUNG ÜBERWÄLTIGEN BABS GEMISCHTE GEFÜHLE.
KIRKMAN & SCOTT

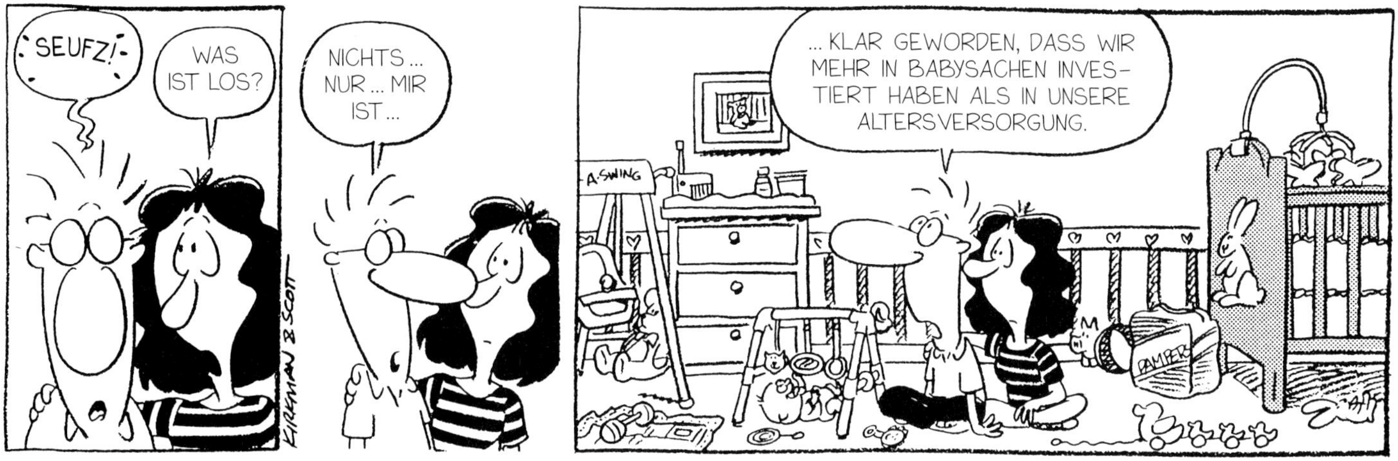
SEUFZ!
WAS IST LOS?
NICHTS ... NUR ... MIR IST ...
... KLAR GEWORDEN, DASS WIR MEHR IN BABYSACHEN INVESTIERT HABEN ALS IN UNSERE ALTERSVERSORGUNG.
A-SWING
PAMPERS
KIRKMAN & SCOTT

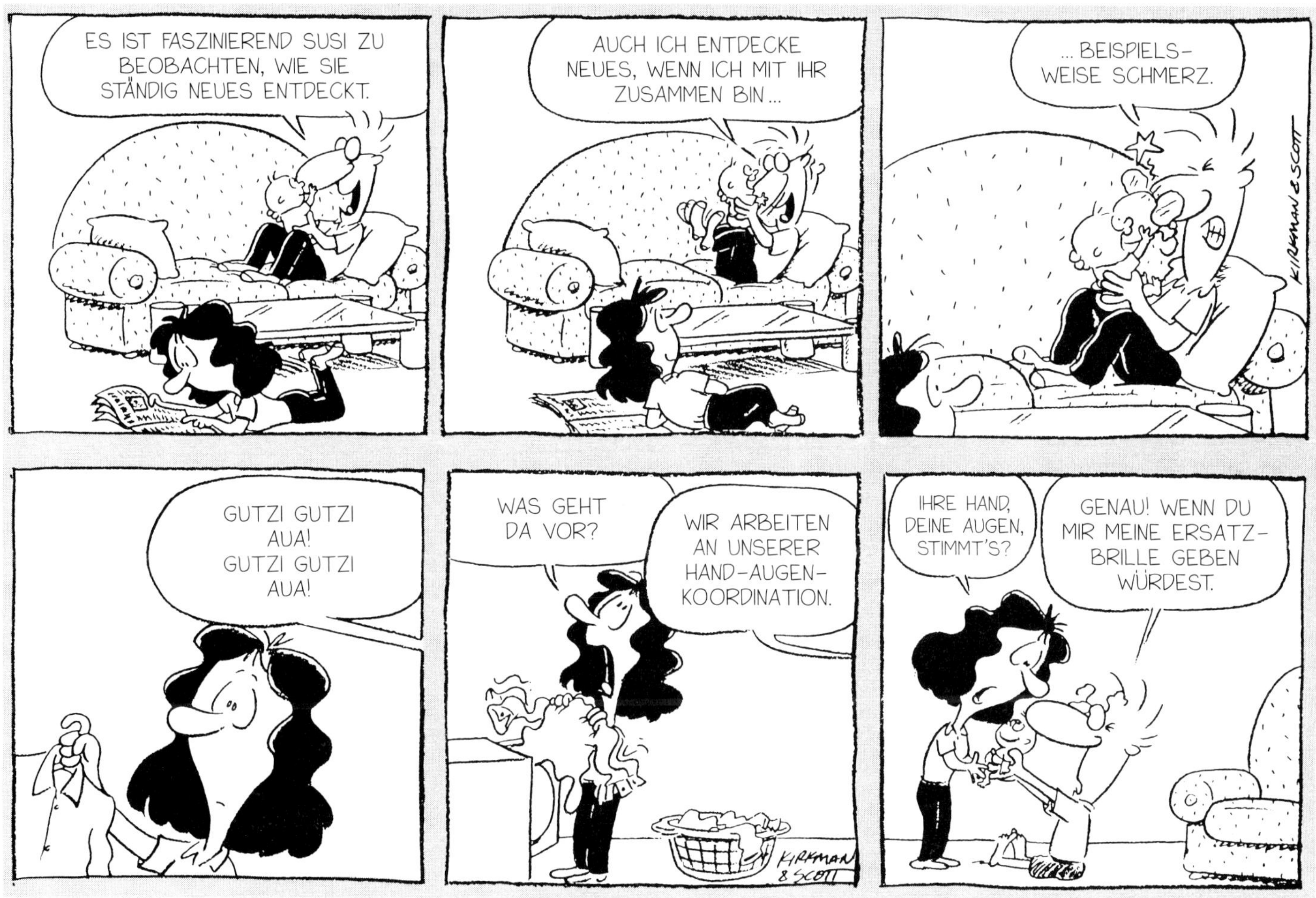
ES IST FASZINIEREND SUSI ZU BEOBACHTEN, WIE SIE STÄNDIG NEUES ENTDECKT.
AUCH ICH ENTDECKE NEUES, WENN ICH MIT IHR ZUSAMMEN BIN ...
... BEISPIELSWEISE SCHMERZ.
KIRKMAN & SCOTT
GUTZI GUTZI AUA! GUTZI GUTZI AUA!
WAS GEHT DA VOR?
WIR ARBEITEN AN UNSERER HAND-AUGEN-KOORDINATION.
KIRKMAN & SCOTT
IHRE HAND, DEINE AUGEN, STIMMT'S?
GENAU! WENN DU MIR MEINE ERSATZBRILLE GEBEN WÜRDEST.

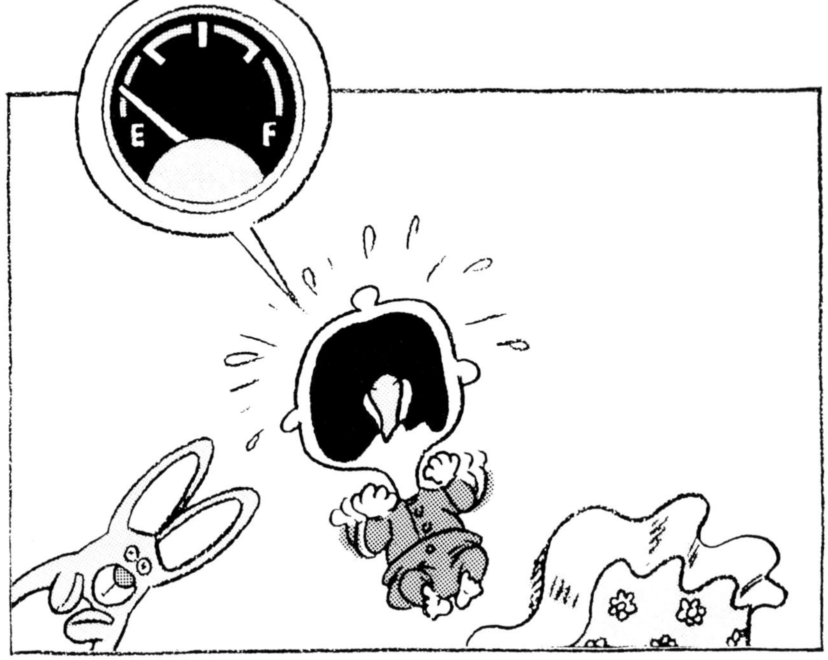
E
F

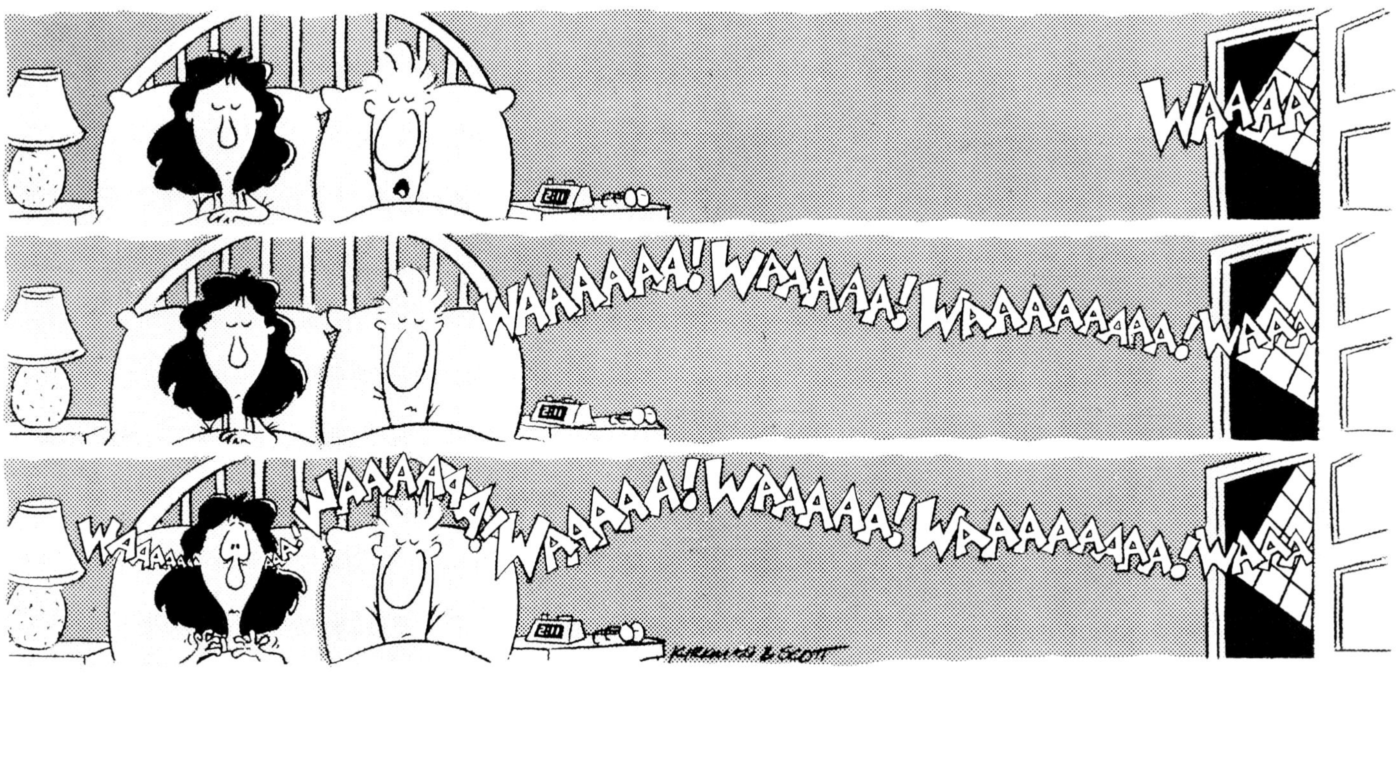
KIRKMAN & SCOTT

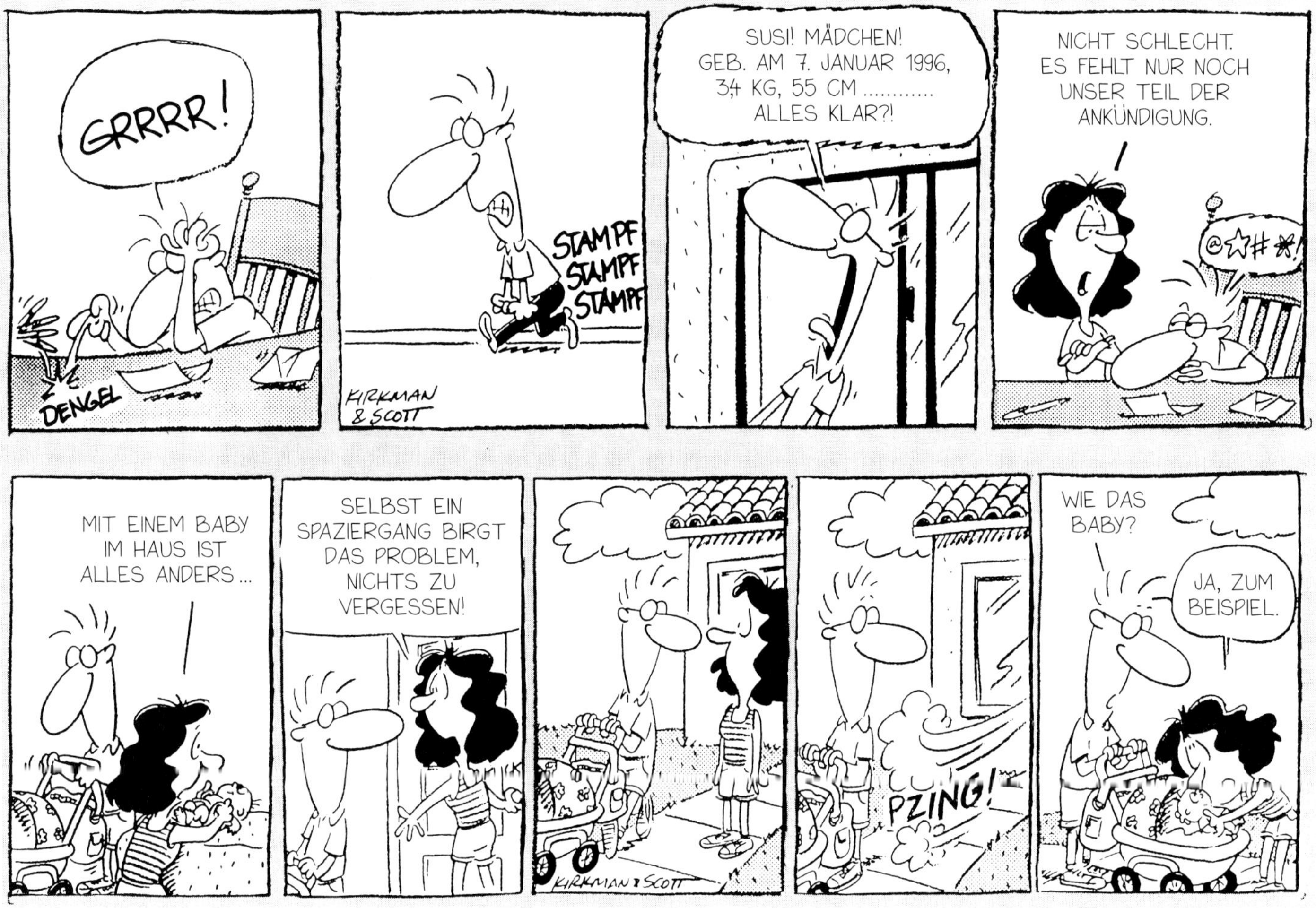
GRRRR!
DENGEL
STAMPF STAMPF STAMPF
KIRKMAN & SCOTT
SUSI! MÄDCHEN! GEB. AM 7. JANUAR 1996, 3,4 KG, 55 CM .... ALLES KLAR?!
NICHT SCHLECHT. ES FEHLT NUR NOCH UNSER TEIL DER ANKÜNDIGUNG.
@☆#✱!
MIT EINEM BABY IM HAUS IST ALLES ANDERS ...
SELBST EIN SPAZIERGANG BIRGT DAS PROBLEM, NICHTS ZU VERGESSEN!
KIRKMAN & SCOTT
PZING!
WIE DAS BABY?
JA, ZUM BEISPIEL.

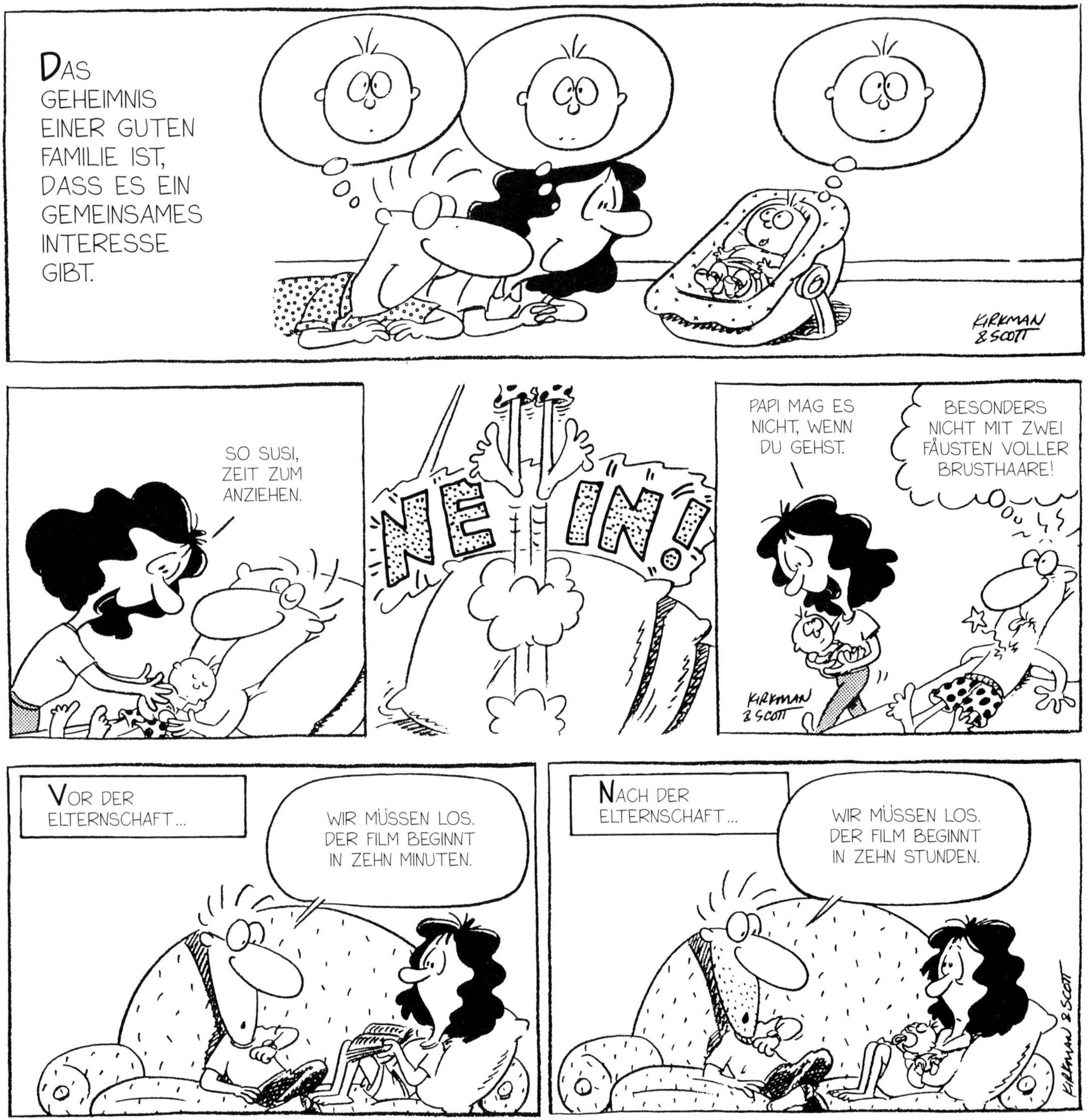
DAS GEHEIMNIS EINER GUTEN FAMILIE IST, DASS ES EIN GEMEINSAMES INTERESSE GIBT.
KIRKMAN & SCOTT
SO SUSI, ZEIT ZUM ANZIEHEN.
NEIN!
PAPI MAG ES NICHT, WENN DU GEHST.
BESONDERS NICHT MIT ZWEI FÄUSTEN VOLLER BRUSTHAARE!
KIRKMAN & SCOTT
VOR DER ELTERNSCHAFT...
WIR MÜSSEN LOS. DER FILM BEGINNT IN ZEHN MINUTEN.
NACH DER ELTERNSCHAFT...
WIR MÜSSEN LOS. DER FILM BEGINNT IN ZEHN STUNDEN.
KIRKMAN & SCOTT

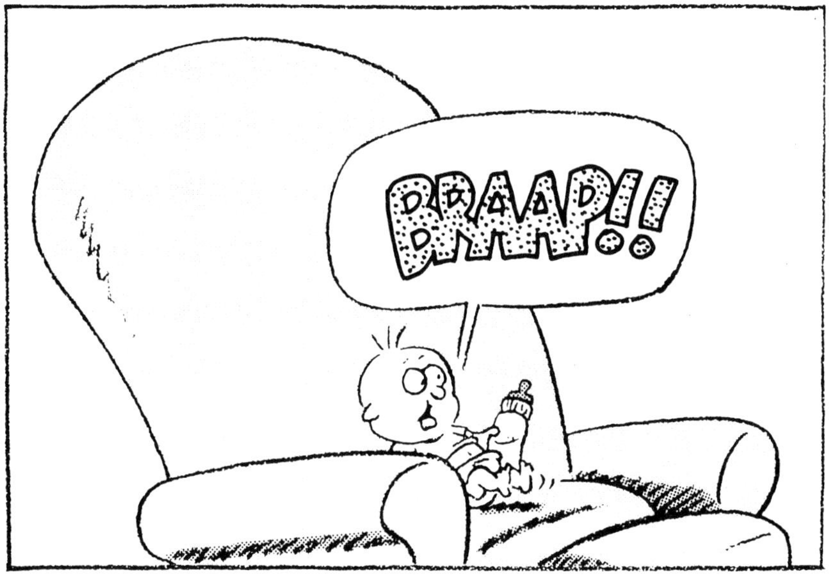
BRAAP!!

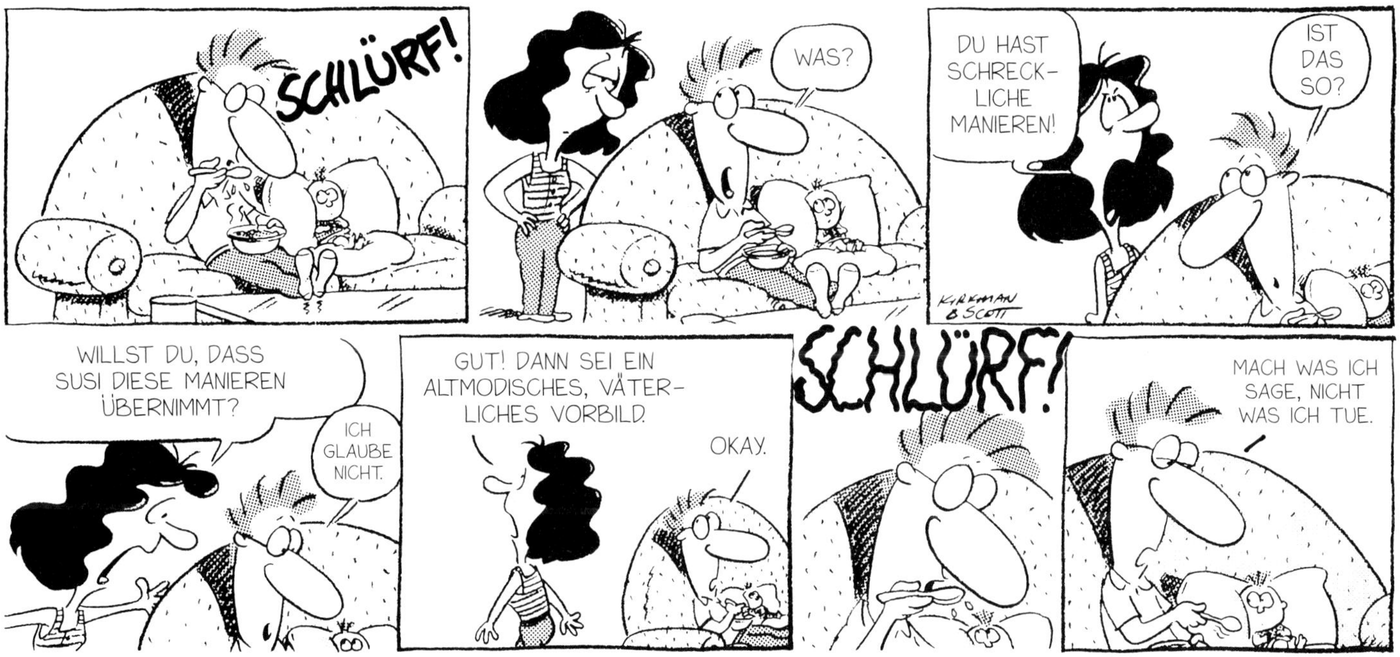
SCHLÜRF!
WAS?
DU HAST SCHRECKLICHE MANIEREN!
IST DAS SO?
WILLST DU, DASS SUSI DIESE MANIEREN ÜBERNIMMT?
ICH GLAUBE NICHT.
GUT! DANN SEI EIN ALTMODISCHES, VÄTERLICHES VORBILD.
OKAY.
SCHLÜRF!
MACH WAS ICH SAGE, NICHT WAS ICH TUE.

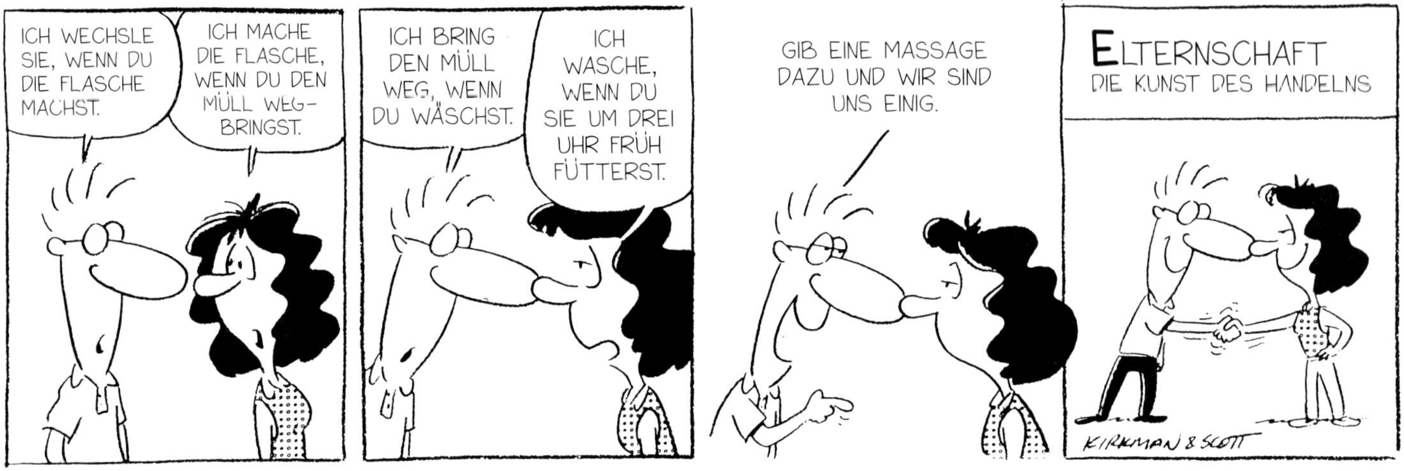
ICH WECHSLE SIE, WENN DU DIE FLASCHE MACHST.
ICH MACHE DIE FLASCHE, WENN DU DEN MÜLL WEGBRINGST.
ICH BRING DEN MÜLL WEG, WENN DU WÄSCHST.
ICH WASCHE, WENN DU SIE UM DREI UHR FRÜH FÜTTERST.
GIB EINE MASSAGE DAZU UND WIR SIND UNS EINIG.
ELTERNSCHAFT
DIE KUNST DES HANDELNS
KIRKMAN & SCOTT

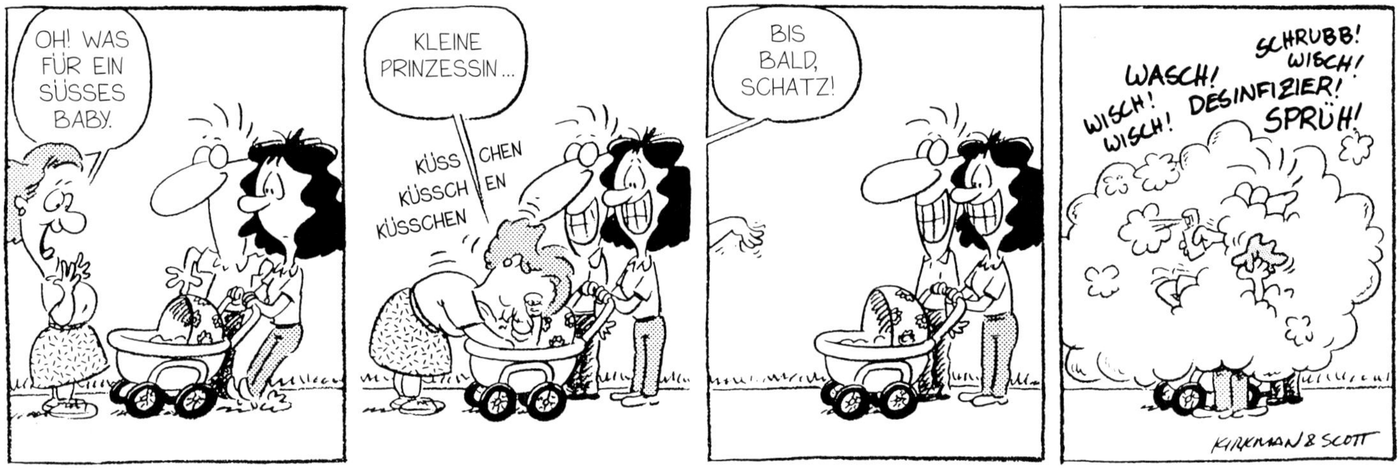
OH! WAS FÜR EIN SÜSSES BABY.
KLEINE PRINZESSIN…
KÜSS KÜSSCH KÜSSCHEN CHEN EN
BIS BALD, SCHATZ!
WASCH! WISCH! WISCH! SCHRUBB! WISCH! DESINFIZIER! SPRÜH!
KIRKMAN & SCOTT

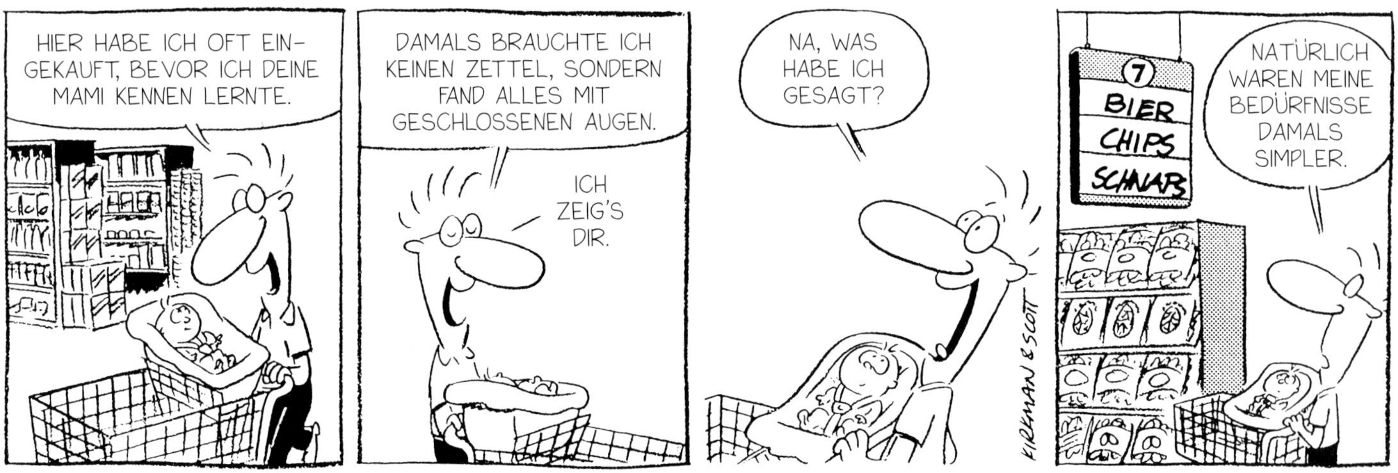
HIER HABE ICH OFT EINGEKAUFT, BEVOR ICH DEINE MAMI KENNEN LERNTE.
DAMALS BRAUCHTE ICH KEINEN ZETTEL, SONDERN FAND ALLES MIT GESCHLOSSENEN AUGEN.
ICH ZEIG'S DIR.
NA, WAS HABE ICH GESAGT?
KIRKMAN & SCOTT
7
BIER
CHIPS
SCHNAPS
NATÜRLICH WAREN MEINE BEDÜRFNISSE DAMALS SIMPLER.

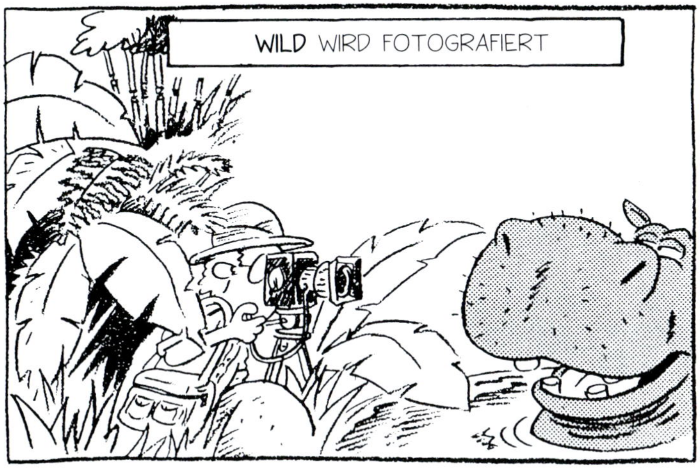
WILD WIRD FOTOGRAFIERT
KIND WIRD FOTOGRAFIERT
KIRKMAN & SCOTT

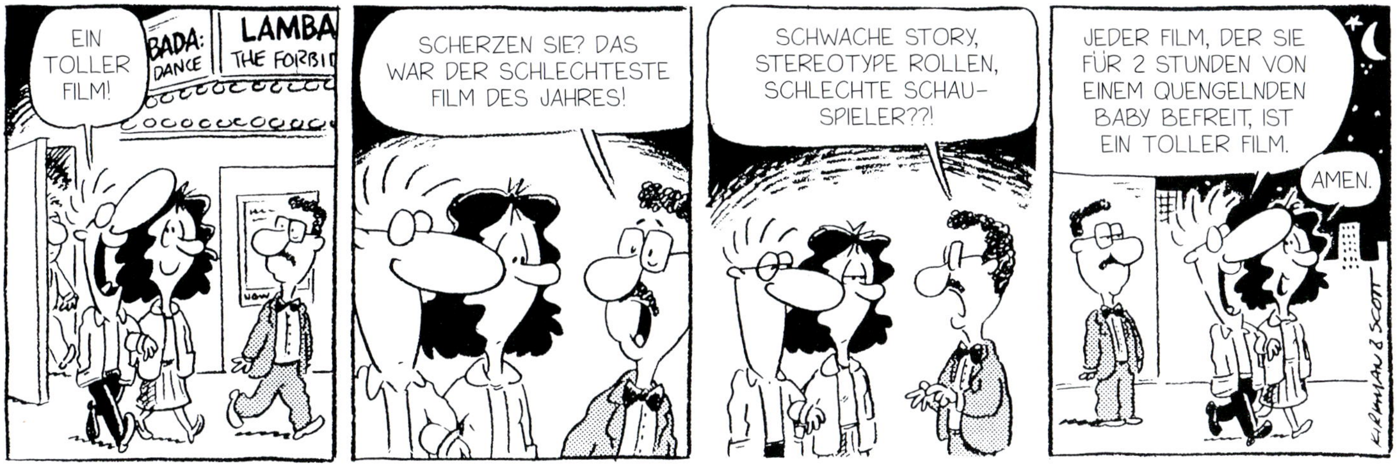
EIN TOLLER FILM!
SCHERZEN SIE? DAS WAR DER SCHLECHTESTE FILM DES JAHRES!
SCHWACHE STORY, STEREOTYPE ROLLEN, SCHLECHTE SCHAU-SPIELER??!
JEDER FILM, DER SIE FÜR 2 STUNDEN VON EINEM QUENGELNDEN BABY BEFREIT, IST EIN TOLLER FILM.
AMEN.
KIRKMAN & SCOTT

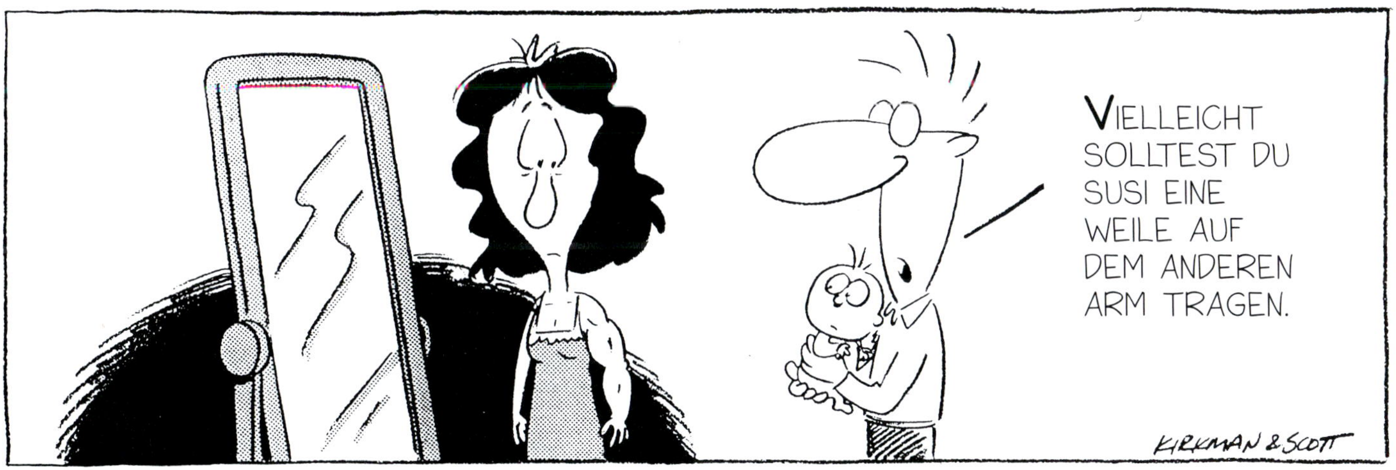
VIELLEICHT SOLLTEST DU SUSI EINE WEILE AUF DEM ANDEREN ARM TRAGEN.
KIRKMAN & SCOTT

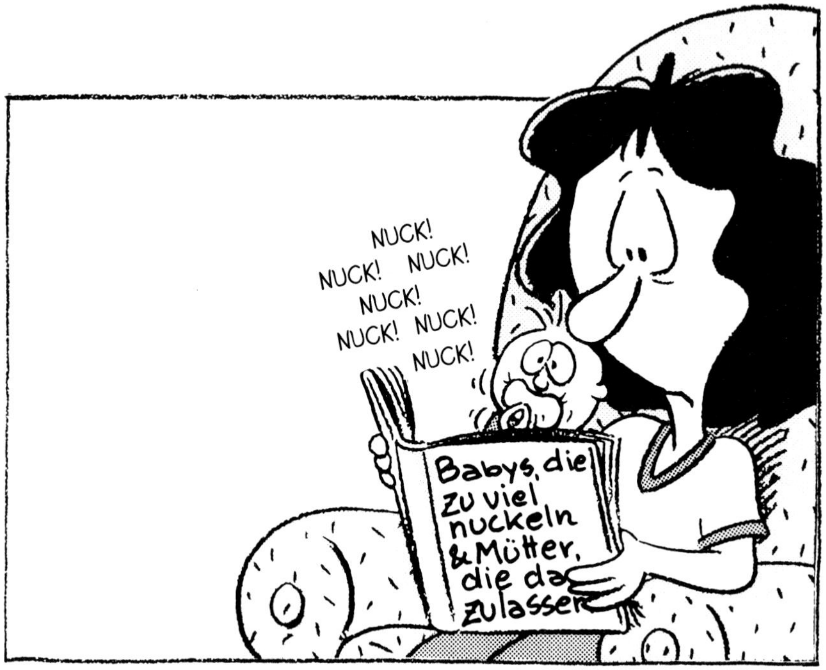
NUCK! NUCK! NUCK! NUCK! NUCK! NUCK! NUCK!
Babys, die zu viel nuckeln & Mütter, die da
zulasse

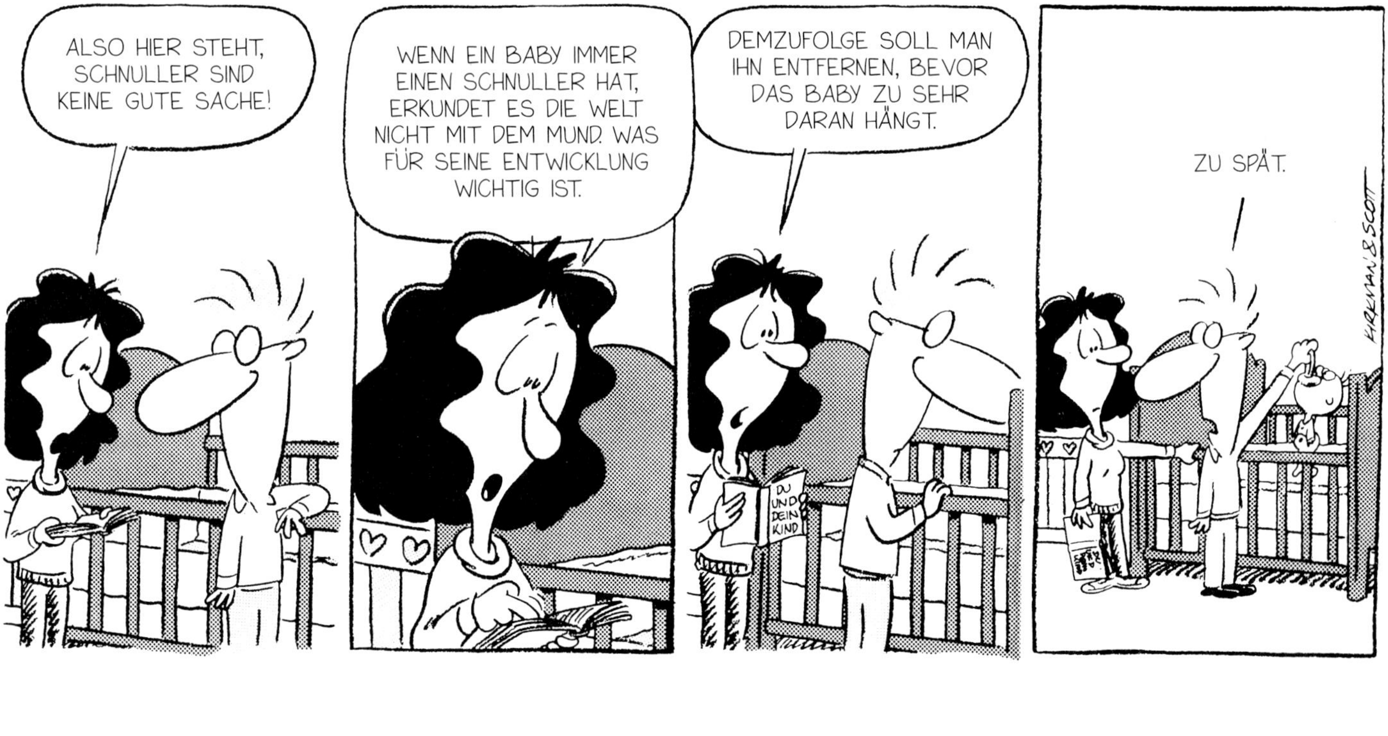
ALSO HIER STEHT, SCHNULLER SIND KEINE GUTE SACHE!
WENN EIN BABY IMMER EINEN SCHNULLER HAT, ERKUNDET ES DIE WELT NICHT MIT DEM MUND. WAS FÜR SEINE ENTWICKLUNG WICHTIG IST.
DEMZUFOLGE SOLL MAN IHN ENTFERNEN, BEVOR DAS BABY ZU SEHR DARAN HÄNGT.
DU UND DEIN KIND
ZU SPÄT.
KIRKMAN & SCOTT

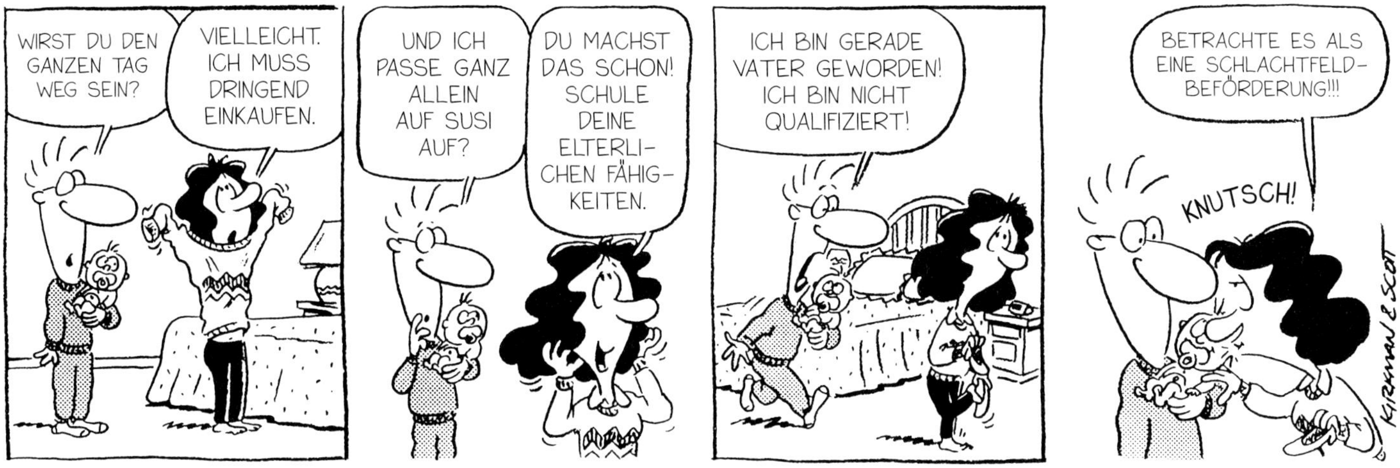
WIRST DU DEN GANZEN TAG WEG SEIN?
VIELLEICHT. ICH MUSS DRINGEND EINKAUFEN.
UND ICH PASSE GANZ ALLEIN AUF SUSI AUF?
DU MACHST DAS SCHON! SCHULE DEINE ELTERLICHEN FÄHIGKEITEN.
ICH BIN GERADE VATER GEWORDEN! ICH BIN NICHT QUALIFIZIERT!
BETRACHTE ES ALS EINE SCHLACHTFELD-BEFÖRDERUNG!!!
KNUTSCH!
KIRKMAN & SCOTT

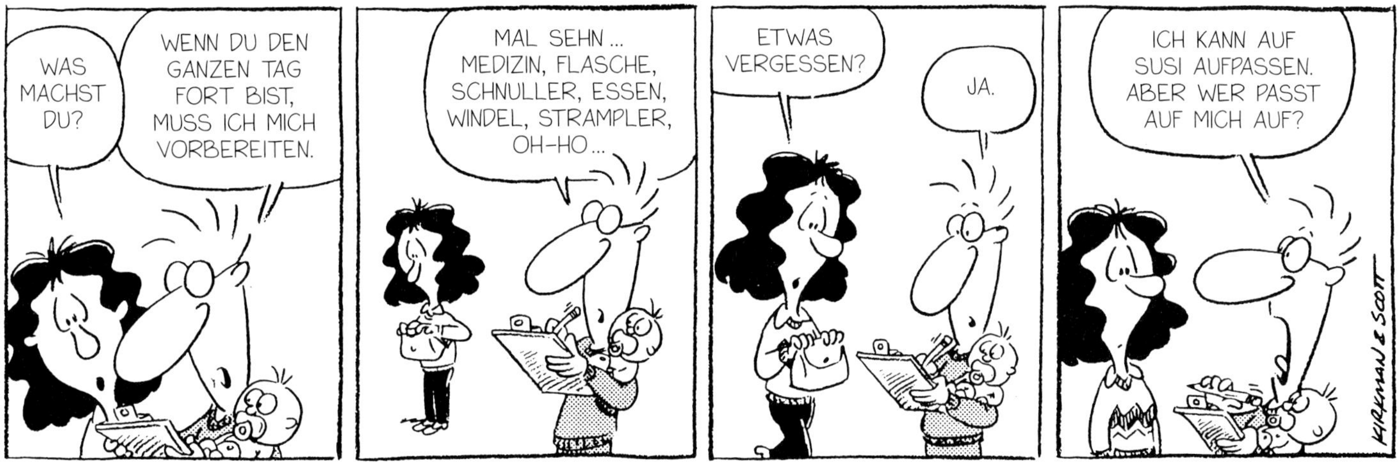
WAS MACHST DU?
WENN DU DEN GANZEN TAG FORT BIST, MUSS ICH MICH VORBEREITEN.
MAL SEHN ... MEDIZIN, FLASCHE, SCHNULLER, ESSEN, WINDEL, STRAMPLER, OH-HO ...
ETWAS VERGESSEN?
JA.
ICH KANN AUF SUSI AUFPASSEN. ABER WER PASST AUF MICH AUF?
KIRKMAN & SCOTT

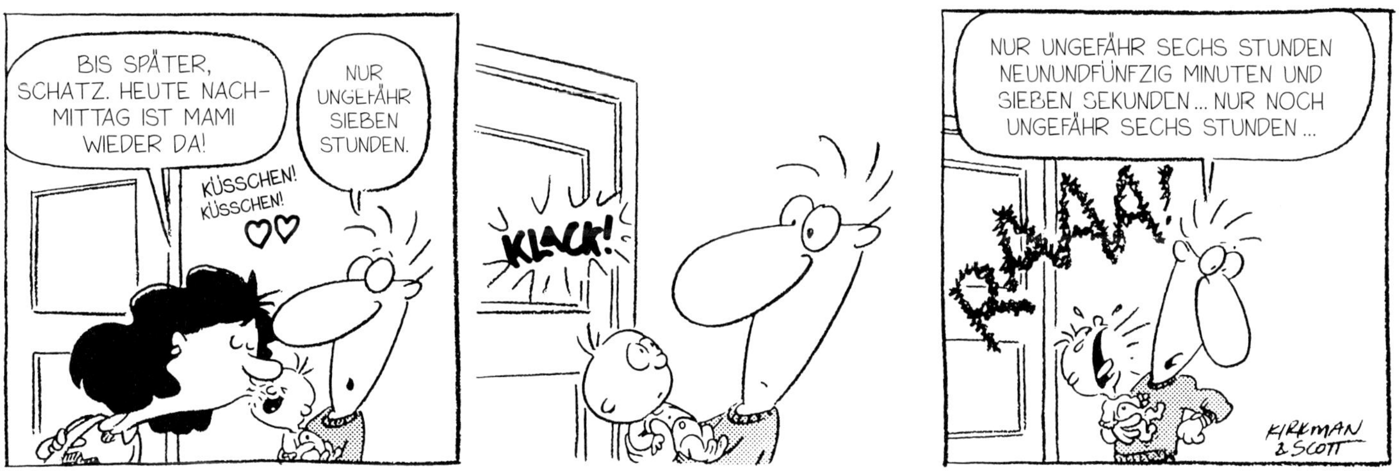
BIS SPÄTER, SCHATZ. HEUTE NACHMITTAG IST MAMI WIEDER DA!
KÜSSCHEN! KÜSSCHEN!
NUR UNGEFÄHR SIEBEN STUNDEN.
KLACK!
NUR UNGEFÄHR SECHS STUNDEN NEUNUNDFÜNFZIG MINUTEN UND SIEBEN SEKUNDEN ... NUR NOCH UNGEFÄHR SECHS STUNDEN ...
RAAA!
KIRKMAN & SCOTT

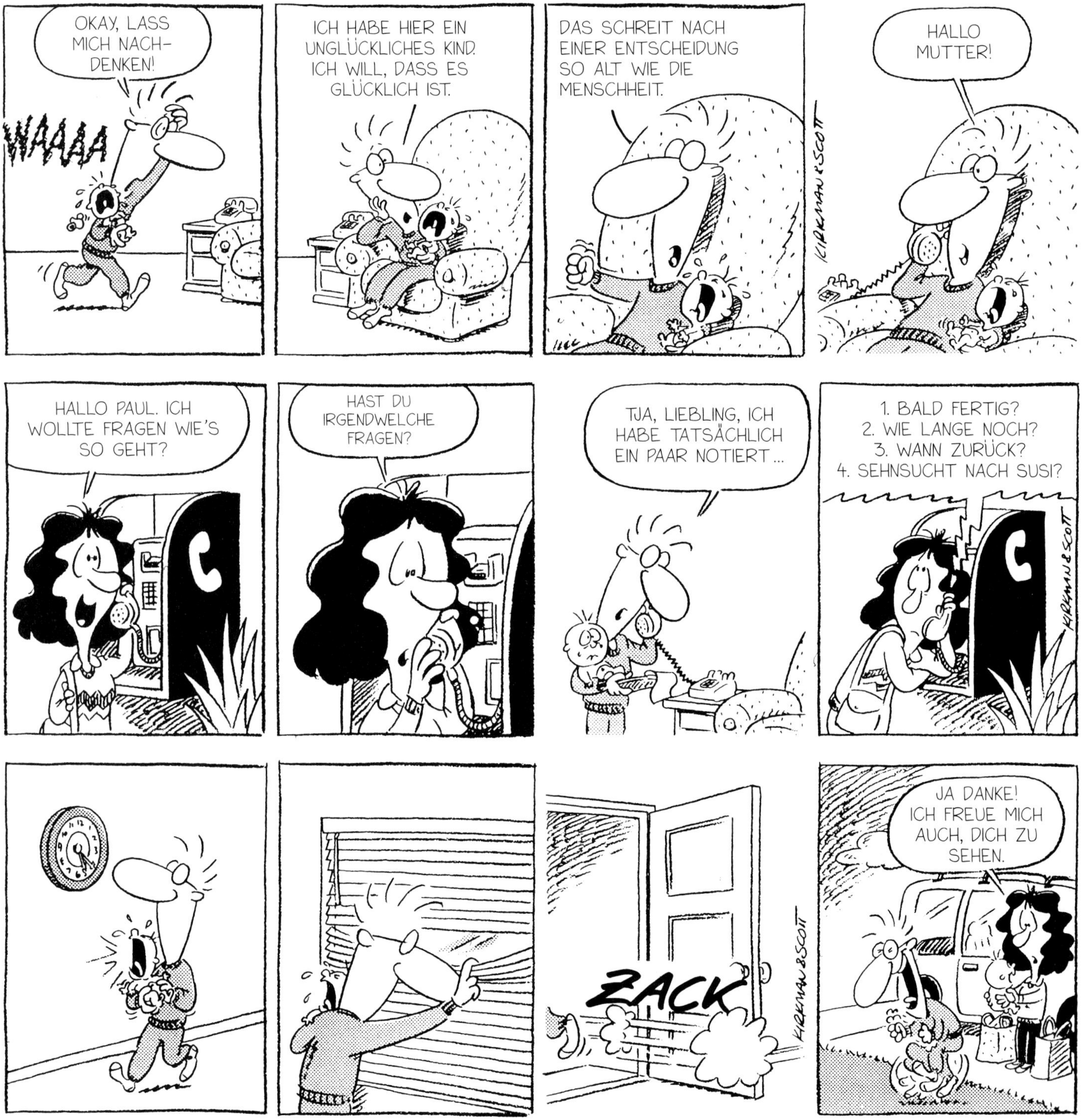
WAAAA
OKAY, LASS MICH NACH-DENKEN!
ICH HABE HIER EIN UNGLÜCKLICHES KIND. ICH WILL, DASS ES GLÜCKLICH IST.
DAS SCHREIT NACH EINER ENTSCHEIDUNG SO ALT WIE DIE MENSCHHEIT.
KIRKMAN & SCOTT
HALLO MUTTER!
HALLO PAUL. ICH WOLLTE FRAGEN WIE'S SO GEHT?
HAST DU IRGENDWELCHE FRAGEN?
TJA, LIEBLING, ICH HABE TATSÄCHLICH EIN PAAR NOTIERT…
1. BALD FERTIG?
2. WIE LANGE NOCH?
3. WANN ZURÜCK?
4. SEHNSUCHT NACH SUSI?
KIRKMAN & SCOTT
ZACK
KIRKMAN & SCOTT
JA DANKE! ICH FREUE MICH AUCH, DICH ZU SEHEN.

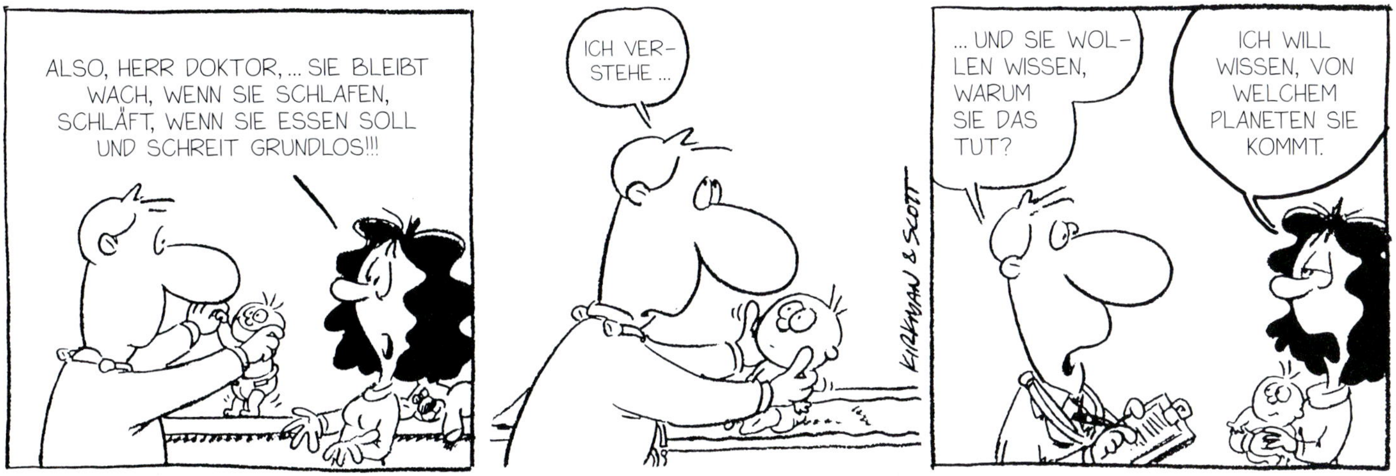
ALSO, HERR DOKTOR, ... SIE BLEIBT WACH, WENN SIE SCHLAFEN, SCHLÄFT, WENN SIE ESSEN SOLL UND SCHREIT GRUNDLOS!!!
ICH VERSTEHE ...
... UND SIE WOLLEN WISSEN, WARUM SIE DAS TUT?
ICH WILL WISSEN, VON WELCHEM PLANETEN SIE KOMMT.
KIRKMAN & SCOTT

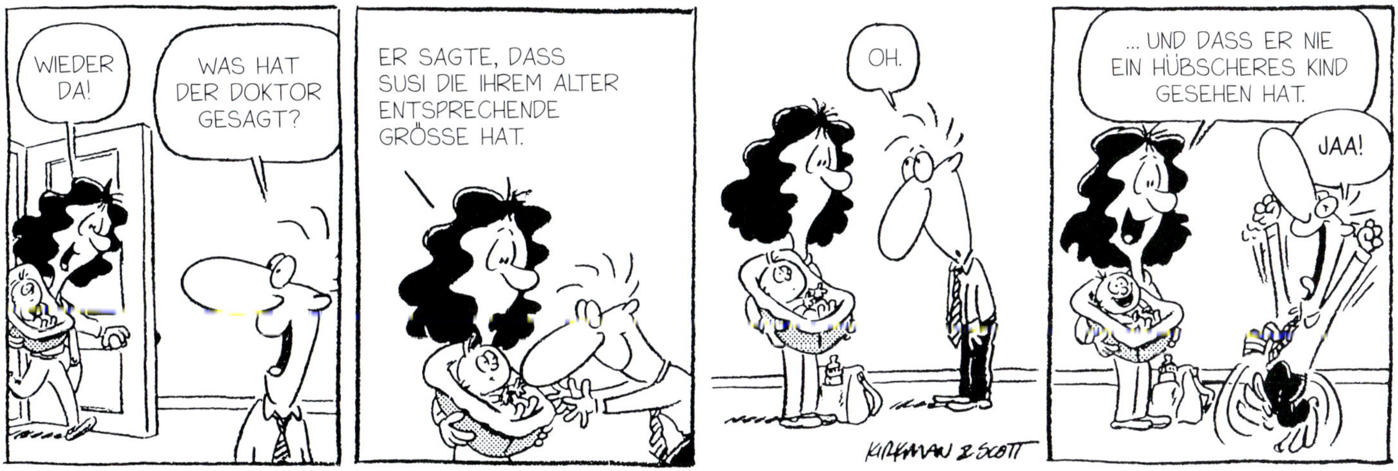
WIEDER DA!
WAS HAT DER DOKTOR GESAGT?
ER SAGTE, DASS SUSI DIE IHREM ALTER ENTSPRECHENDE GRÖSSE HAT.
OH.
... UND DASS ER NIE EIN HÜBSCHERES KIND GESEHEN HAT.
JAA!
KIRKMAN & SCOTT

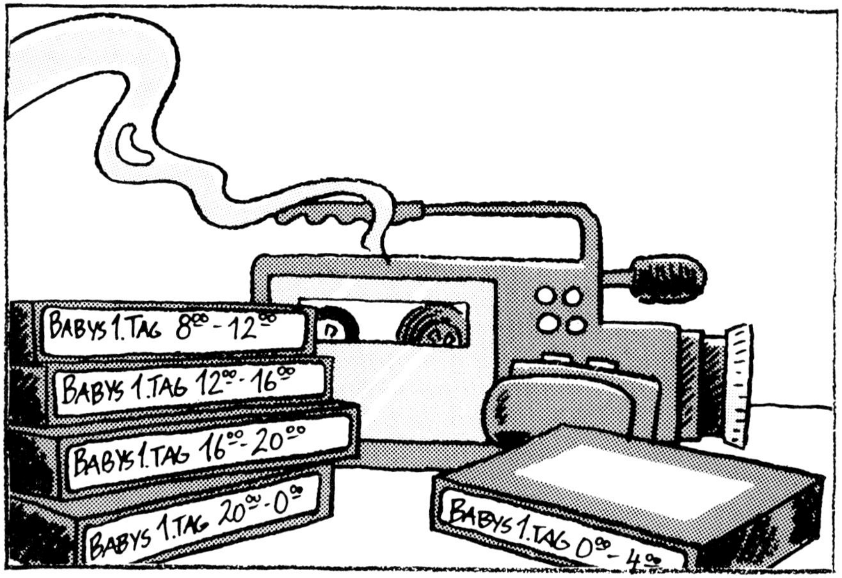
BABYS 1.TAG 8°°-12°°
BABYS 1.TAG 12°°-16°°
BABYS 1.TAG 16°°-20°°
BABYS 1.TAG 20°°-0°°
BABYS 1.TAG 0°°-4°°

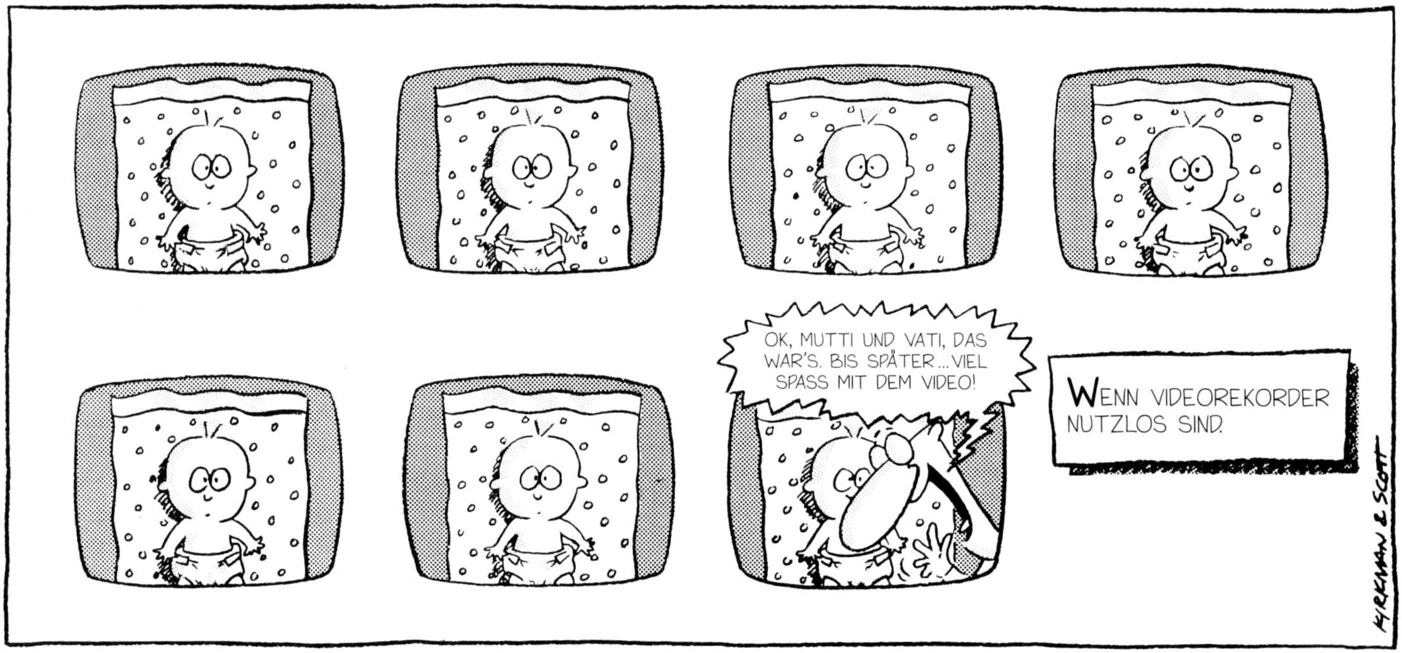
OK, MUTTI UND VATI, DAS WAR'S. BIS SPÄTER ... VIEL SPASS MIT DEM VIDEO!
WENN VIDEOREKORDER NUTZLOS SIND.
KIRKMAN & SCOTT

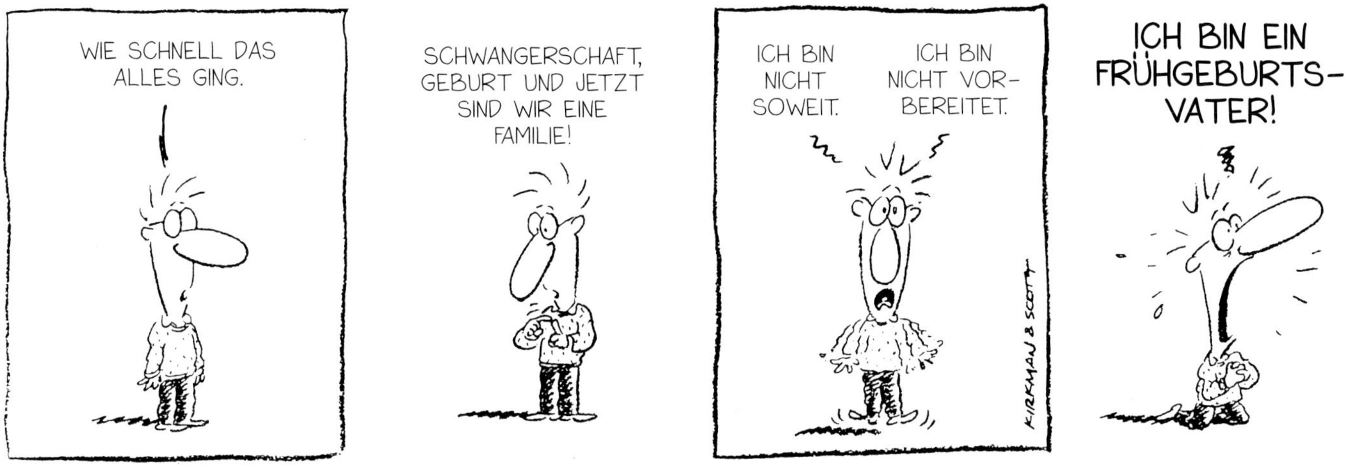
WIE SCHNELL DAS ALLES GING.
SCHWANGERSCHAFT, GEBURT UND JETZT SIND WIR EINE FAMILIE!
ICH BIN NICHT SOWEIT.
ICH BIN NICHT VORBEREITET.
KIRKMAN & SCOTT
ICH BIN EIN FRÜHGEBURTS-VATER!

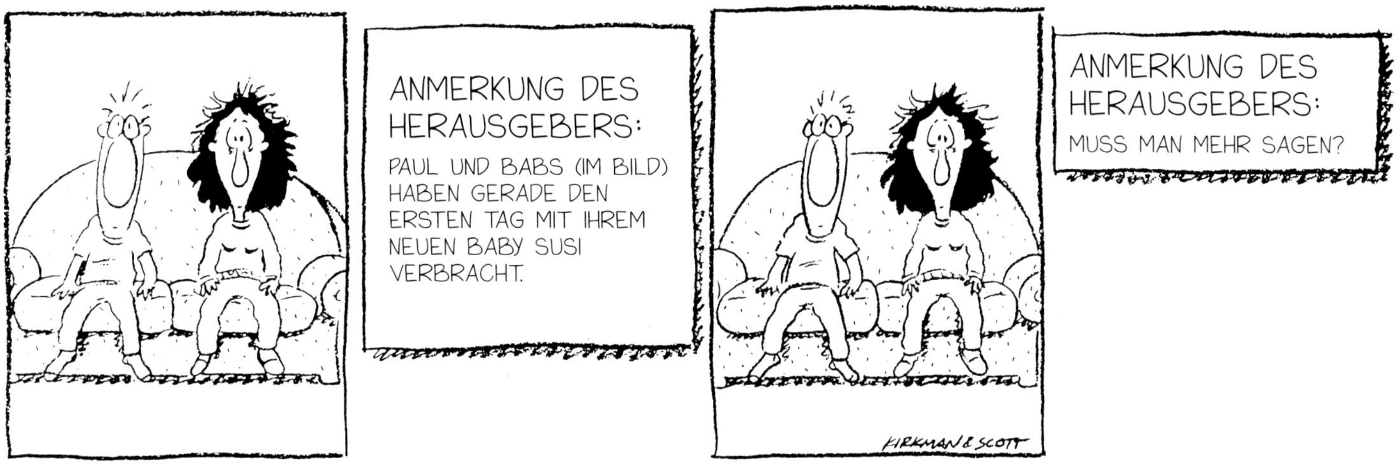
ANMERKUNG DES HERAUSGEBERS:
PAUL UND BABS (IM BILD) HABEN GERADE DEN ERSTEN TAG MIT IHREM NEUEN BABY SUSI VERBRACHT.
KIRKMAN & SCOTT
ANMERKUNG DES HERAUSGEBERS:
MUSS MAN MEHR SAGEN?

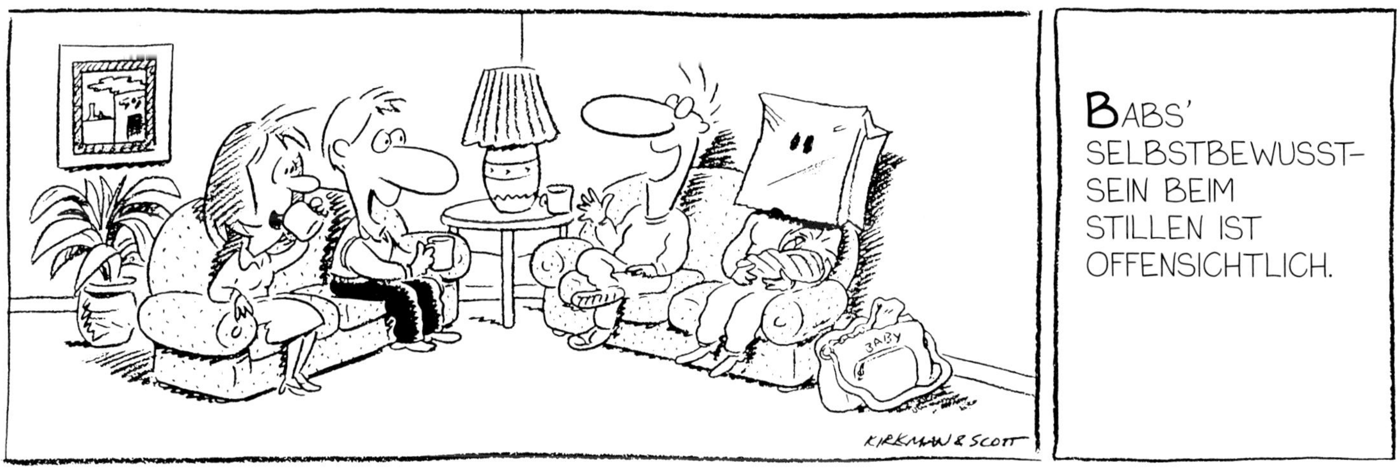
BABY
KIRKMAN & SCOTT
BABS' SELBSTBEWUSSTSEIN BEIM STILLEN IST OFFENSICHTLICH.

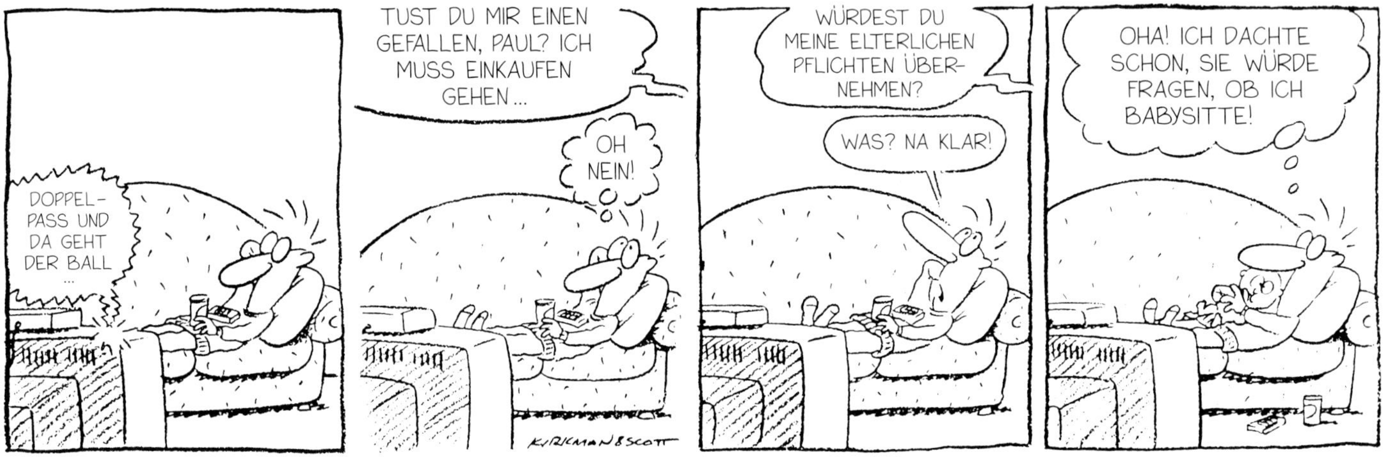
DOPPEL-PASS UND DA GEHT DER BALL ...
TUST DU MIR EINEN GEFALLEN, PAUL? ICH MUSS EINKAUFEN GEHEN ...
OH NEIN!
WÜRDEST DU MEINE ELTERLICHEN PFLICHTEN ÜBER-NEHMEN?
WAS? NA KLAR!
OHA! ICH DACHTE SCHON, SIE WÜRDE FRAGEN, OB ICH BABYSITTE!
KIRKMAN & SCOTT

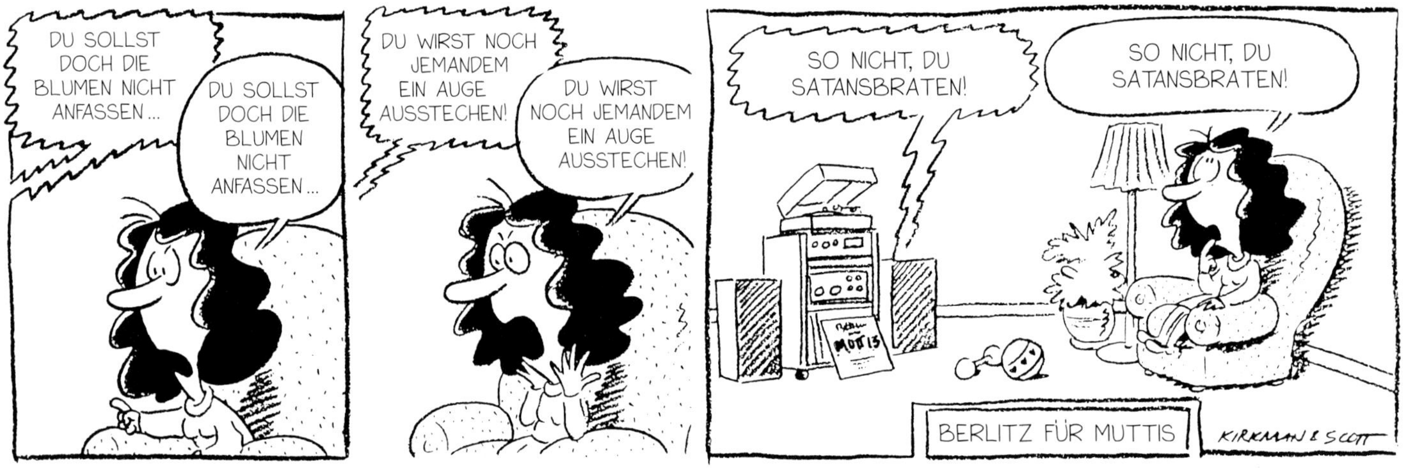
DU SOLLST DOCH DIE BLUMEN NICHT ANFASSEN ...
DU SOLLST DOCH DIE BLUMEN NICHT ANFASSEN ...
DU WIRST NOCH JEMANDEM EIN AUGE AUSSTECHEN!
DU WIRST NOCH JEMANDEM EIN AUGE AUSSTECHEN!
SO NICHT, DU SATANSBRATEN!
SO NICHT, DU SATANSBRATEN!
BERLITZ FÜR MUTTIS
KIRKMAN & SCOTT

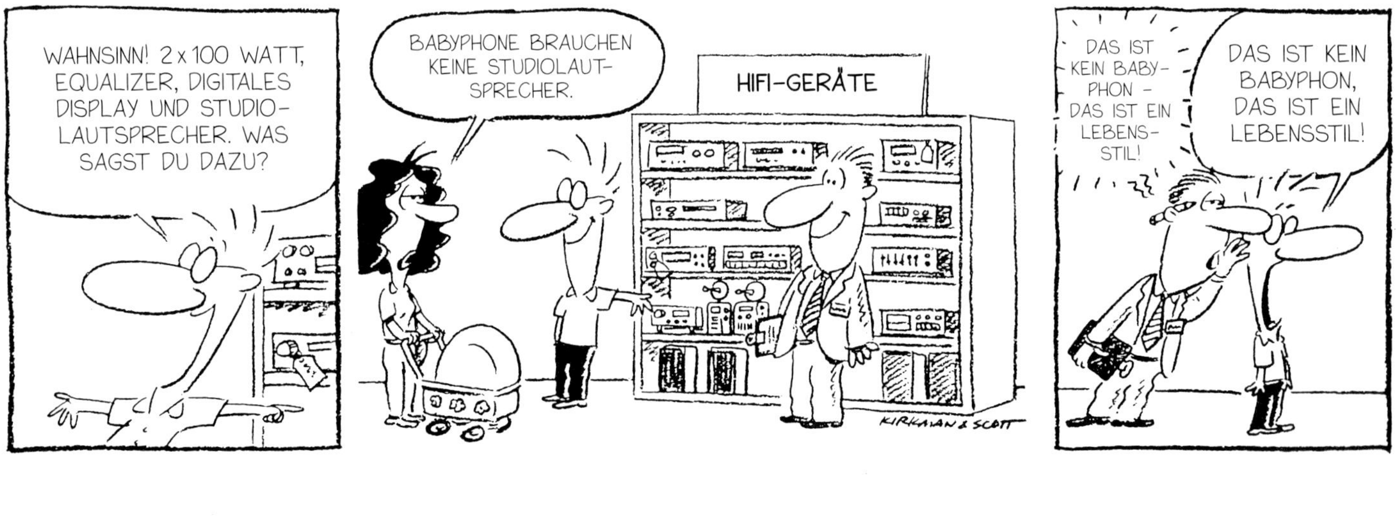
WAHNSINN! 2 x 100 WATT, EQUALIZER, DIGITALES DISPLAY UND STUDIO-LAUTSPRECHER. WAS SAGST DU DAZU?
BABYPHONE BRAUCHEN KEINE STUDIOLAUT-SPRECHER.
HIFI-GERÄTE
KIRKMAN & SCOTT
DAS IST KEIN BABY-PHON – DAS IST EIN LEBENS-STIL!
DAS IST KEIN BABYPHON, DAS IST EIN LEBENSSTIL!

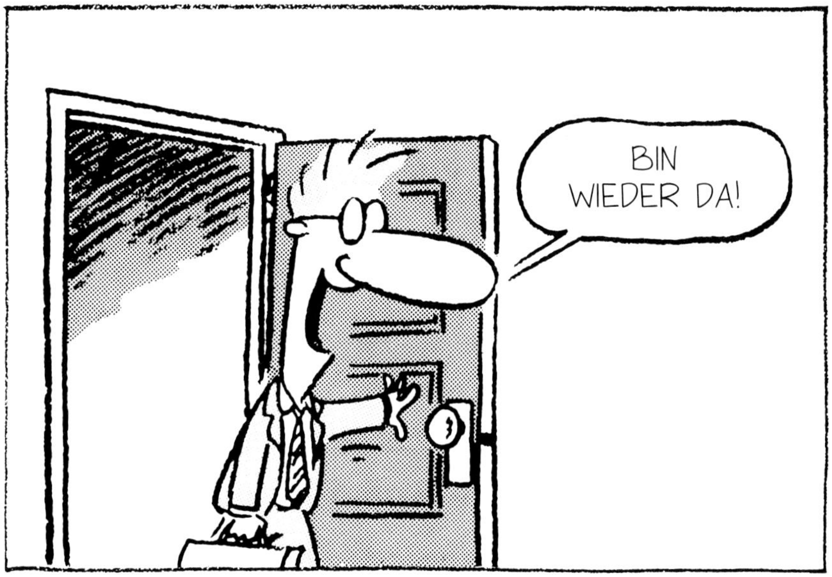
BIN WIEDER DA!

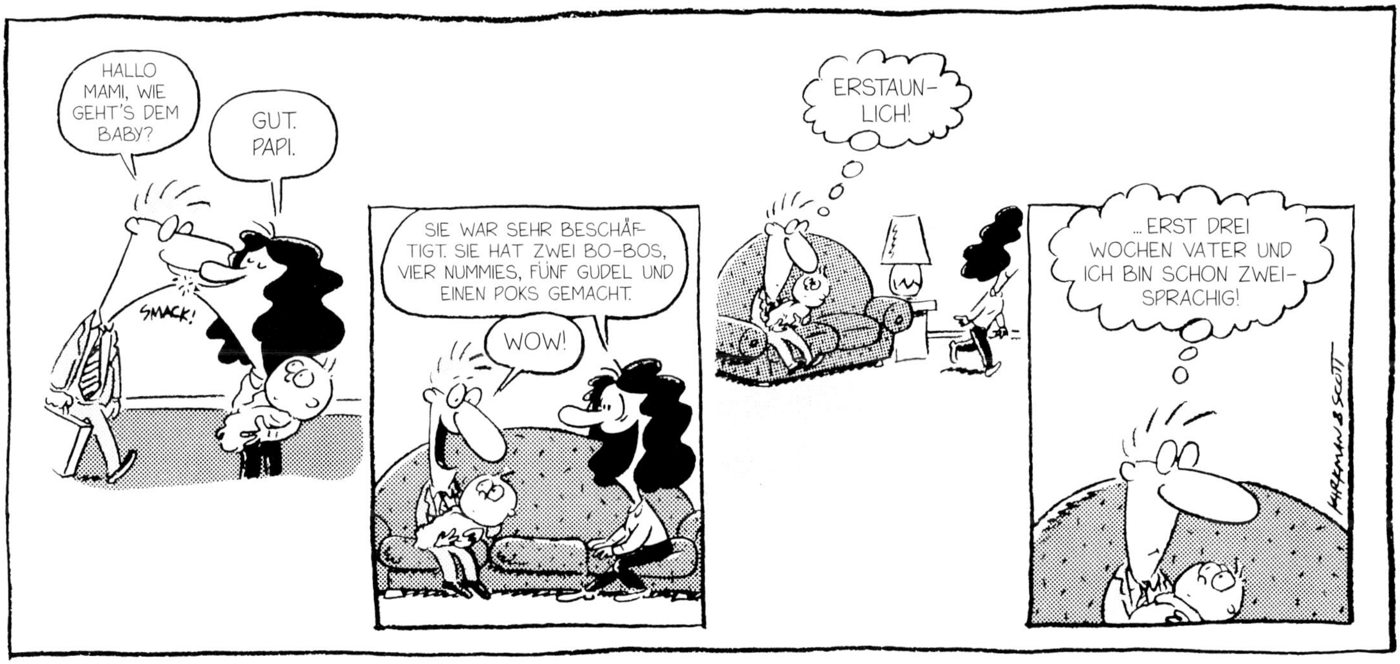
HALLO MAMI, WIE GEHT'S DEM BABY?
GUT. PAPI.
SMACK!
SIE WAR SEHR BESCHÄF-TIGT. SIE HAT ZWEI BO-BOS, VIER NUMMIES, FÜNF GUDEL UND EINEN POKS GEMACHT.
WOW!
ERSTAUN-LICH!
... ERST DREI WOCHEN VATER UND ICH BIN SCHON ZWEI-SPRACHIG!
KIRKMAN & SCOTT

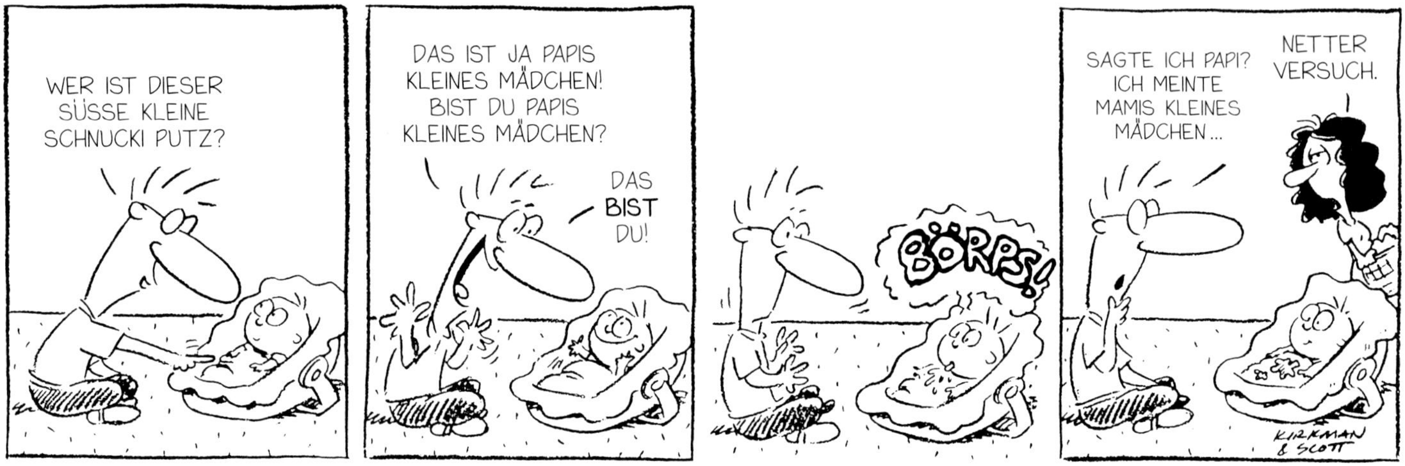
WER IST DIESER SÜSSE KLEINE SCHNUCKI PUTZ?
DAS IST JA PAPIS KLEINES MÄDCHEN! BIST DU PAPIS KLEINES MÄDCHEN?
DAS **BIST** DU!
BÖRPS!
SAGTE ICH PAPI? ICH MEINTE MAMIS KLEINES MÄDCHEN…
NETTER VERSUCH.
KIRKMAN & SCOTT

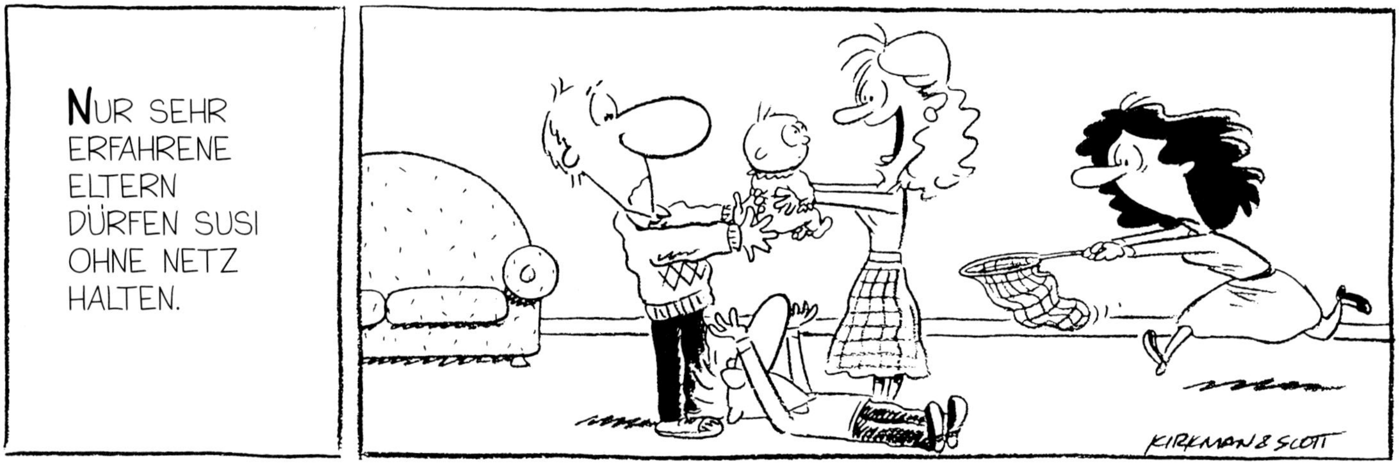
NUR SEHR ERFAHRENE ELTERN DÜRFEN SUSI OHNE NETZ HALTEN.
KIRKMAN & SCOTT

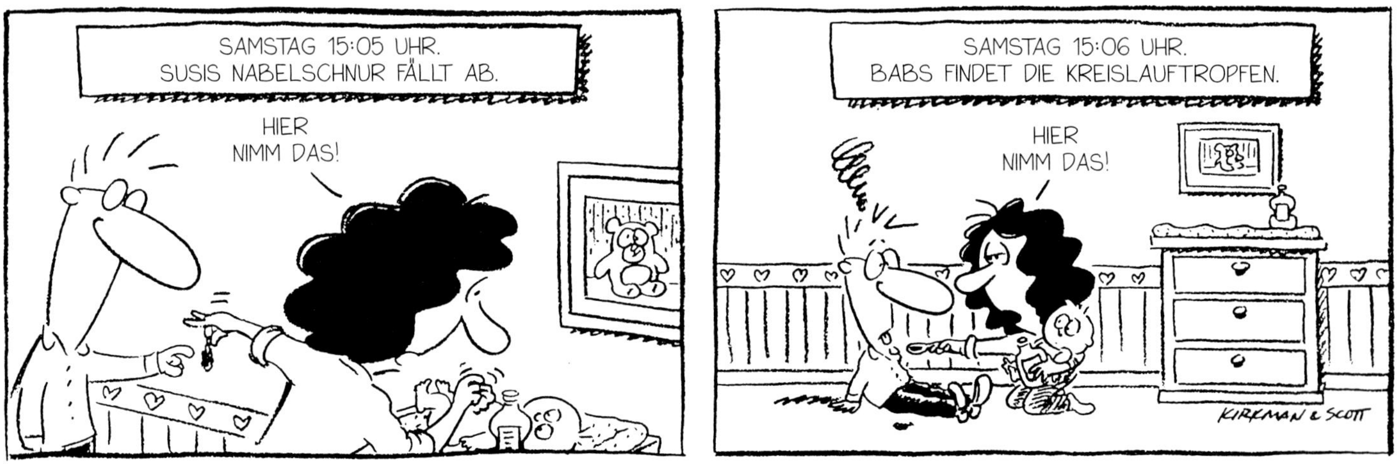
SAMSTAG 15:05 UHR. SUSIS NABELSCHNUR FÄLLT AB.
HIER NIMM DAS!
SAMSTAG 15:06 UHR. BABS FINDET DIE KREISLAUFTROPFEN.
HIER NIMM DAS!
KIRKMAN & SCOTT

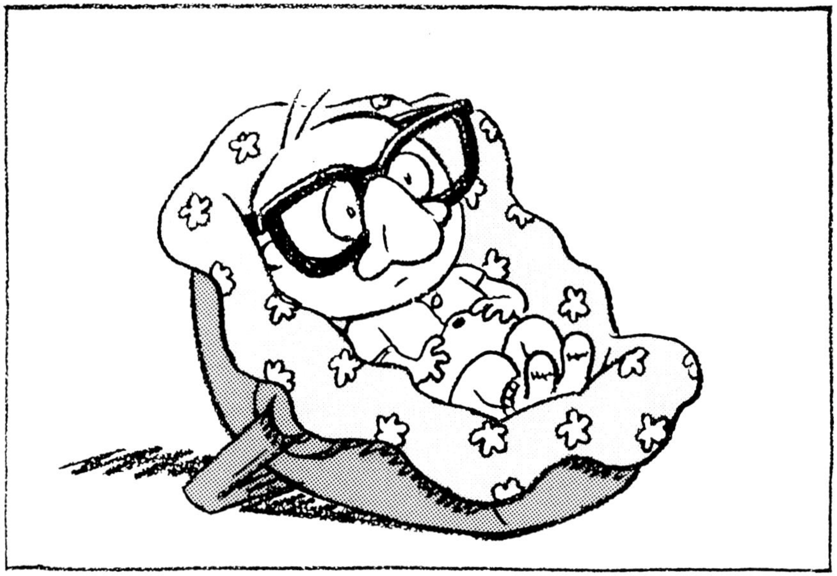

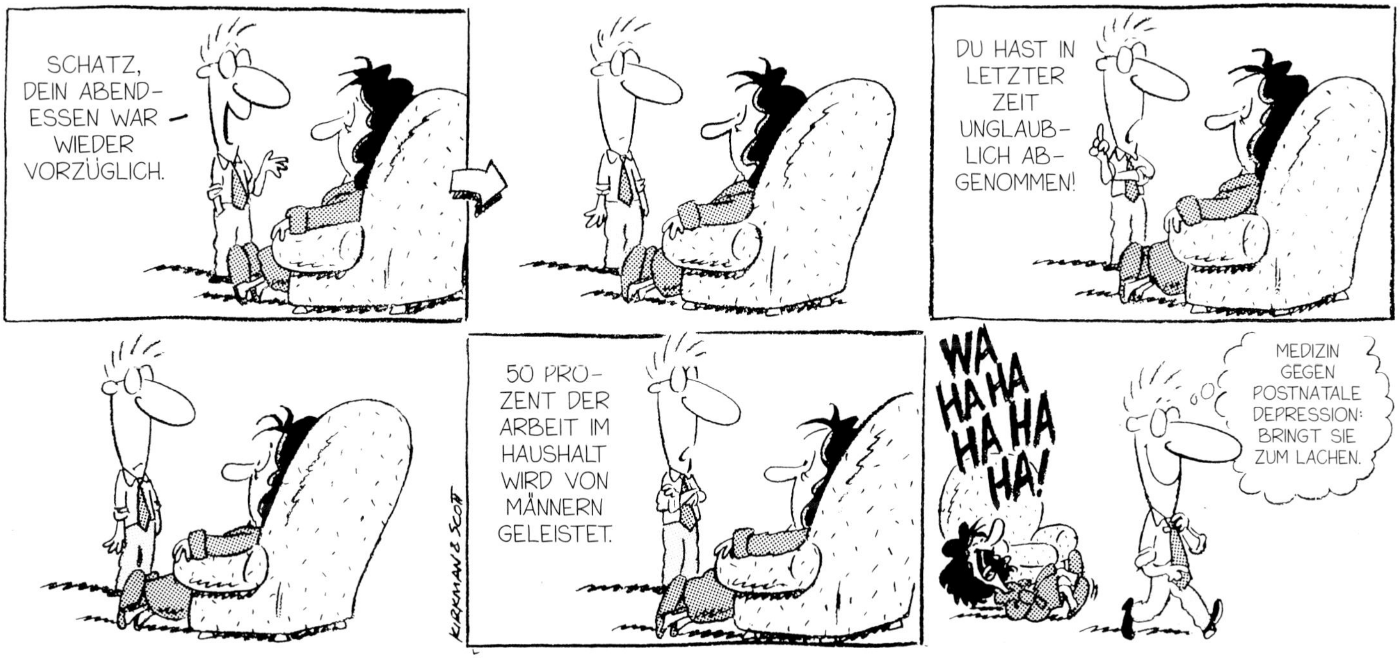
SCHATZ, DEIN ABENDESSEN WAR WIEDER VORZÜGLICH.
DU HAST IN LETZTER ZEIT UNGLAUBLICH ABGENOMMEN!
50 PROZENT DER ARBEIT IM HAUSHALT WIRD VON MÄNNERN GELEISTET.
KIRKMAN & SCOTT
WA HA HA HA HA HA!
MEDIZIN GEGEN POSTNATALE DEPRESSION: BRINGT SIE ZUM LACHEN.

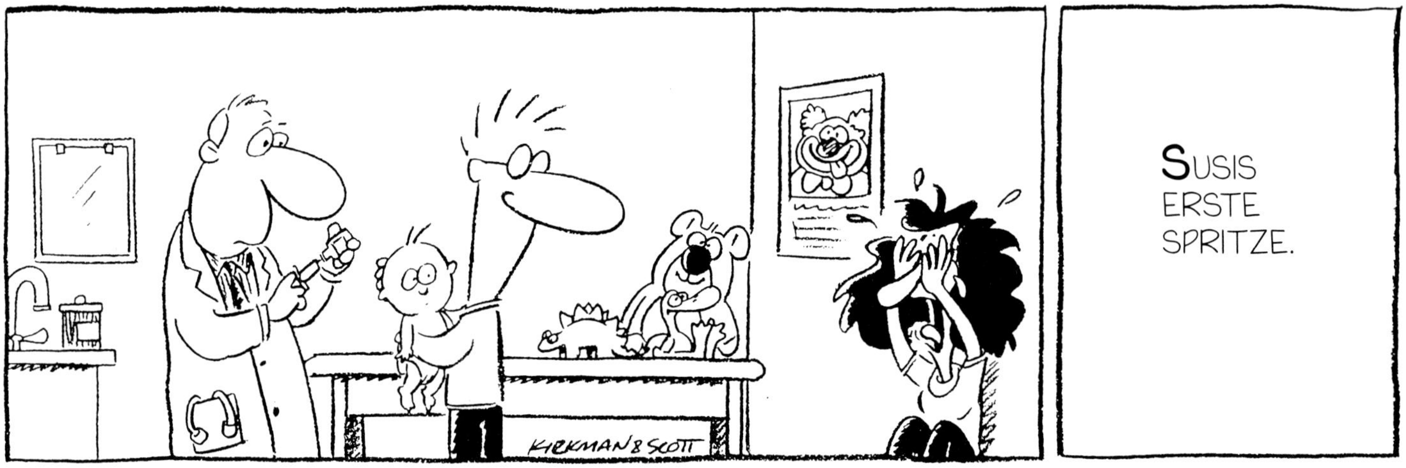
KIRKMAN & SCOTT
SUSIS ERSTE SPRITZE.

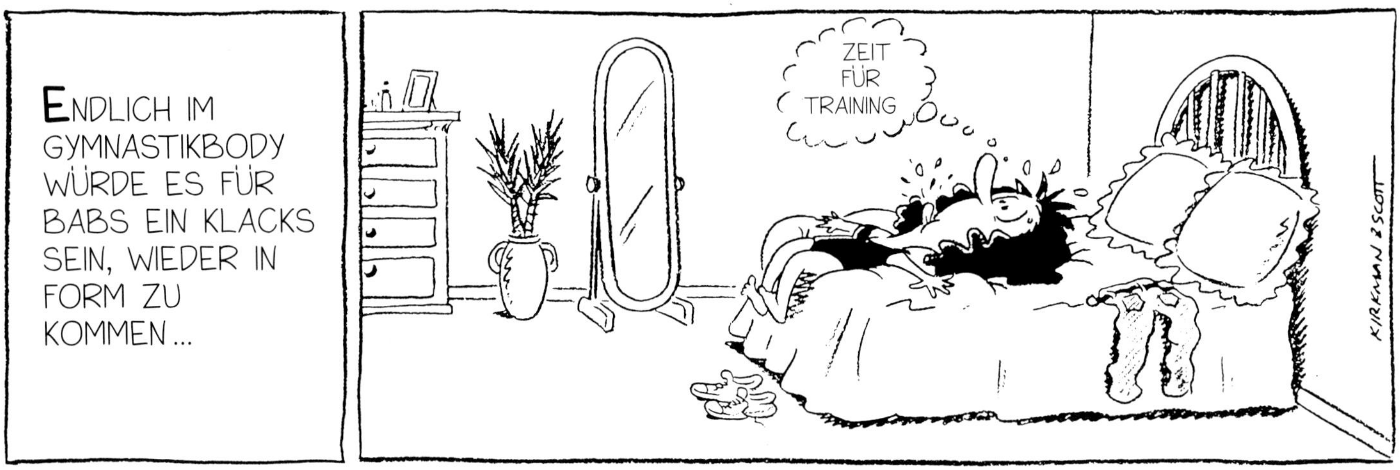
ENDLICH IM GYMNASTIKBODY WÜRDE ES FÜR BABS EIN KLACKS SEIN, WIEDER IN FORM ZU KOMMEN ...
ZEIT FÜR TRAINING
KIRKMAN & SCOTT

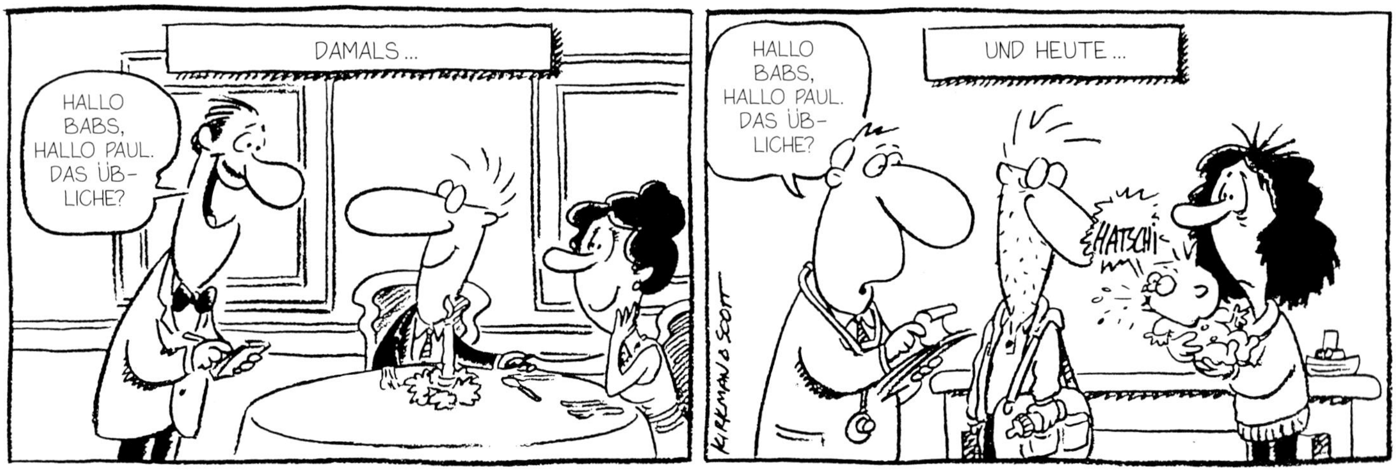
DAMALS ...
HALLO BABS, HALLO PAUL. DAS ÜB-LICHE?
KIRKMAN & SCOTT
UND HEUTE ...
HALLO BABS, HALLO PAUL. DAS ÜB-LICHE?
HATSCHI

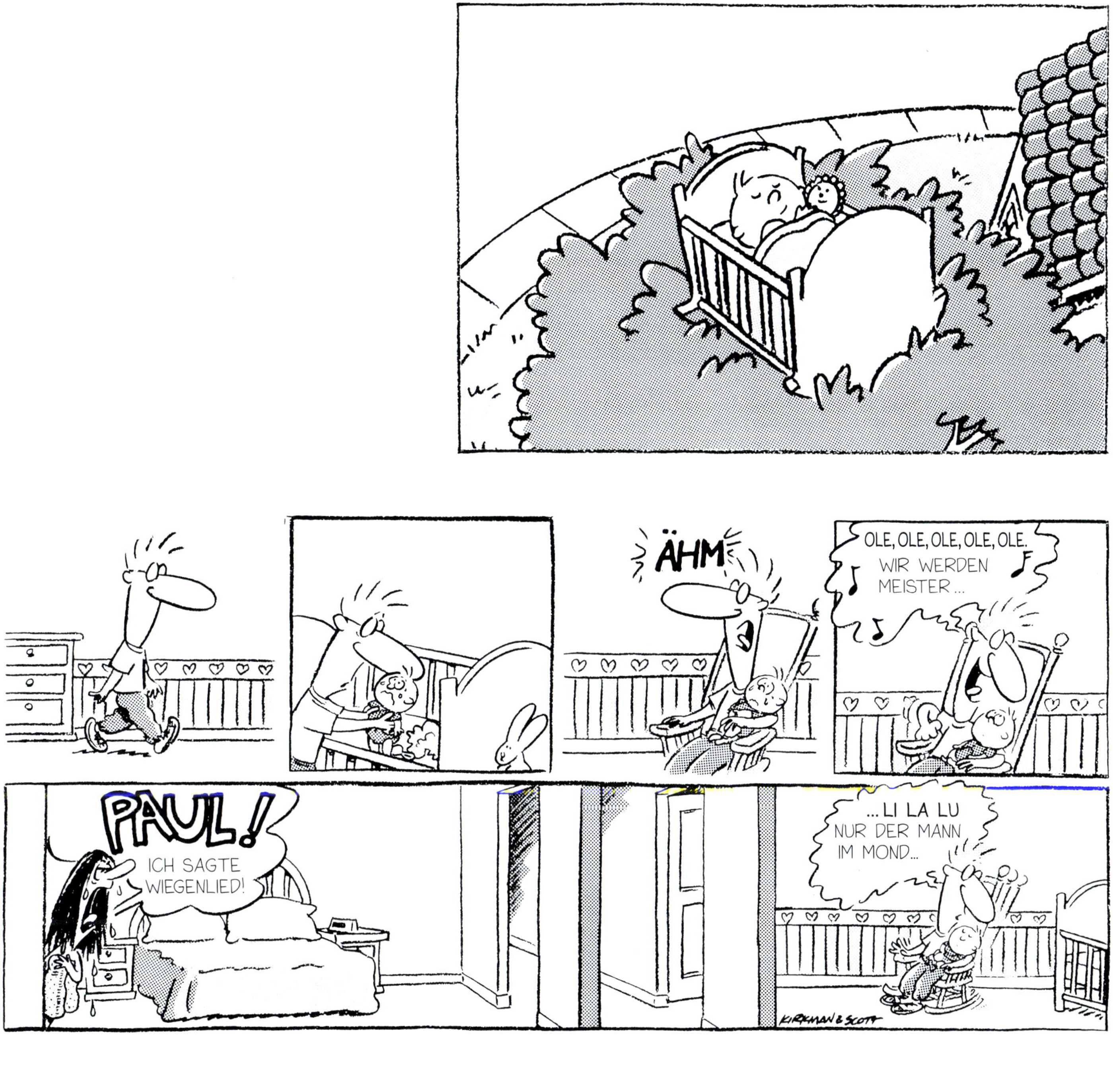
ÄHM
OLE, OLE, OLE, OLE, OLE. WIR WERDEN MEISTER ...
PAUL!
ICH SAGTE WIEGENLIED!
... LI LA LU NUR DER MANN IM MOND...
KIRKMAN & SCOTT

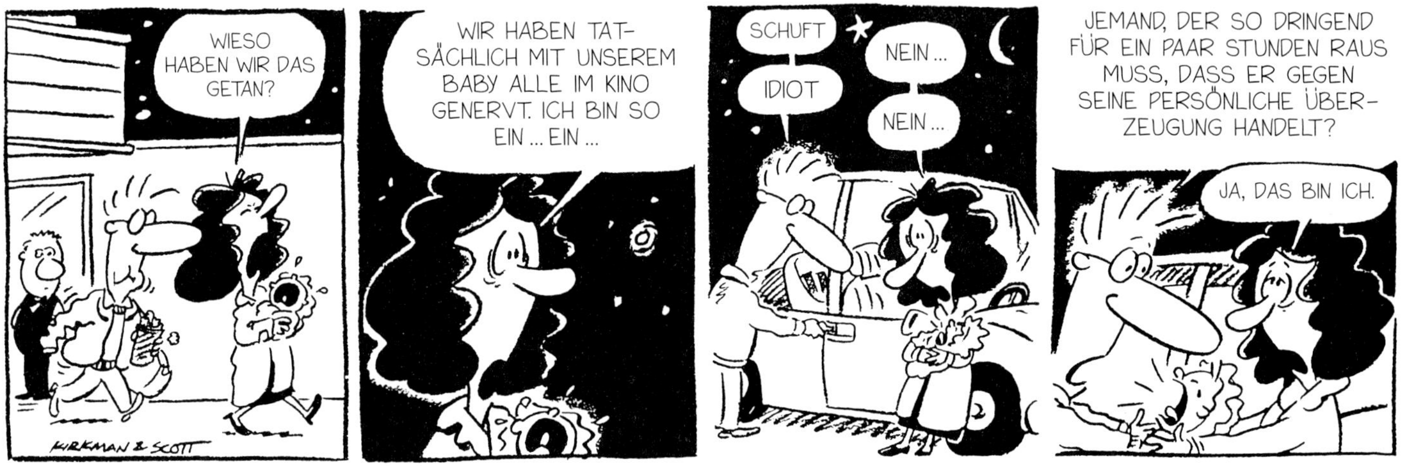
WIESO HABEN WIR DAS GETAN?
KIRKMAN & SCOTT
WIR HABEN TATSÄCHLICH MIT UNSEREM BABY ALLE IM KINO GENERVT. ICH BIN SO EIN ... EIN ...
SCHUFT
IDIOT
NEIN ...
NEIN ...
JEMAND, DER SO DRINGEND FÜR EIN PAAR STUNDEN RAUS MUSS, DASS ER GEGEN SEINE PERSÖNLICHE ÜBERZEUGUNG HANDELT?
JA, DAS BIN ICH.

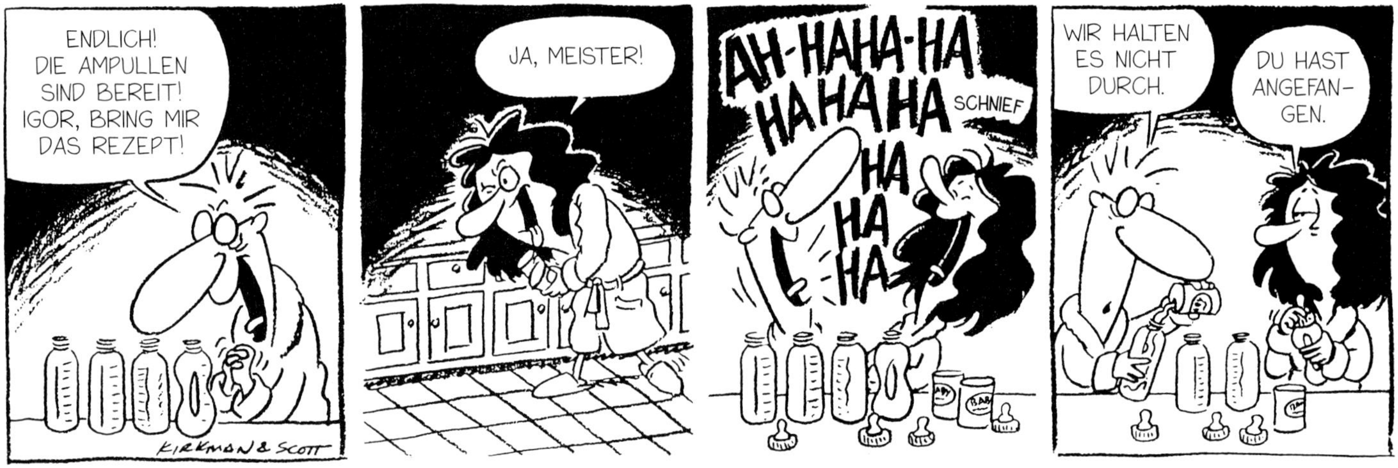
ENDLICH! DIE AMPULLEN SIND BEREIT! IGOR, BRING MIR DAS REZEPT!
KIRKMAN & SCOTT
JA, MEISTER!
AH-HAHA-HA HAHAHA
HA HA HA
SCHNIEF
WIR HALTEN ES NICHT DURCH.
DU HAST ANGEFANGEN.

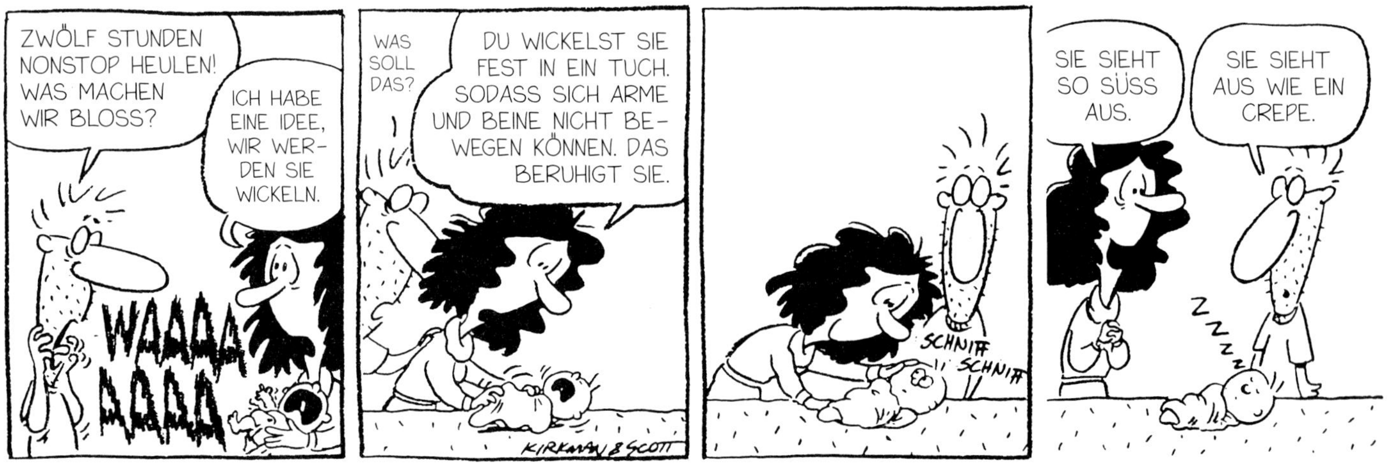
ZWÖLF STUNDEN NONSTOP HEULEN! WAS MACHEN WIR BLOSS?
ICH HABE EINE IDEE, WIR WERDEN SIE WICKELN.
WAAAA AAAA
WAS SOLL DAS?
DU WICKELST SIE FEST IN EIN TUCH. SODASS SICH ARME UND BEINE NICHT BEWEGEN KÖNNEN. DAS BERUHIGT SIE.
KIRKMAN & SCOTT
SCHNIFF
SCHNIFF
SIE SIEHT SO SÜSS AUS.
SIE SIEHT AUS WIE EIN CREPE.
Z Z Z Z Z

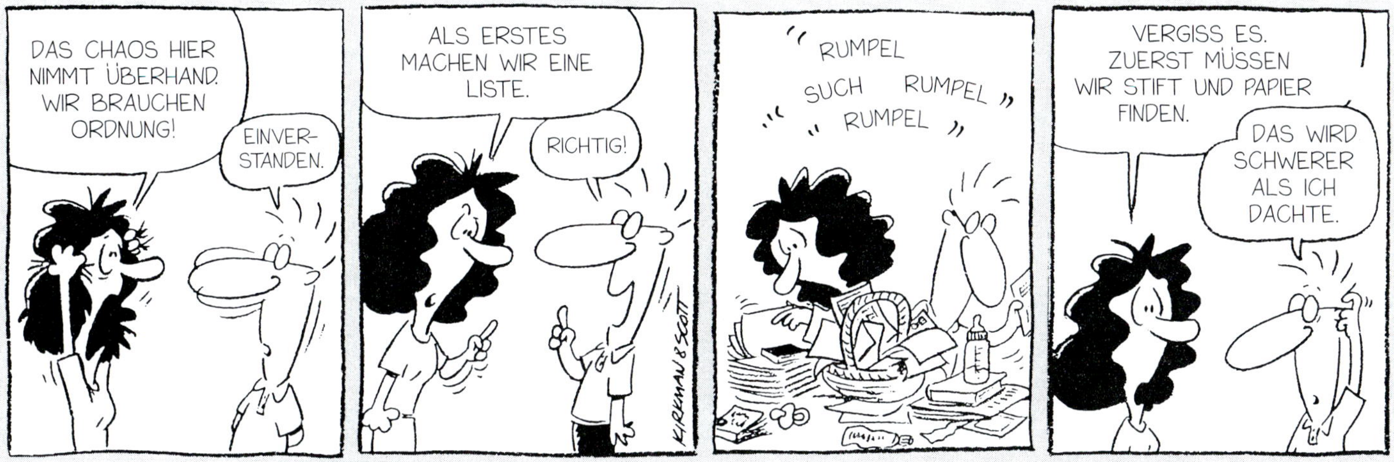
DAS CHAOS HIER NIMMT ÜBERHAND. WIR BRAUCHEN ORDNUNG!
EINVERSTANDEN.
ALS ERSTES MACHEN WIR EINE LISTE.
RICHTIG!
KIRKMAN & SCOTT
RUMPEL
SUCH
RUMPEL
RUMPEL
VERGISS ES. ZUERST MÜSSEN WIR STIFT UND PAPIER FINDEN.
DAS WIRD SCHWERER ALS ICH DACHTE.

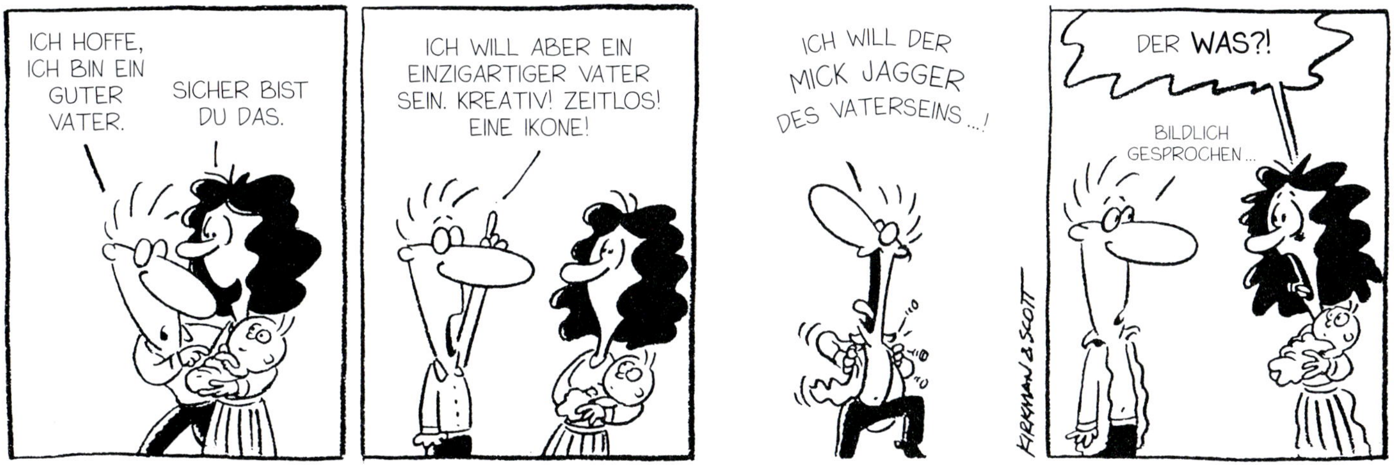
ICH HOFFE, ICH BIN EIN GUTER VATER.
SICHER BIST DU DAS.
ICH WILL ABER EIN EINZIGARTIGER VATER SEIN. KREATIV! ZEITLOS! EINE IKONE!
ICH WILL DER MICK JAGGER DES VATERSEINS ...!
KIRKMAN & SCOTT
DER WAS?!
BILDLICH GESPROCHEN ...

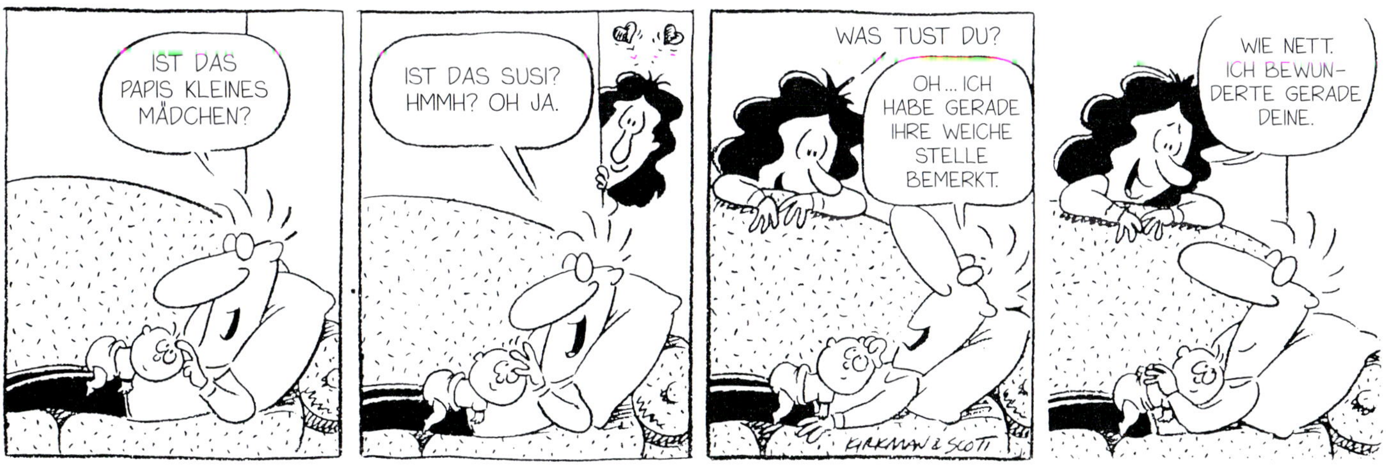
IST DAS PAPIS KLEINES MÄDCHEN?
IST DAS SUSI? HMMH? OH JA.
WAS TUST DU?
OH ... ICH HABE GERADE IHRE WEICHE STELLE BEMERKT.
KIRKMAN & SCOTT
WIE NETT. ICH BEWUNDERTE GERADE DEINE.

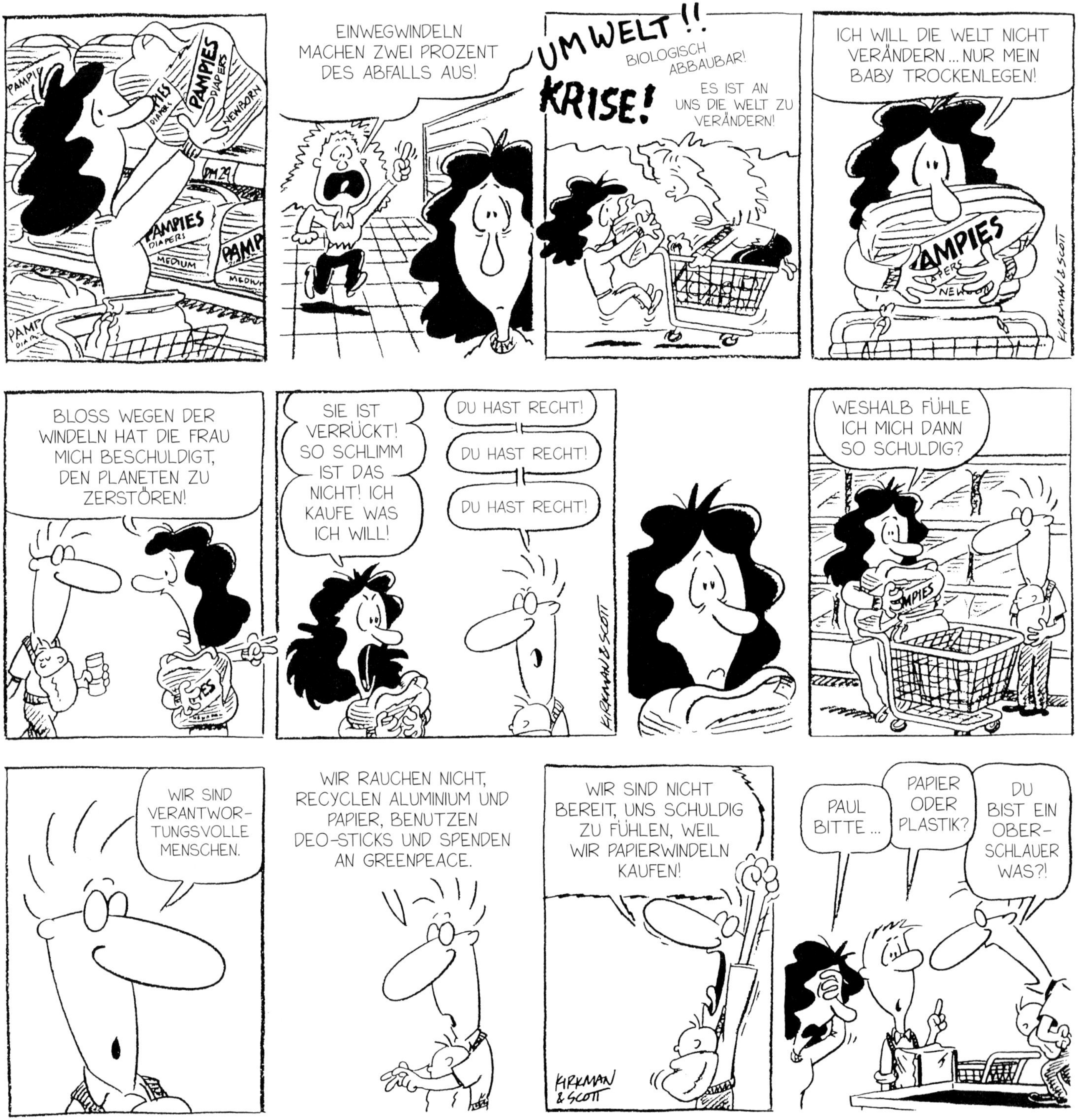
PAMPIES
DIAPERS
NEWBORN
DM 29
MEDIUM
EINWEGWINDELN MACHEN ZWEI PROZENT DES ABFALLS AUS!
UMWELT!! KRISE!
BIOLOGISCH ABBAUBAR!
ES IST AN UNS DIE WELT ZU VERÄNDERN!
ICH WILL DIE WELT NICHT VERÄNDERN ... NUR MEIN BABY TROCKENLEGEN!
KIRKMAN & SCOTT
BLOSS WEGEN DER WINDELN HAT DIE FRAU MICH BESCHULDIGT, DEN PLANETEN ZU ZERSTÖREN!
SIE IST VERRÜCKT! SO SCHLIMM IST DAS NICHT! ICH KAUFE WAS ICH WILL!
DU HAST RECHT!
DU HAST RECHT!
DU HAST RECHT!
KIRKMAN & SCOTT
WESHALB FÜHLE ICH MICH DANN SO SCHULDIG?
WIR SIND VERANTWORTUNGSVOLLE MENSCHEN.
WIR RAUCHEN NICHT, RECYCLEN ALUMINIUM UND PAPIER, BENUTZEN DEO-STICKS UND SPENDEN AN GREENPEACE.
WIR SIND NICHT BEREIT, UNS SCHULDIG ZU FÜHLEN, WEIL WIR PAPIERWINDELN KAUFEN!
KIRKMAN & SCOTT
PAUL BITTE ...
PAPIER ODER PLASTIK?
DU BIST EIN OBER-SCHLAUER WAS?!

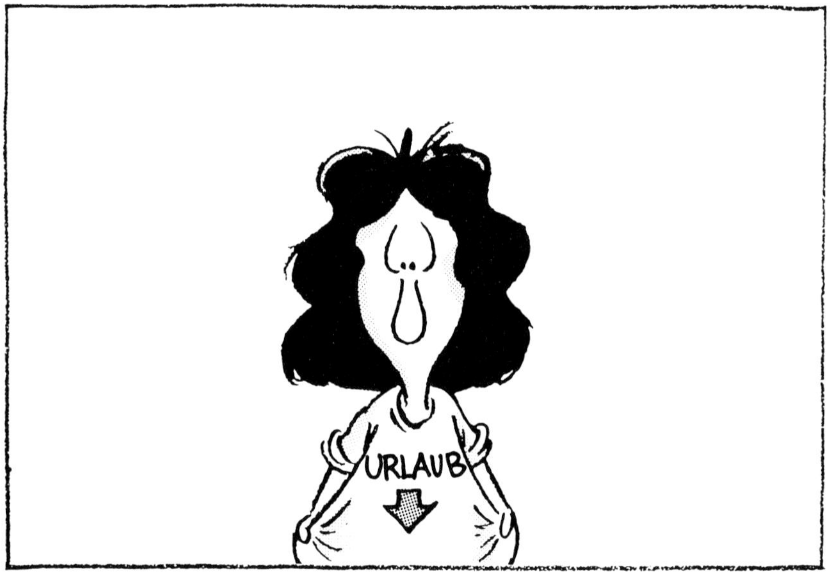
URLAUB

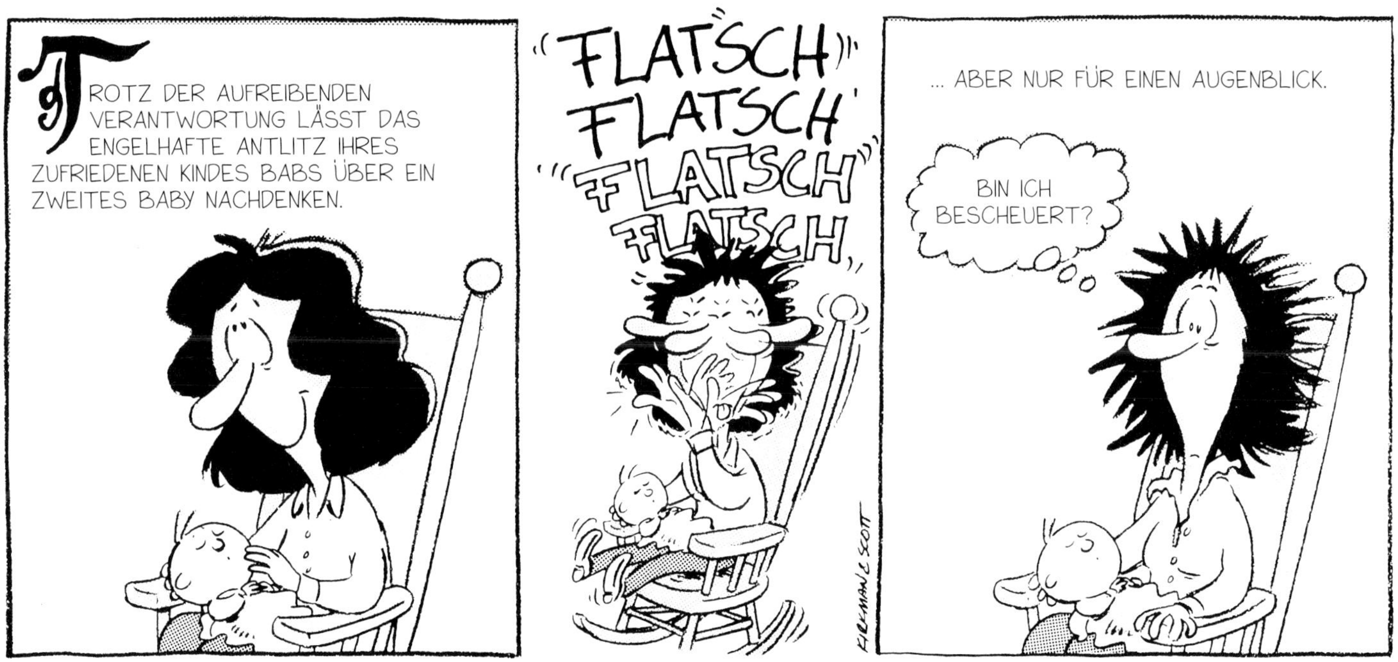
TROTZ DER AUFREIBENDEN VERANTWORTUNG LÄSST DAS ENGELHAFTE ANTLITZ IHRES ZUFRIEDENEN KINDES BABS ÜBER EIN ZWEITES BABY NACHDENKEN.
FLATSCH
FLATSCH
FLATSCH
FLATSCH
KIRKMAN & SCOTT
... ABER NUR FÜR EINEN AUGENBLICK.
BIN ICH BESCHEUERT?

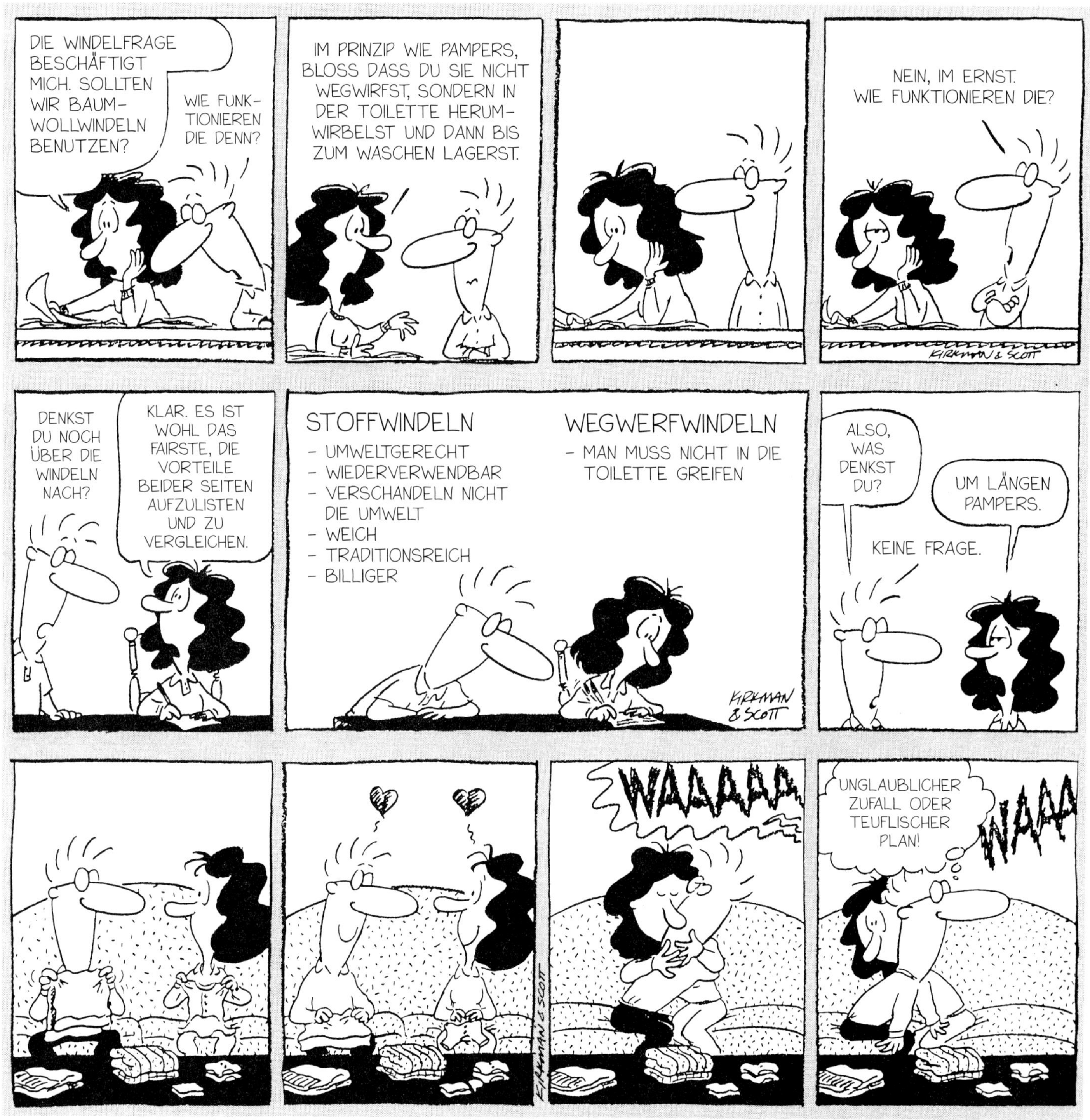
DIE WINDELFRAGE BESCHÄFTIGT MICH. SOLLTEN WIR BAUMWOLLWINDELN BENUTZEN?
WIE FUNKTIONIEREN DIE DENN?
IM PRINZIP WIE PAMPERS, BLOSS DASS DU SIE NICHT WEGWIRFST, SONDERN IN DER TOILETTE HERUMWIRBELST UND DANN BIS ZUM WASCHEN LAGERST.
NEIN, IM ERNST. WIE FUNKTIONIEREN DIE?
KIRKMAN & SCOTT
DENKST DU NOCH ÜBER DIE WINDELN NACH?
KLAR. ES IST WOHL DAS FAIRSTE, DIE VORTEILE BEIDER SEITEN AUFZULISTEN UND ZU VERGLEICHEN.
STOFFWINDELN
- UMWELTGERECHT
- WIEDERVERWENDBAR
- VERSCHANDELN NICHT DIE UMWELT
- WEICH
- TRADITIONSREICH
- BILLIGER
WEGWERFWINDELN
- MAN MUSS NICHT IN DIE TOILETTE GREIFEN
KIRKMAN & SCOTT
ALSO, WAS DENKST DU?
UM LÄNGEN PAMPERS.
KEINE FRAGE.
KIRKMAN & SCOTT
WAAAAA
UNGLAUBLICHER ZUFALL ODER TEUFLISCHER PLAN!
WAAA

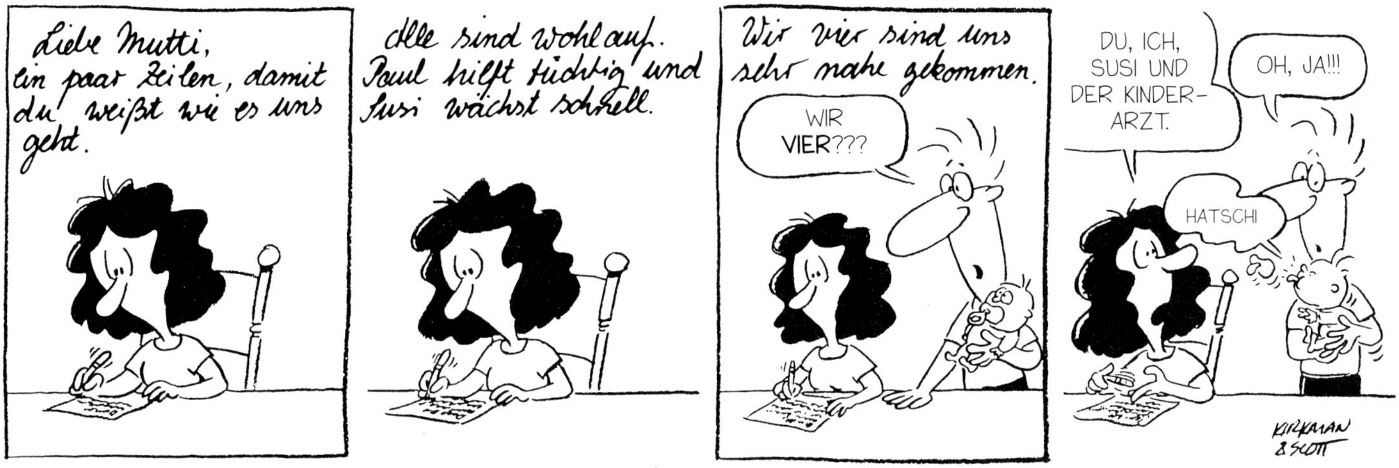
Liebe Mutti,
ein paar Zeilen, damit du weißt wie es uns geht.
Alle sind wohlauf. Paul hilft tüchtig und Susi wächst schnell.
Wir vier sind uns sehr nahe gekommen.
WIR VIER???
DU, ICH, SUSI UND DER KINDER-ARZT.
OH, JA!!!
HATSCHI
KIRKMAN & SCOTT

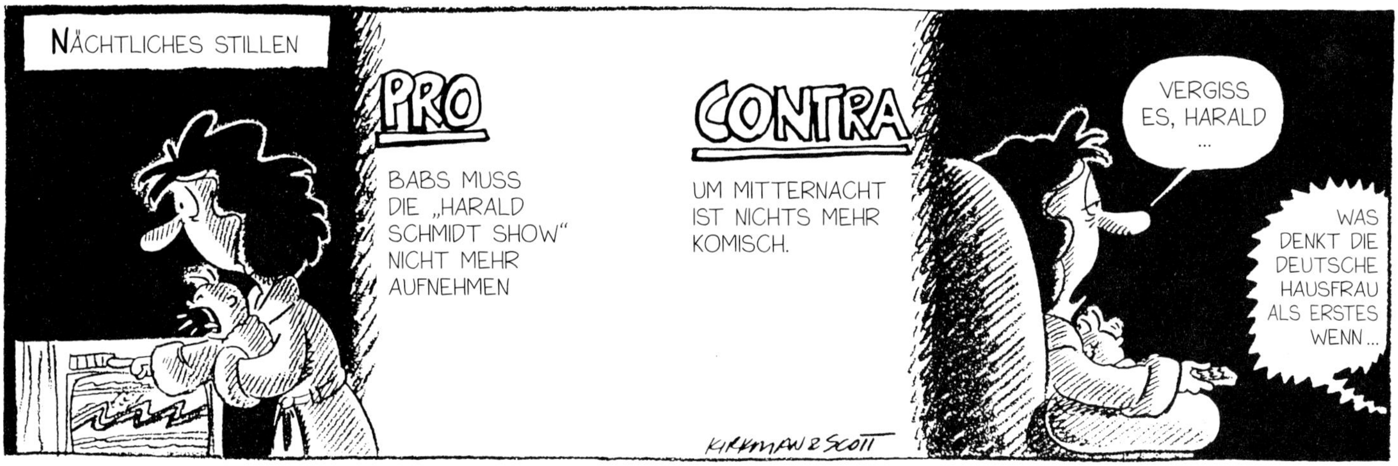
NÄCHTLICHES STILLEN
PRO
BABS MUSS DIE „HARALD SCHMIDT SHOW“ NICHT MEHR AUFNEHMEN
CONTRA
UM MITTERNACHT IST NICHTS MEHR KOMISCH.
VERGISS ES, HARALD …
WAS DENKT DIE DEUTSCHE HAUSFRAU ALS ERSTES WENN …
KIRKMAN & SCOTT

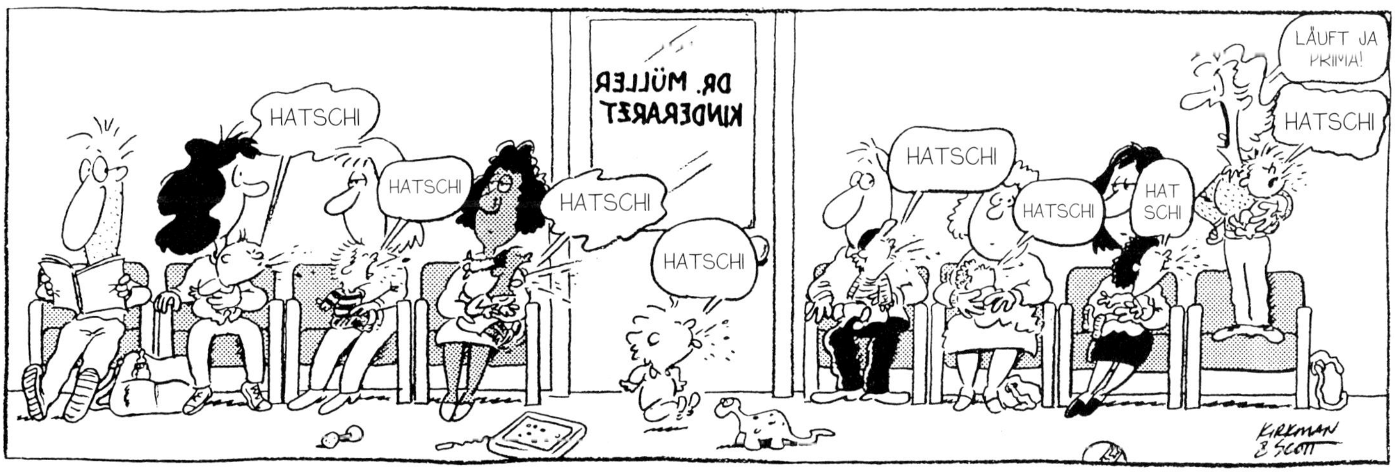
DR. MÜLLER KINDERARZT
HATSCHI
HATSCHI
HATSCHI
HATSCHI
HATSCHI
HATSCHI
HAT SCHI
LÄUFT JA PRIMA!
HATSCHI
KIRKMAN & SCOTT

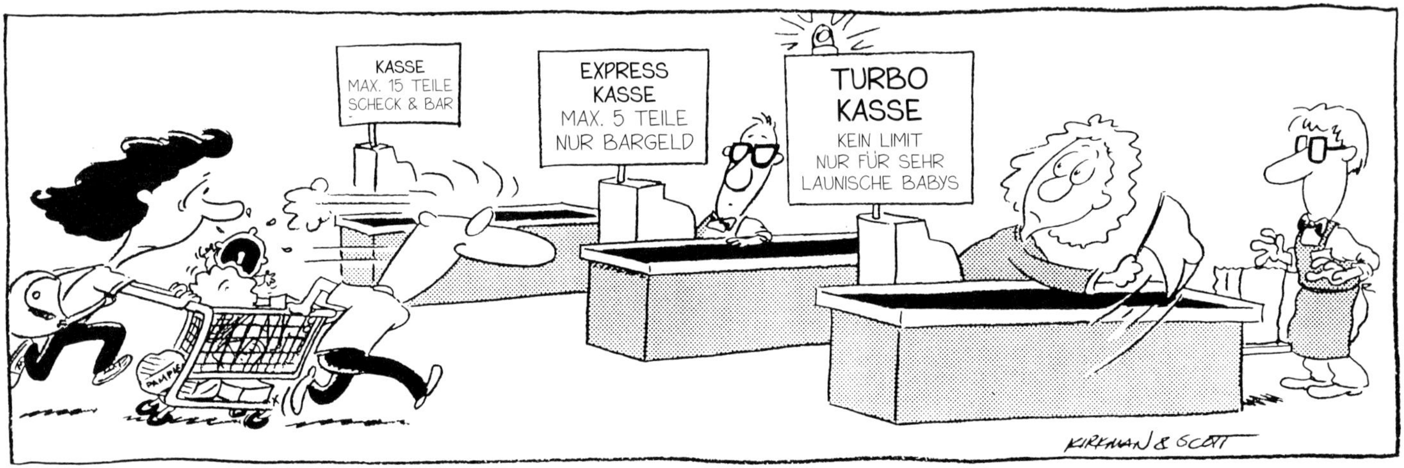
KASSE
MAX. 15 TEILE
SCHECK & BAR
EXPRESS KASSE
MAX. 5 TEILE
NUR BARGELD
TURBO KASSE
KEIN LIMIT
NUR FÜR SEHR LAUNISCHE BABYS
PAMPIES
KIRKMAN & SCOTT

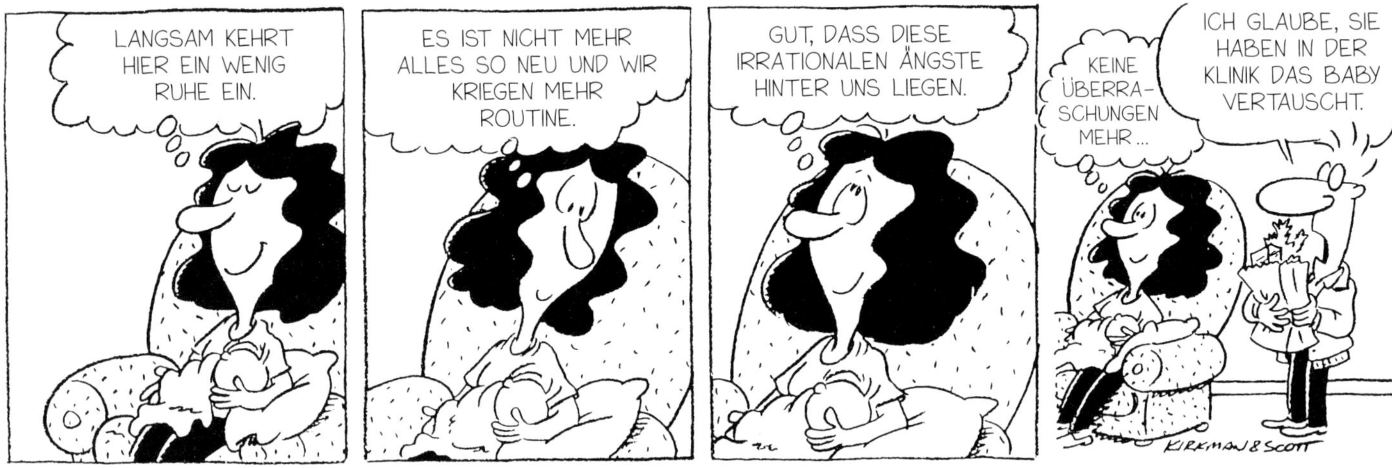
LANGSAM KEHRT HIER EIN WENIG RUHE EIN.
ES IST NICHT MEHR ALLES SO NEU UND WIR KRIEGEN MEHR ROUTINE.
GUT, DASS DIESE IRRATIONALEN ÄNGSTE HINTER UNS LIEGEN.
KEINE ÜBERRA-SCHUNGEN MEHR...
ICH GLAUBE, SIE HABEN IN DER KLINIK DAS BABY VERTAUSCHT.
KIRKMAN & SCOTT

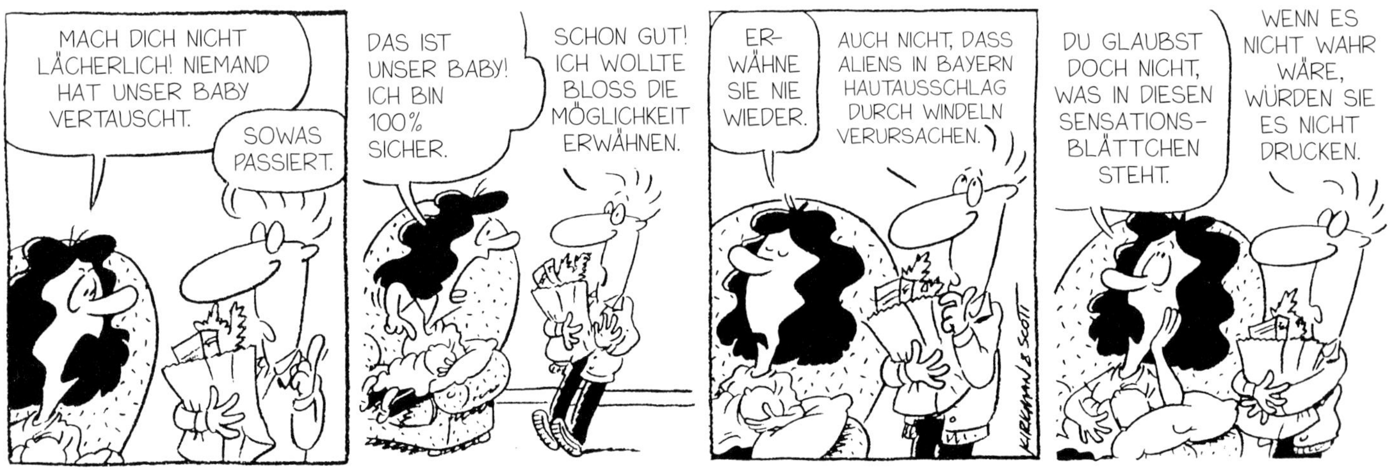
MACH DICH NICHT LÄCHERLICH! NIEMAND HAT UNSER BABY VERTAUSCHT.
SOWAS PASSIERT.
DAS IST UNSER BABY! ICH BIN 100% SICHER.
SCHON GUT! ICH WOLLTE BLOSS DIE MÖGLICHKEIT ERWÄHNEN.
ER-WÄHNE SIE NIE WIEDER.
AUCH NICHT, DASS ALIENS IN BAYERN HAUTAUSSCHLAG DURCH WINDELN VERURSACHEN.
KIRKMAN & SCOTT
DU GLAUBST DOCH NICHT, WAS IN DIESEN SENSATIONS-BLÄTTCHEN STEHT.
WENN ES NICHT WAHR WÄRE, WÜRDEN SIE ES NICHT DRUCKEN.

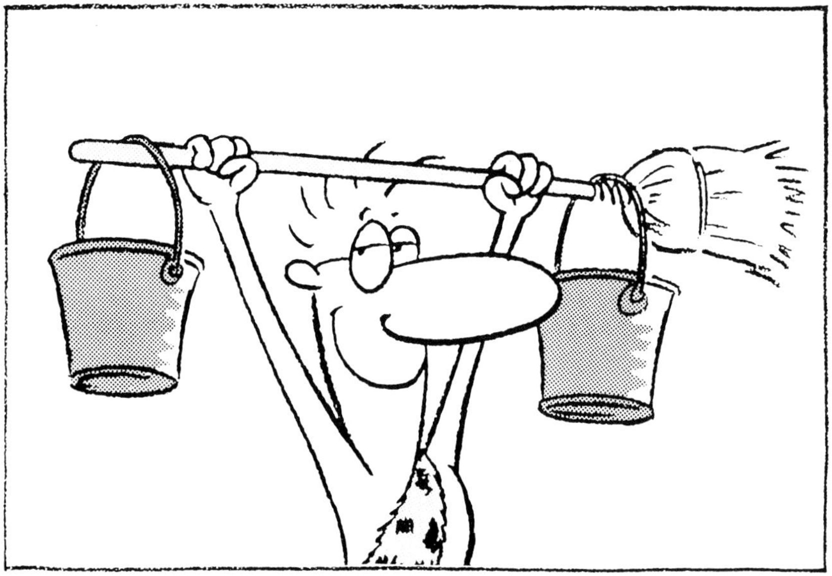

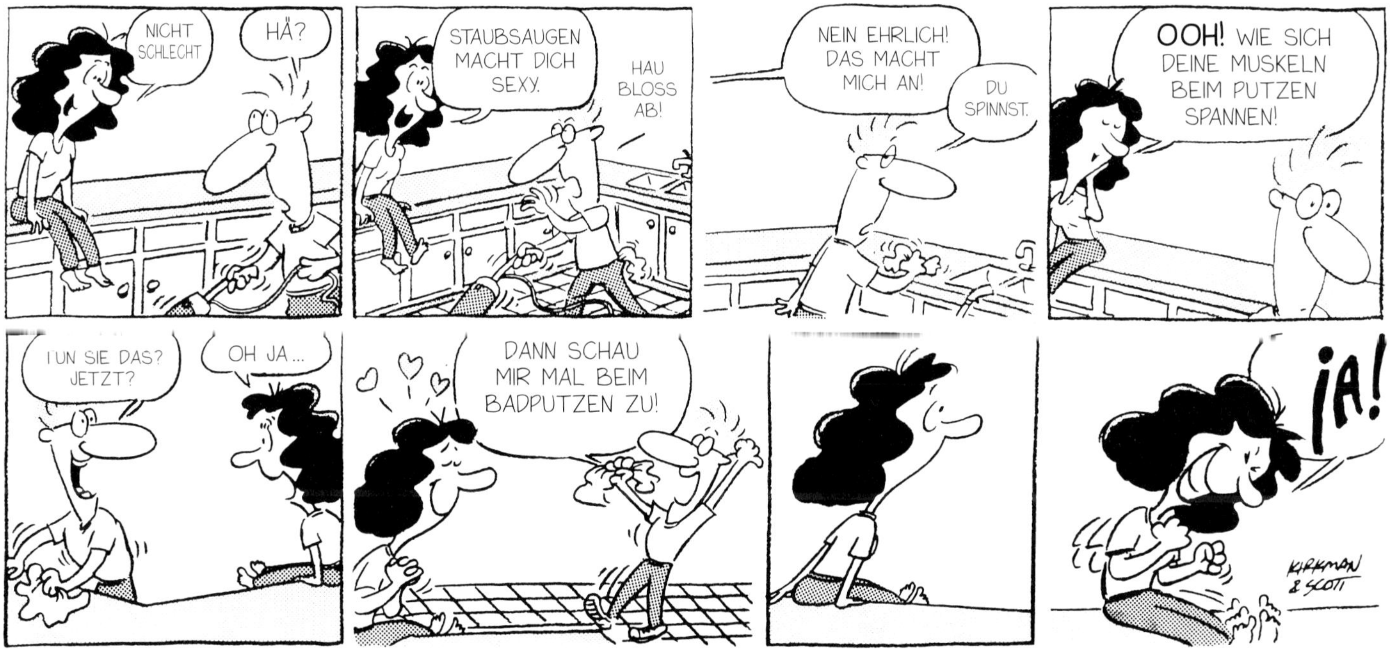
NICHT SCHLECHT
HÄ?
STAUBSAUGEN MACHT DICH SEXY.
HAU BLOSS AB!
NEIN EHRLICH! DAS MACHT MICH AN!
DU SPINNST.
OOH! WIE SICH DEINE MUSKELN BEIM PUTZEN SPANNEN!
TUN SIE DAS? JETZT?
OH JA ...
DANN SCHAU MIR MAL BEIM BADPUTZEN ZU!
¡A!
KIRKMAN & SCOTT

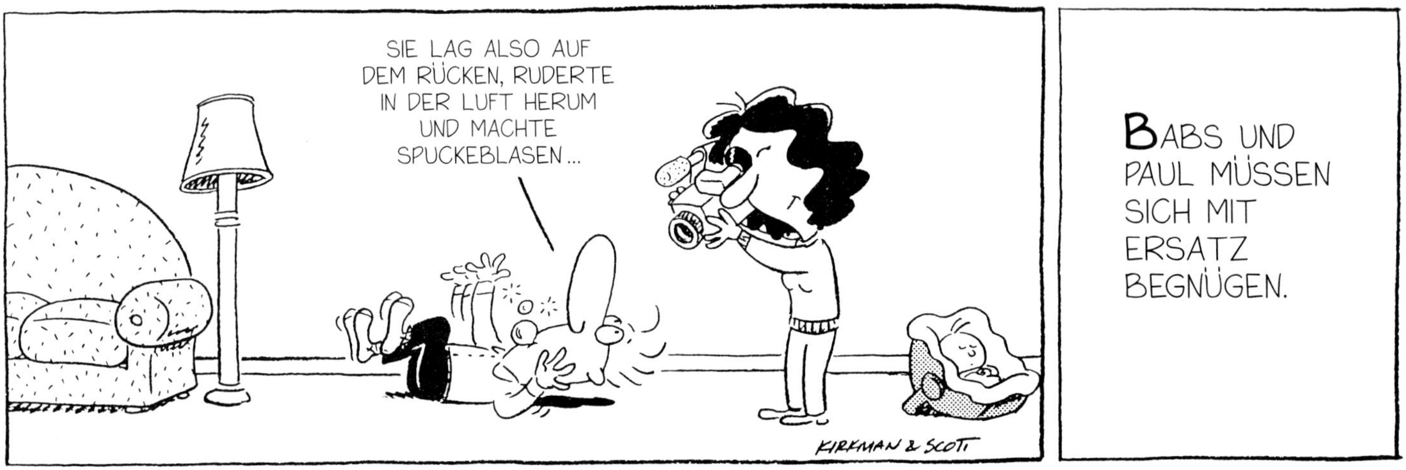
SIE LAG ALSO AUF DEM RÜCKEN, RUDERTE IN DER LUFT HERUM UND MACHTE SPUCKEBLASEN ...
KIRKMAN & SCOTT
BABS UND PAUL MÜSSEN SICH MIT ERSATZ BEGNÜGEN.

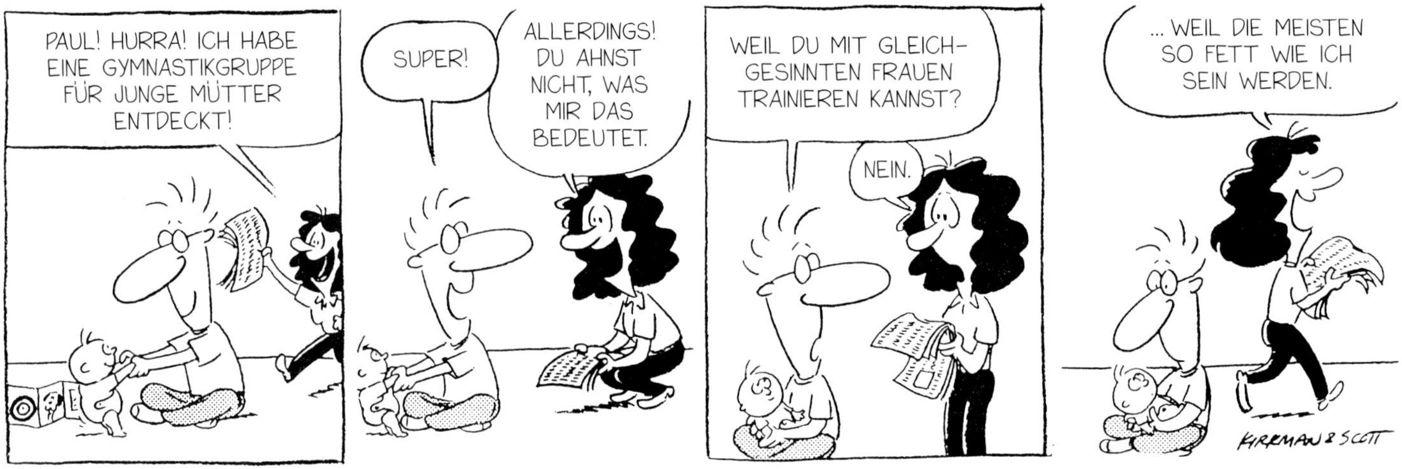
PAUL! HURRA! ICH HABE EINE GYMNASTIKGRUPPE FÜR JUNGE MÜTTER ENTDECKT!
SUPER!
ALLERDINGS! DU AHNST NICHT, WAS MIR DAS BEDEUTET.
WEIL DU MIT GLEICHGESINNTEN FRAUEN TRAINIEREN KANNST?
NEIN.
... WEIL DIE MEISTEN SO FETT WIE ICH SEIN WERDEN.
KIRKMAN & SCOTT

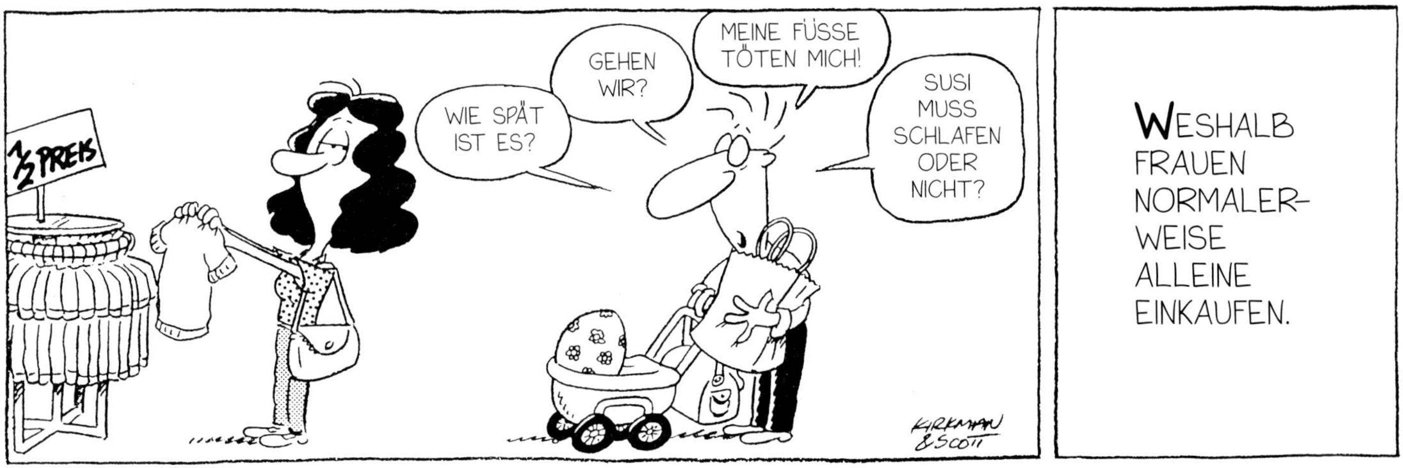
1/2 PREIS
WIE SPÄT IST ES?
GEHEN WIR?
MEINE FÜSSE TÖTEN MICH!
SUSI MUSS SCHLAFEN ODER NICHT?
KIRKMAN & SCOTT
WESHALB FRAUEN NORMALERWEISE ALLEINE EINKAUFEN.

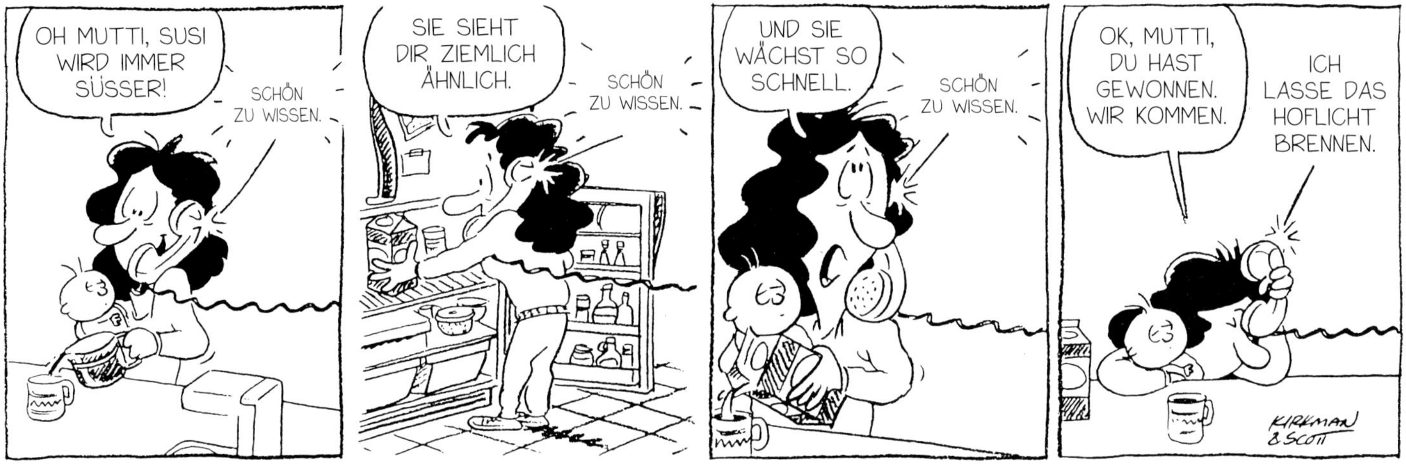
OH MUTTI, SUSI WIRD IMMER SÜSSER!
SCHÖN ZU WISSEN.
SIE SIEHT DIR ZIEMLICH ÄHNLICH.
SCHÖN ZU WISSEN.
UND SIE WÄCHST SO SCHNELL.
SCHÖN ZU WISSEN.
OK, MUTTI, DU HAST GEWONNEN. WIR KOMMEN.
ICH LASSE DAS HOFLICHT BRENNEN.
KIRKMAN & SCOTT

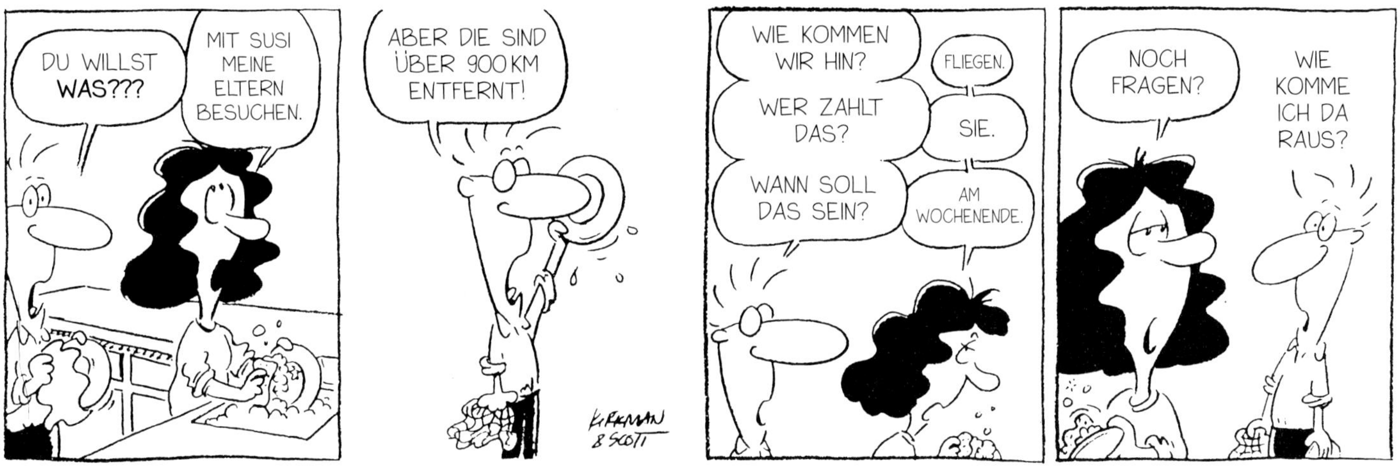
DU WILLST WAS???
MIT SUSI MEINE ELTERN BESUCHEN.
ABER DIE SIND ÜBER 900 KM ENTFERNT!
KIRKMAN & SCOTT
WIE KOMMEN WIR HIN?
FLIEGEN.
WER ZAHLT DAS?
SIE.
WANN SOLL DAS SEIN?
AM WOCHENENDE.
NOCH FRAGEN?
WIE KOMME ICH DA RAUS?

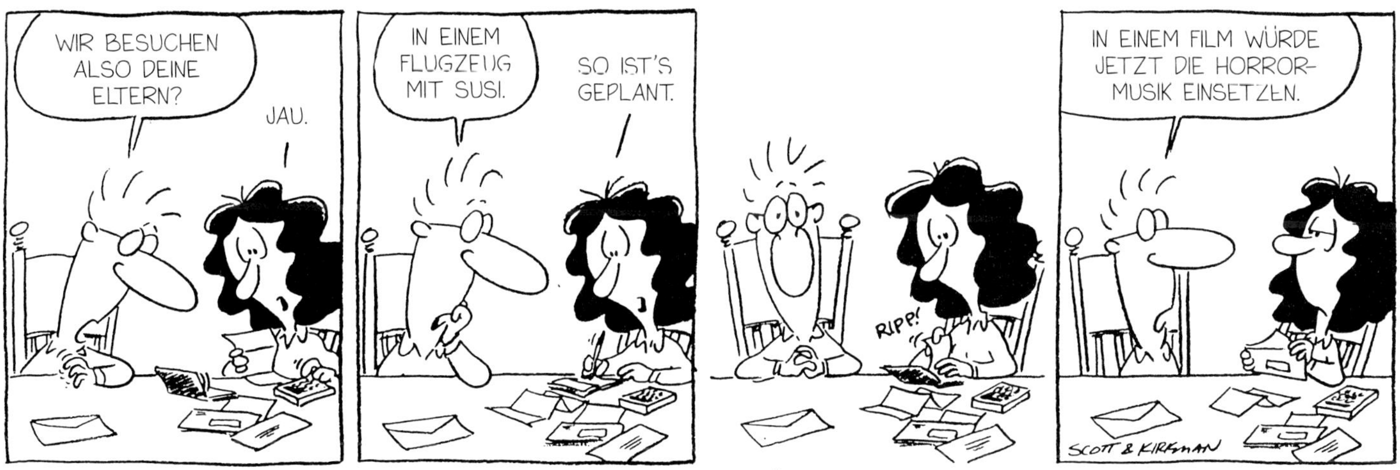
WIR BESUCHEN ALSO DEINE ELTERN?
JAU.
IN EINEM FLUGZEUG MIT SUSI.
SO IST'S GEPLANT.
RIPP!
IN EINEM FILM WÜRDE JETZT DIE HORROR-MUSIK EINSETZEN.
SCOTT & KIRKMAN

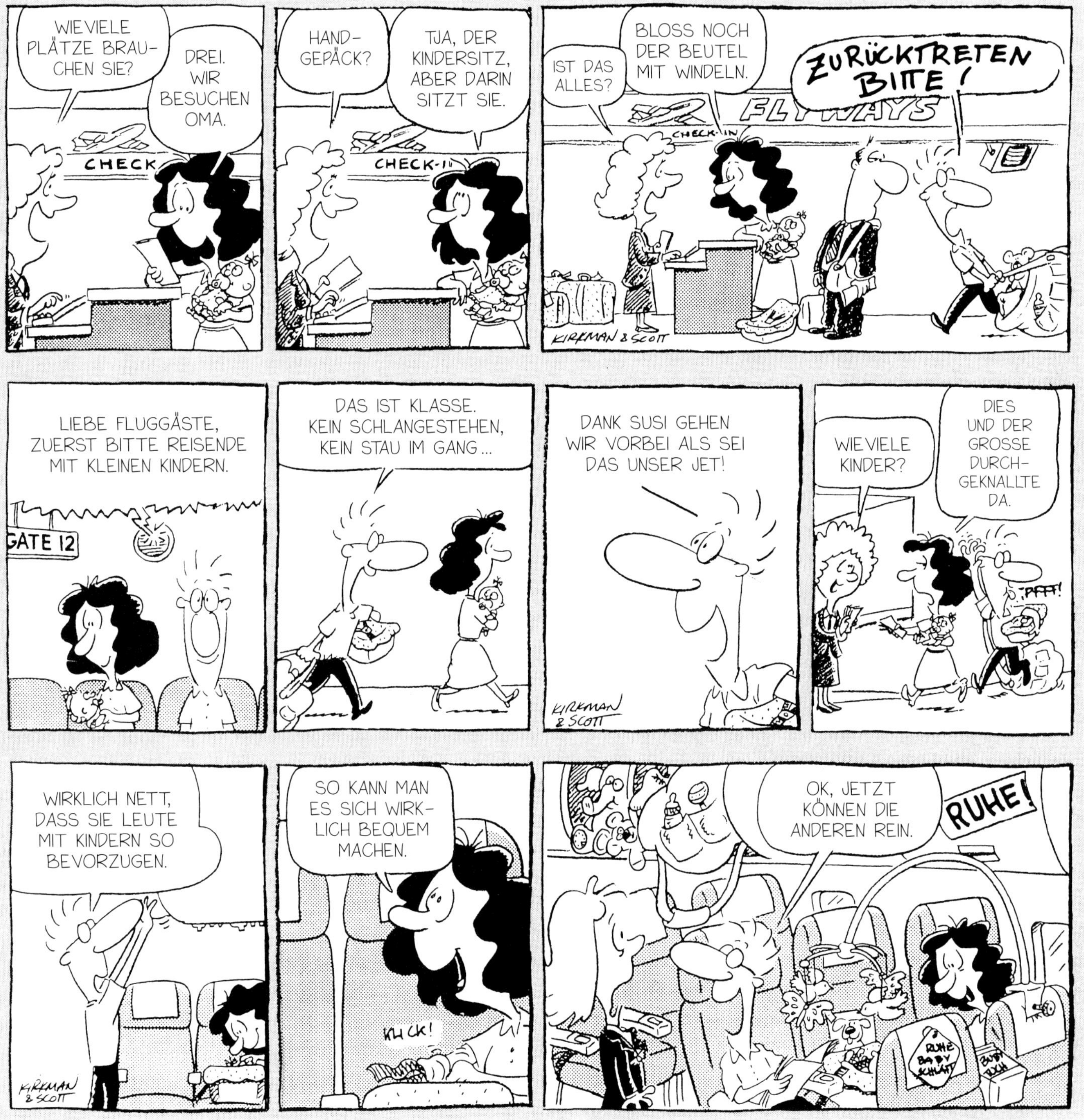
WIEVIELE PLÄTZE BRAUCHEN SIE?
DREI. WIR BESUCHEN OMA.
CHECK
HANDGEPÄCK?
TJA, DER KINDERSITZ, ABER DARIN SITZT SIE.
CHECK-IN
IST DAS ALLES?
BLOSS NOCH DER BEUTEL MIT WINDELN.
ZURÜCKTRETEN BITTE!
FLYWAYS
CHECK-IN
KIRKMAN & SCOTT
LIEBE FLUGGÄSTE, ZUERST BITTE REISENDE MIT KLEINEN KINDERN.
GATE 12
DAS IST KLASSE. KEIN SCHLANGESTEHEN, KEIN STAU IM GANG ...
DANK SUSI GEHEN WIR VORBEI ALS SEI DAS UNSER JET!
KIRKMAN & SCOTT
WIEVIELE KINDER?
DIES UND DER GROSSE DURCHGEKNALLTE DA.
PFFF!
WIRKLICH NETT, DASS SIE LEUTE MIT KINDERN SO BEVORZUGEN.
KIRKMAN & SCOTT
SO KANN MAN ES SICH WIRKLICH BEQUEM MACHEN.
KLICK!
OK, JETZT KÖNNEN DIE ANDEREN REIN.
RUHE!
RUHE BABY SCHLÄFT

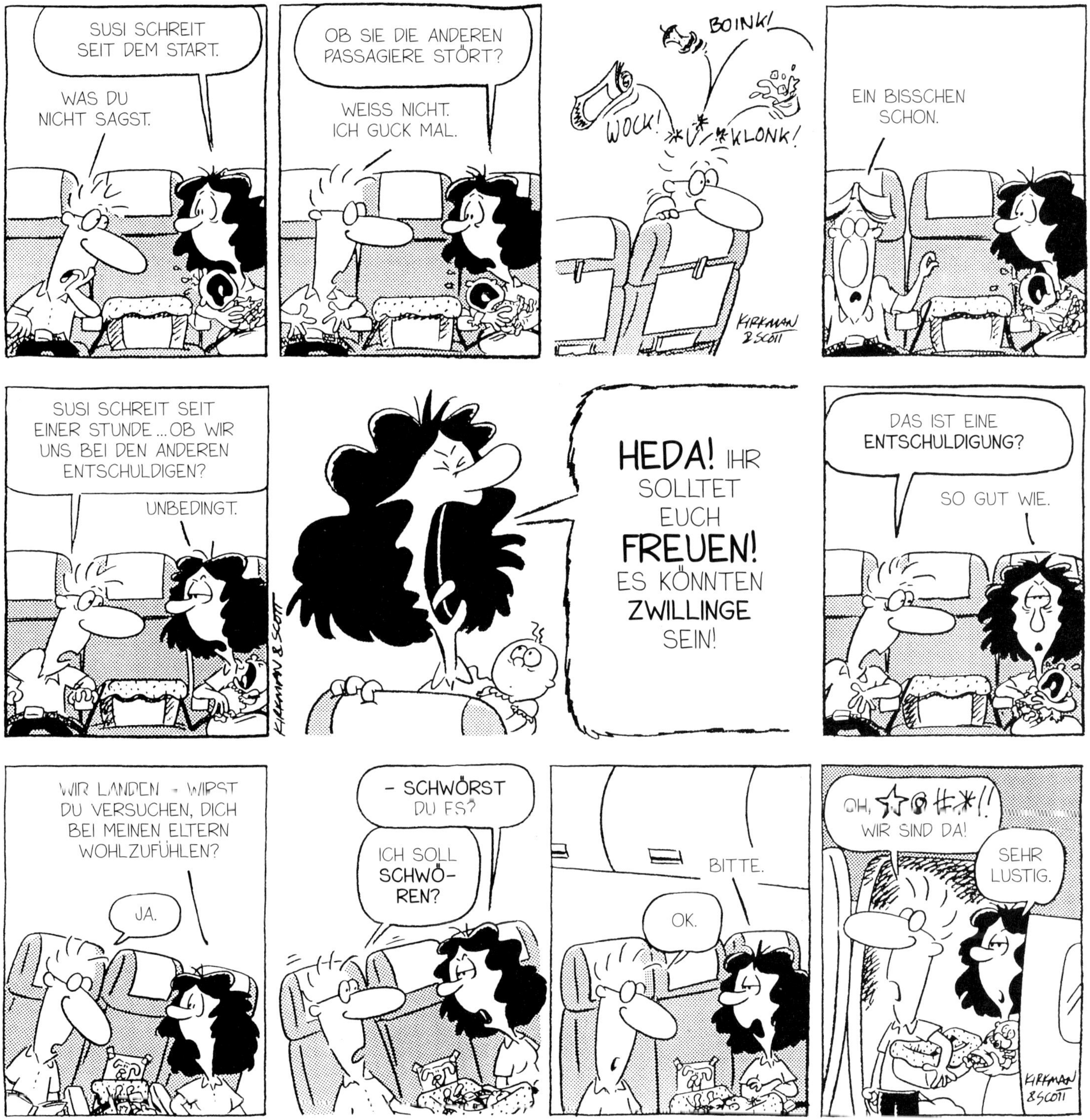
SUSI SCHREIT SEIT DEM START.
WAS DU NICHT SAGST.
OB SIE DIE ANDEREN PASSAGIERE STÖRT?
WEISS NICHT. ICH GUCK MAL.
BOINK!
WOCK!
KLONK!
KIRKMAN & SCOTT
EIN BISSCHEN SCHON.
SUSI SCHREIT SEIT EINER STUNDE ... OB WIR UNS BEI DEN ANDEREN ENTSCHULDIGEN?
UNBEDINGT.
KIRKMAN & SCOTT
HEDA! IHR SOLLTET EUCH FREUEN! ES KÖNNTEN ZWILLINGE SEIN!
DAS IST EINE ENTSCHULDIGUNG?
SO GUT WIE.
WIR LANDEN – WIRST DU VERSUCHEN, DICH BEI MEINEN ELTERN WOHLZUFÜHLEN?
JA.
– SCHWÖRST DU ES?
ICH SOLL SCHWÖ-REN?
BITTE.
OK.
OH, ☆@#*!! WIR SIND DA!
SEHR LUSTIG.
KIRKMAN & SCOTT

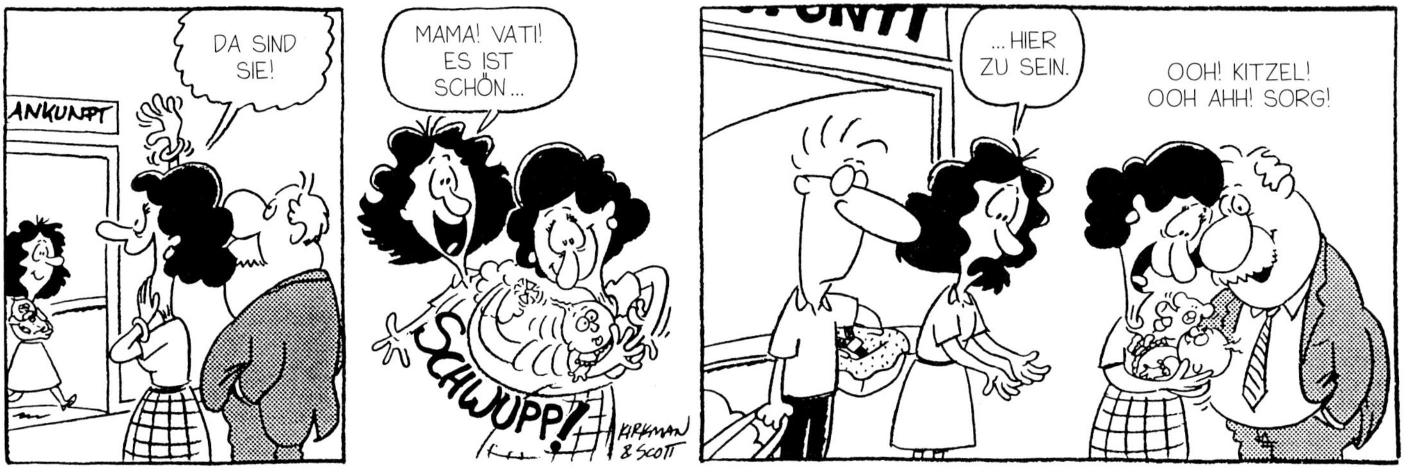
ANKUNFT
DA SIND SIE!
MAMA! VATI! ES IST SCHÖN ...
SCHWUPP!
KIRKMAN & SCOTT
... HIER ZU SEIN.
OOH! KITZEL! OOH AHH! SORG!

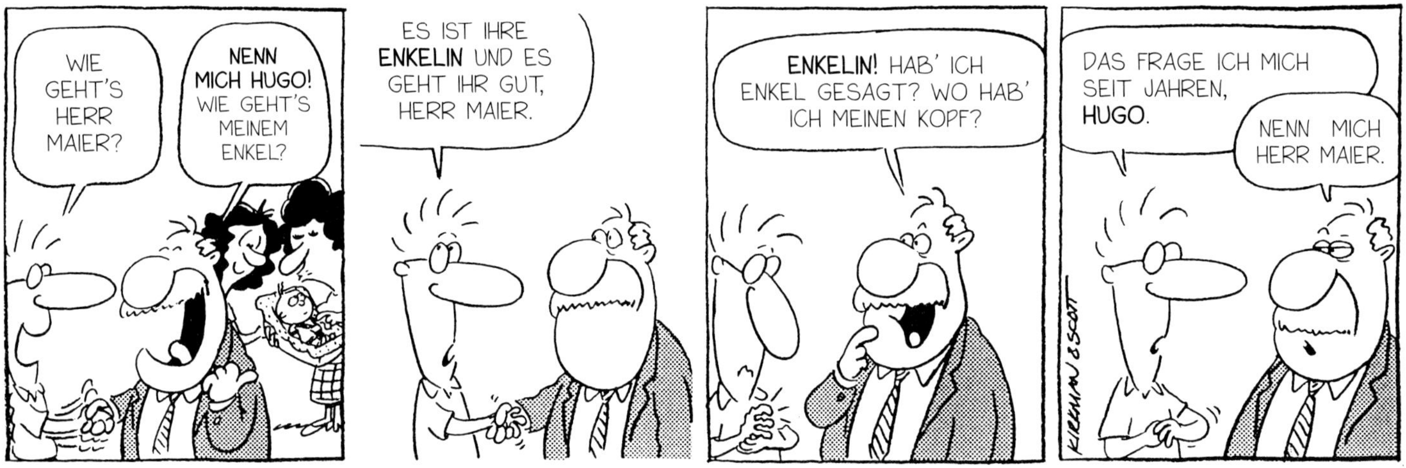
WIE GEHT'S HERR MAIER?
NENN MICH HUGO! WIE GEHT'S MEINEM ENKEL?
ES IST IHRE ENKELIN UND ES GEHT IHR GUT, HERR MAIER.
ENKELIN! HAB' ICH ENKEL GESAGT? WO HAB' ICH MEINEN KOPF?
KIRKMAN & SCOTT
DAS FRAGE ICH MICH SEIT JAHREN, HUGO.
NENN MICH HERR MAIER.

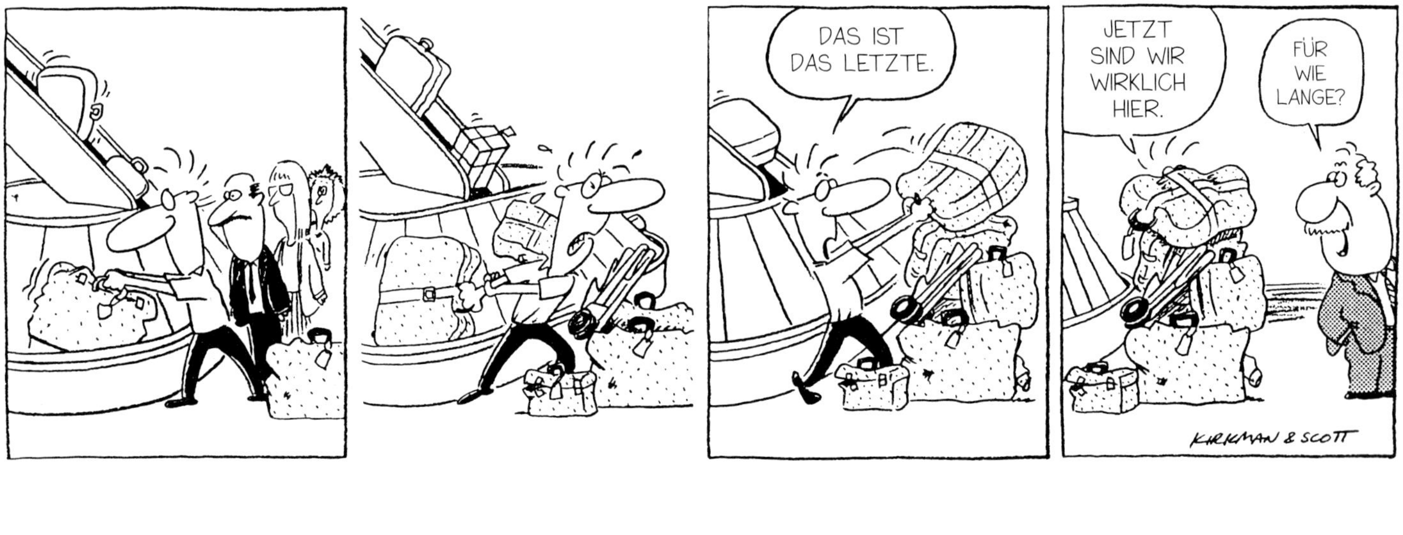
DAS IST DAS LETZTE.
JETZT SIND WIR WIRKLICH HIER.
FÜR WIE LANGE?
KIRKMAN & SCOTT

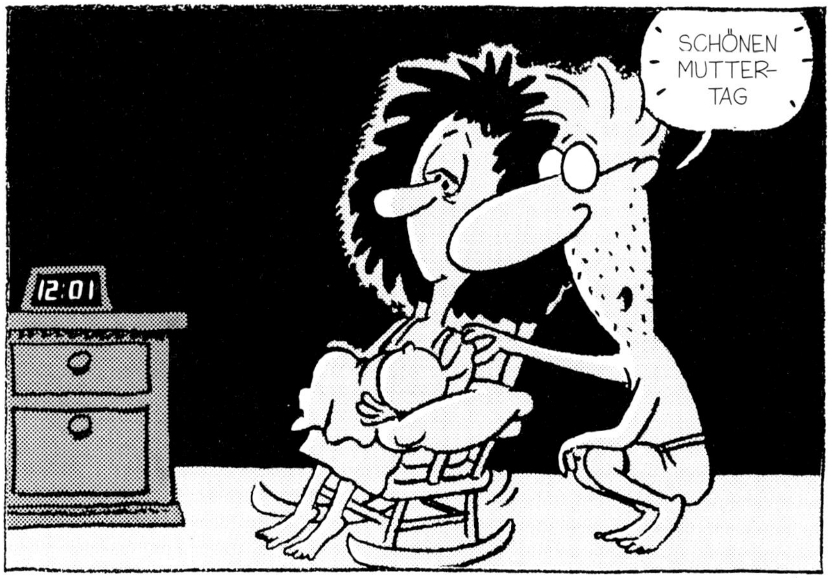
SCHÖNEN MUTTER-TAG
12:01

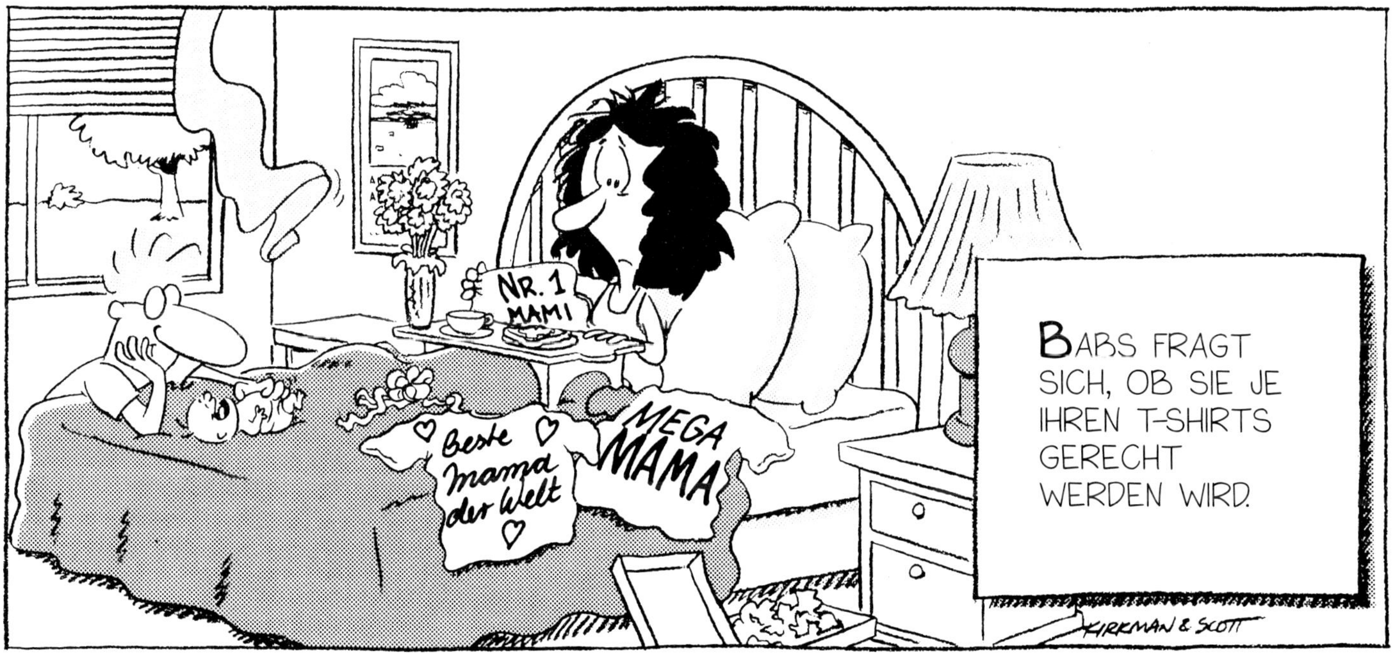
NR. 1 MAMI
Beste Mama der Welt
MEGA MAMA
BABS FRAGT SICH, OB SIE JE IHREN T-SHIRTS GERECHT WERDEN WIRD.
KIRKMAN & SCOTT

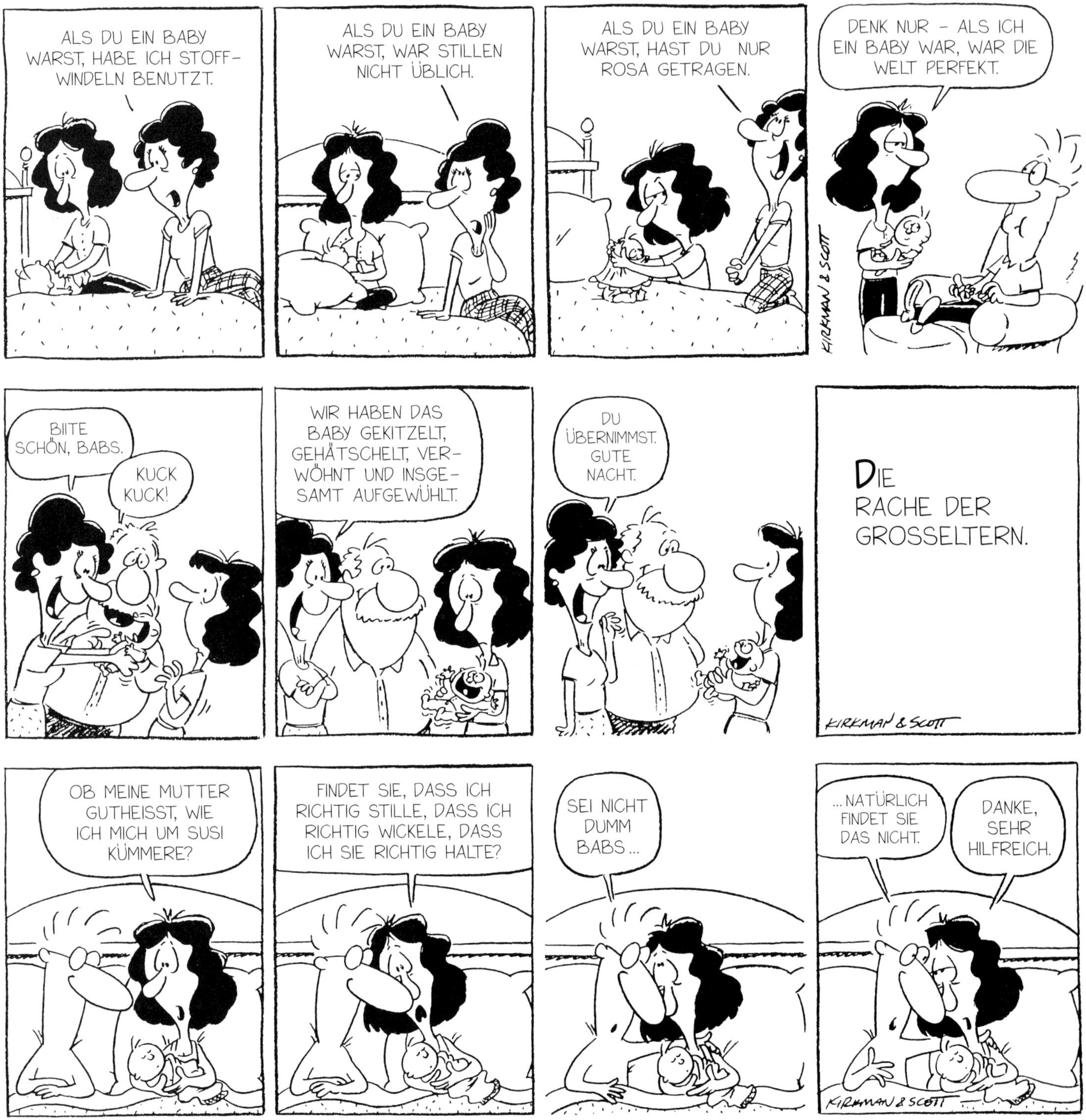
ALS DU EIN BABY WARST, HABE ICH STOFF-WINDELN BENUTZT.
ALS DU EIN BABY WARST, WAR STILLEN NICHT ÜBLICH.
ALS DU EIN BABY WARST, HAST DU NUR ROSA GETRAGEN.
KIRKMAN & SCOTT
DENK NUR – ALS ICH EIN BABY WAR, WAR DIE WELT PERFEKT.
BIITE SCHÖN, BABS.
KUCK KUCK!
WIR HABEN DAS BABY GEKITZELT, GEHÄTSCHELT, VER-WÖHNT UND INSGE-SAMT AUFGEWÜHLT.
DU ÜBERNIMMST. GUTE NACHT.
DIE RACHE DER GROSSELTERN.
KIRKMAN & SCOTT
OB MEINE MUTTER GUTHEISST, WIE ICH MICH UM SUSI KÜMMERE?
FINDET SIE, DASS ICH RICHTIG STILLE, DASS ICH RICHTIG WICKELE, DASS ICH SIE RICHTIG HALTE?
SEI NICHT DUMM BABS …
… NATÜRLICH FINDET SIE DAS NICHT.
DANKE, SEHR HILFREICH.
KIRKMAN & SCOTT

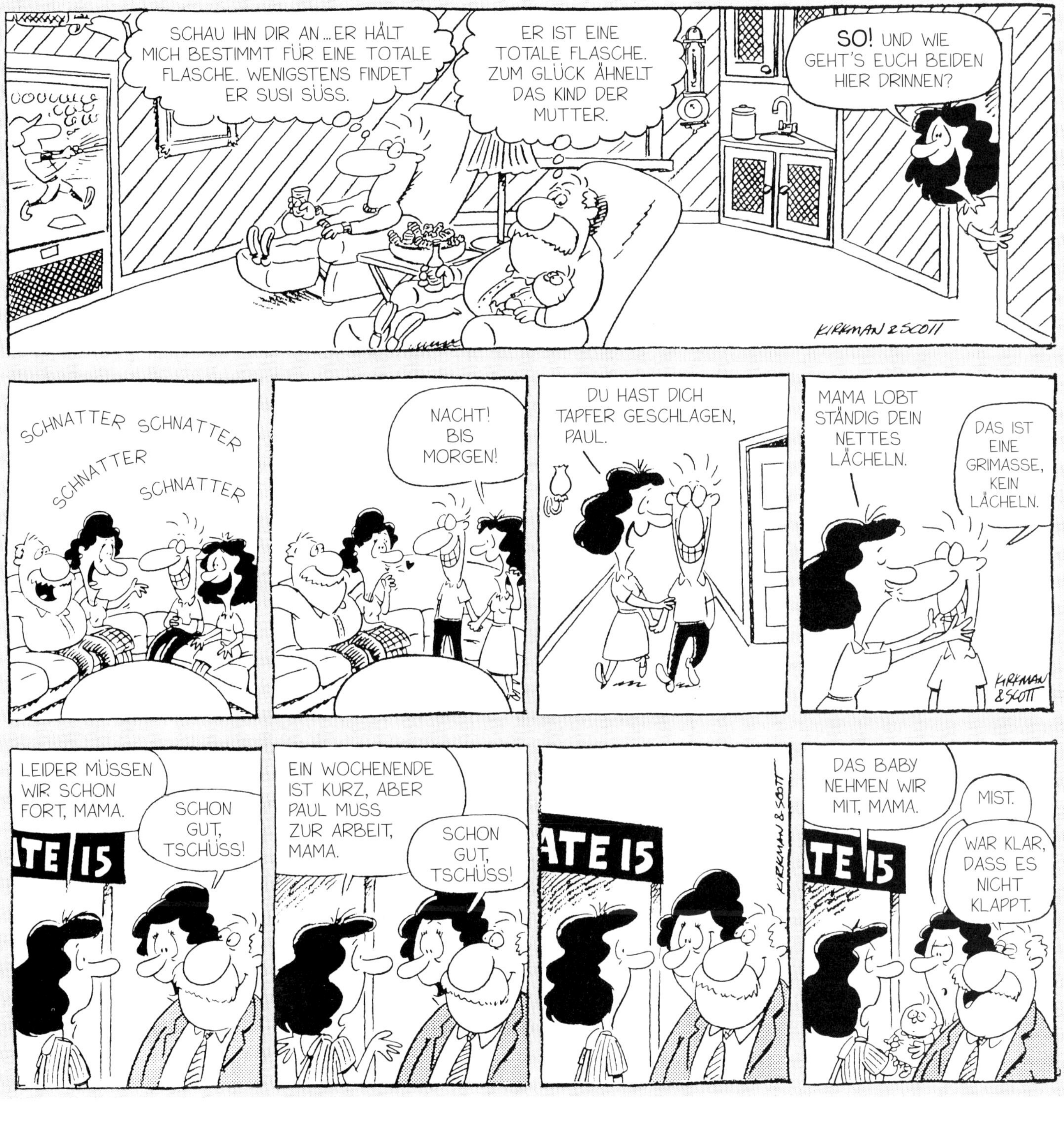
SCHAU IHN DIR AN ... ER HÄLT MICH BESTIMMT FÜR EINE TOTALE FLASCHE. WENIGSTENS FINDET ER SUSI SÜSS.
ER IST EINE TOTALE FLASCHE. ZUM GLÜCK ÄHNELT DAS KIND DER MUTTER.
SO! UND WIE GEHT'S EUCH BEIDEN HIER DRINNEN?
KIRKMAN & SCOTT
SCHNATTER SCHNATTER
SCHNATTER
SCHNATTER
NACHT! BIS MORGEN!
DU HAST DICH TAPFER GESCHLAGEN, PAUL.
MAMA LOBT STÄNDIG DEIN NETTES LÄCHELN.
DAS IST EINE GRIMASSE, KEIN LÄCHELN.
KIRKMAN & SCOTT
LEIDER MÜSSEN WIR SCHON FORT, MAMA.
SCHON GUT, TSCHÜSS!
ATE 15
EIN WOCHENENDE IST KURZ, ABER PAUL MUSS ZUR ARBEIT, MAMA.
SCHON GUT, TSCHÜSS!
ATE 15
KIRKMAN & SCOTT
DAS BABY NEHMEN WIR MIT, MAMA.
MIST.
WAR KLAR, DASS ES NICHT KLAPPT.
ATE 15

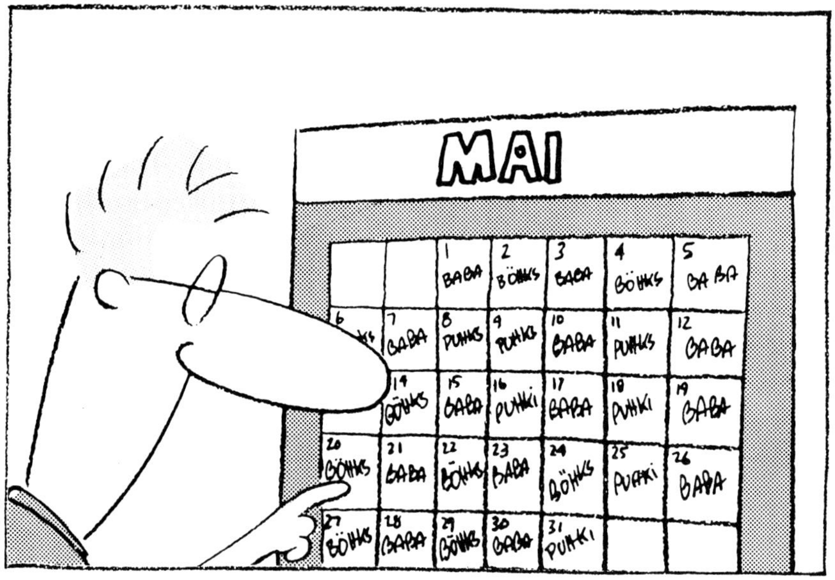
MAI
1 BABA
2 BÖHKS
3 BABA
4 BÖHKS
5 BABA
7 BABA
8 PUHKS
9 PUHKS
10 BABA
11 PUHKS
12 BABA
14 BÖHKS
15 BABA
16 PUHKI
17 BABA
18 PUHKI
19 BABA
20 BÖHKS
21 BABA
22 BÖHKS
23 BABA
24 BÖHKS
25 PUHKI
26 BABA
27 BÖHKS
28 BABA
29 BÖHKS
30 BABA
31 PUHKI

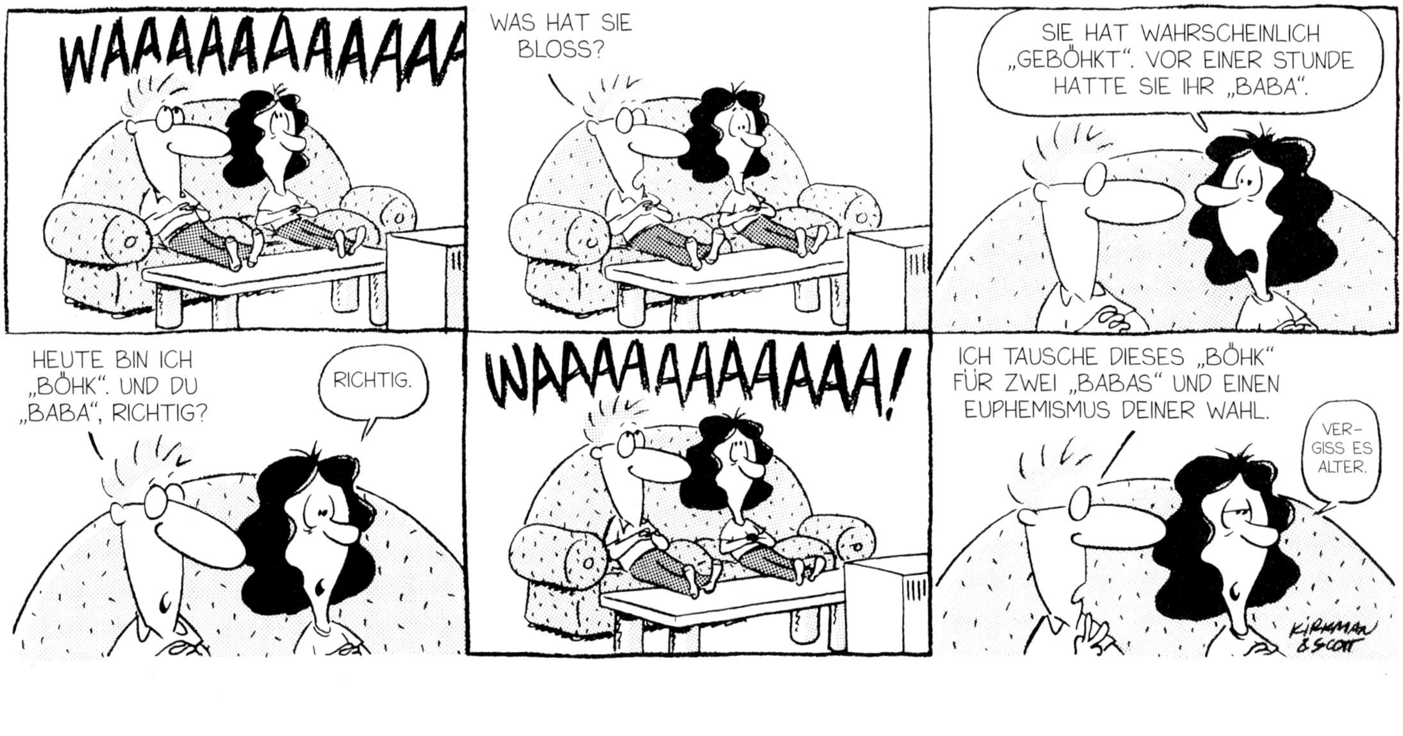
WAAAAAAAAAAA
WAS HAT SIE BLOSS?
SIE HAT WAHRSCHEINLICH „GEBÖHKT“. VOR EINER STUNDE HATTE SIE IHR „BABA“.
HEUTE BIN ICH „BÖHK“. UND DU „BABA“, RICHTIG?
RICHTIG.
WAAAAAAAAAAAA!
ICH TAUSCHE DIESES „BÖHK“ FÜR ZWEI „BABAS“ UND EINEN EUPHEMISMUS DEINER WAHL.
VER-GISS ES ALTER.
KIRKMAN & SCOTT

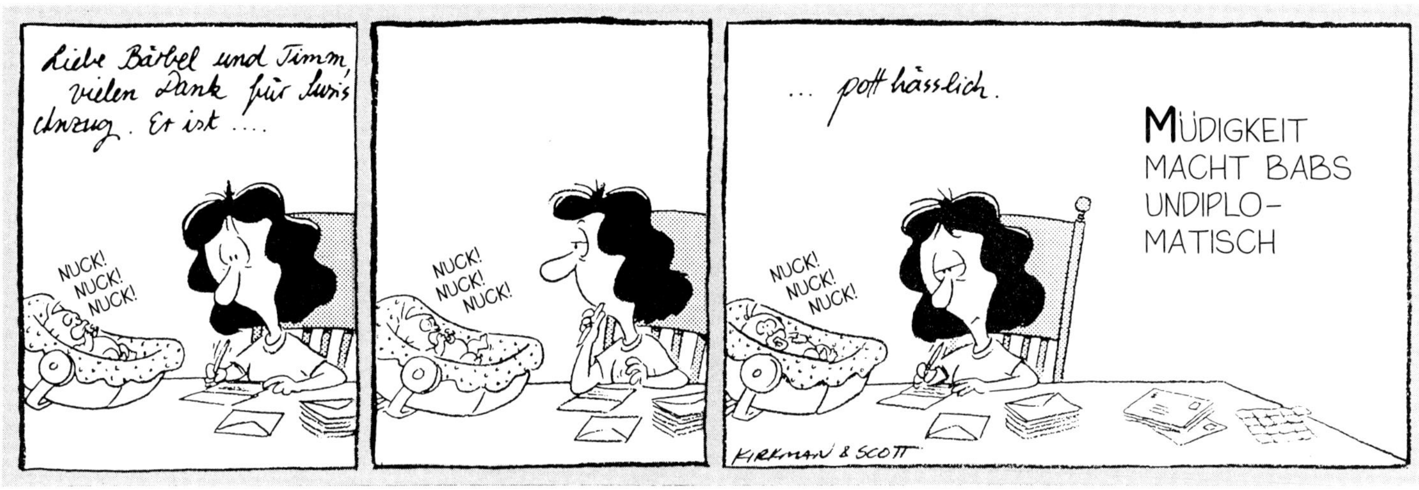
Liebe Bärbel und Timm, vielen Dank für Luis' Anzug. Er ist ....
NUCK! NUCK! NUCK!
NUCK! NUCK! NUCK!
... pott hässlich.
NUCK! NUCK! NUCK!
MÜDIGKEIT MACHT BABS UNDIPLO-MATISCH
KIRKMAN & SCOTT

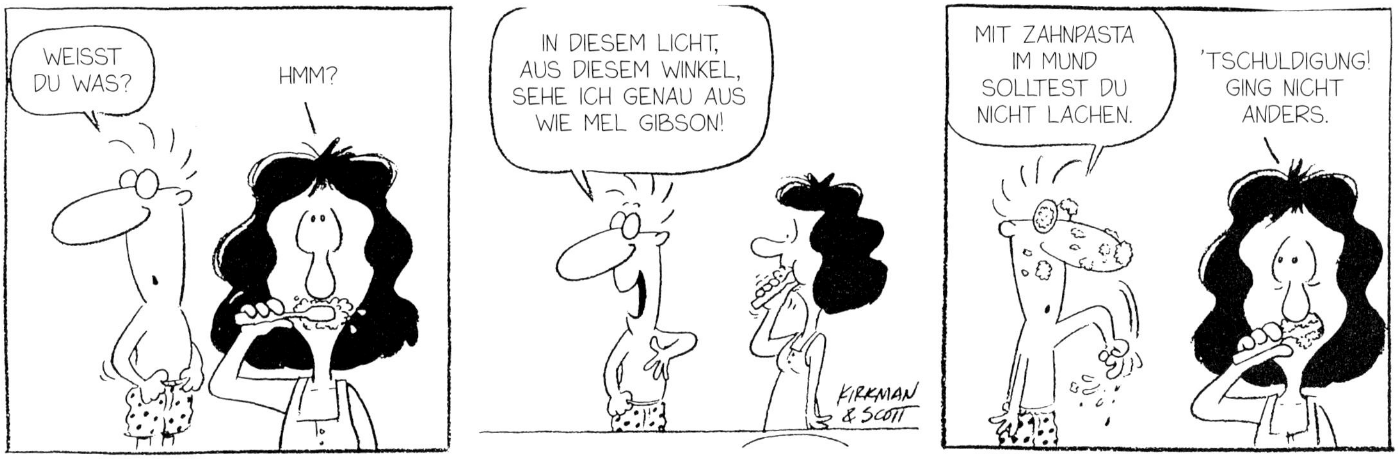
WEISST DU WAS?
HMM?
IN DIESEM LICHT, AUS DIESEM WINKEL, SEHE ICH GENAU AUS WIE MEL GIBSON!
KIRKMAN & SCOTT
MIT ZAHNPASTA IM MUND SOLLTEST DU NICHT LACHEN.
'TSCHULDIGUNG! GING NICHT ANDERS.

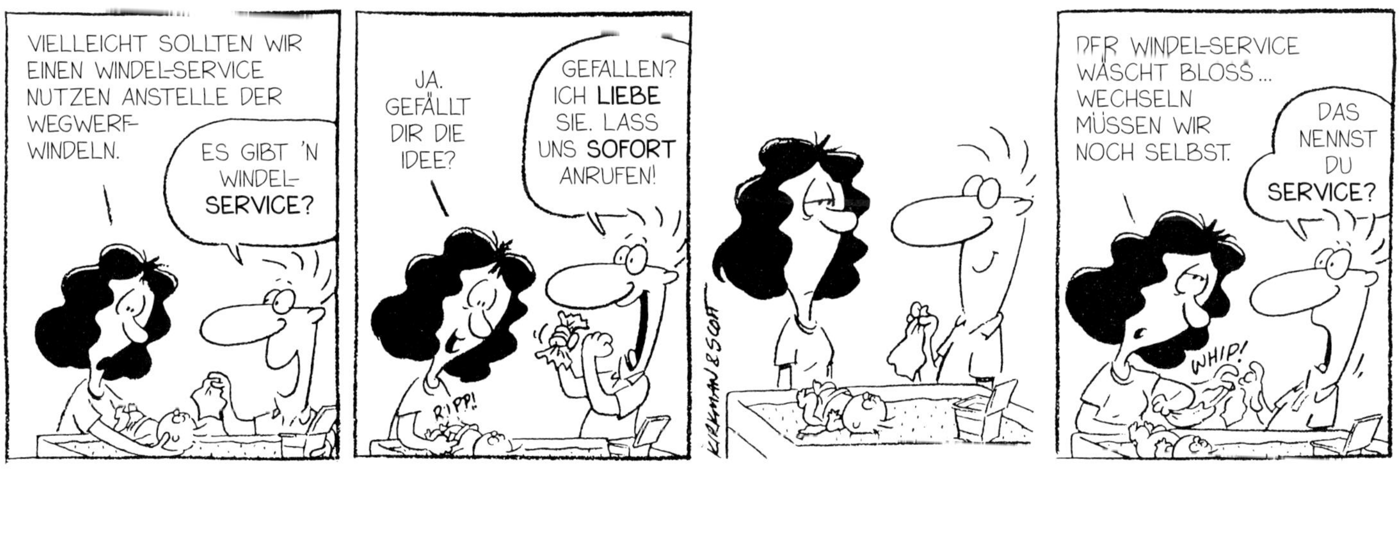
VIELLEICHT SOLLTEN WIR EINEN WINDEL-SERVICE NUTZEN ANSTELLE DER WEGWERF-WINDELN.
ES GIBT 'N WINDEL-SERVICE?
JA. GEFÄLLT DIR DIE IDEE?
GEFALLEN? ICH LIEBE SIE. LASS UNS SOFORT ANRUFEN!
RIPP!
KIRKMAN & SCOTT
DER WINDEL-SERVICE WÄSCHT BLOSS... WECHSELN MÜSSEN WIR NOCH SELBST.
DAS NENNST DU SERVICE?
WHIP!

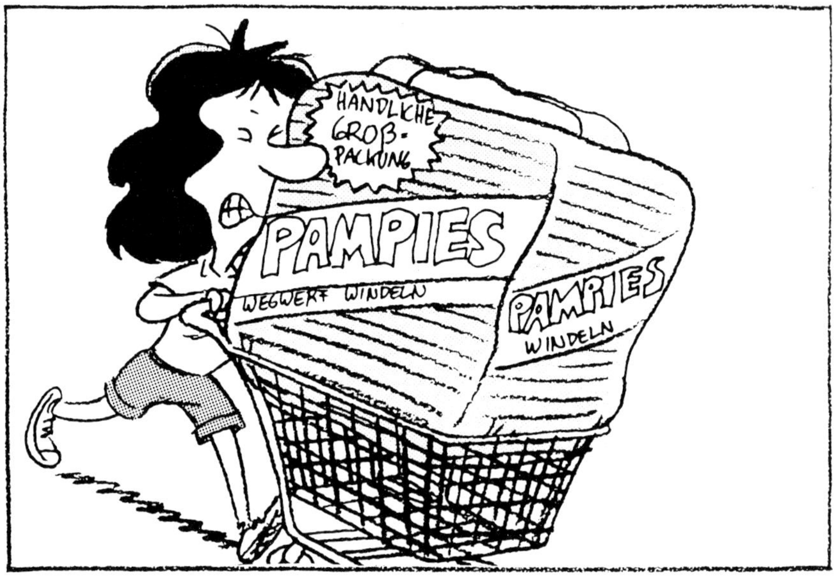
HANDLICHE GROß-PACKUNG
PAMPIES
WEGWERF WINDELN
PAMPIES
WINDELN

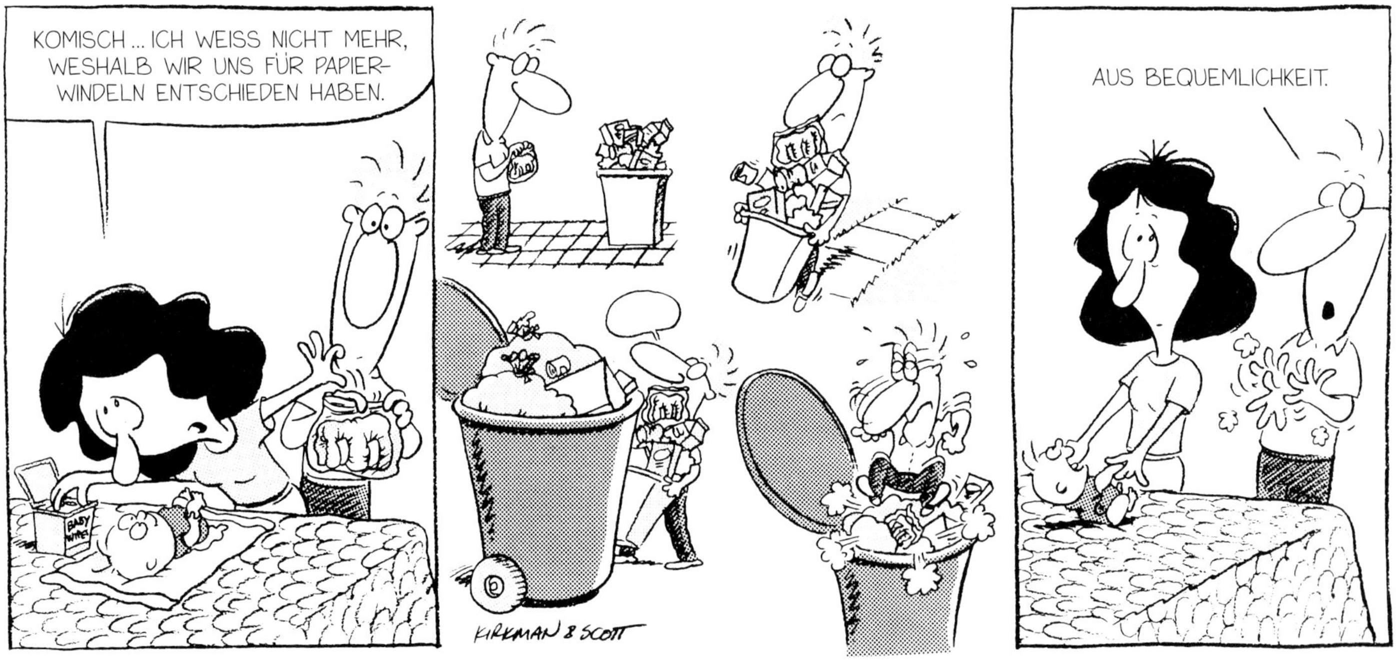
KOMISCH ... ICH WEISS NICHT MEHR, WESHALB WIR UNS FÜR PAPIER-WINDELN ENTSCHIEDEN HABEN.
BABY WIPES
KIRKMAN & SCOTT
AUS BEQUEMLICHKEIT.

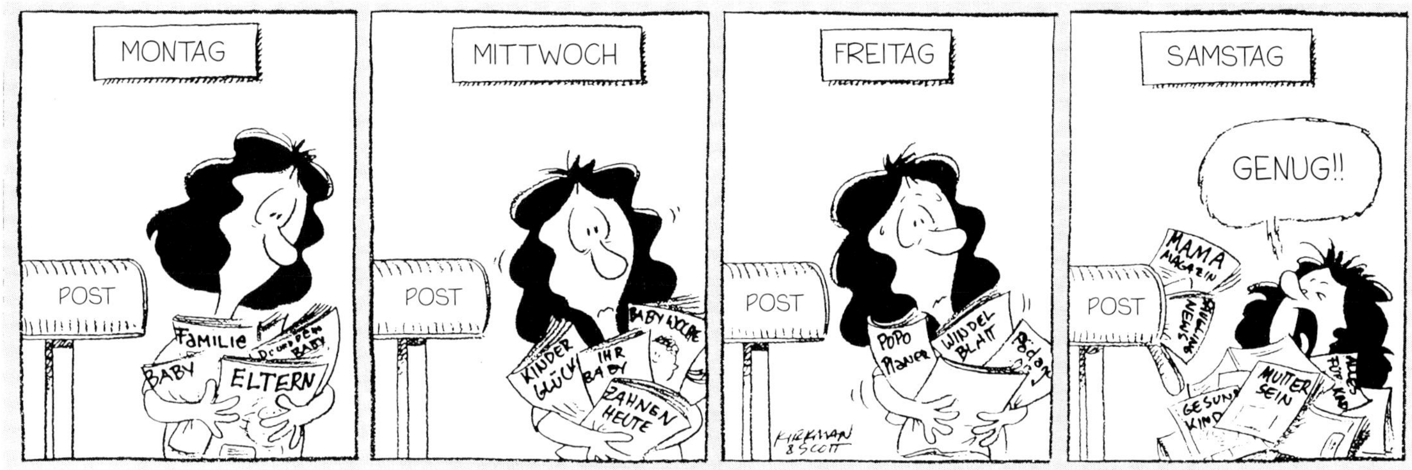
MONTAG
POST
FAMILIE
BABY
ELTERN
MITTWOCH
POST
KINDER GLÜCK
IHR BABY
ZAHNEN HEUTE
FREITAG
POST
POPO PLANER
WINDEL BLATT
KIRKMAN & SCOTT
SAMSTAG
GENUG!!
POST
MAMA MAGAZIN
MUTTER SEIN

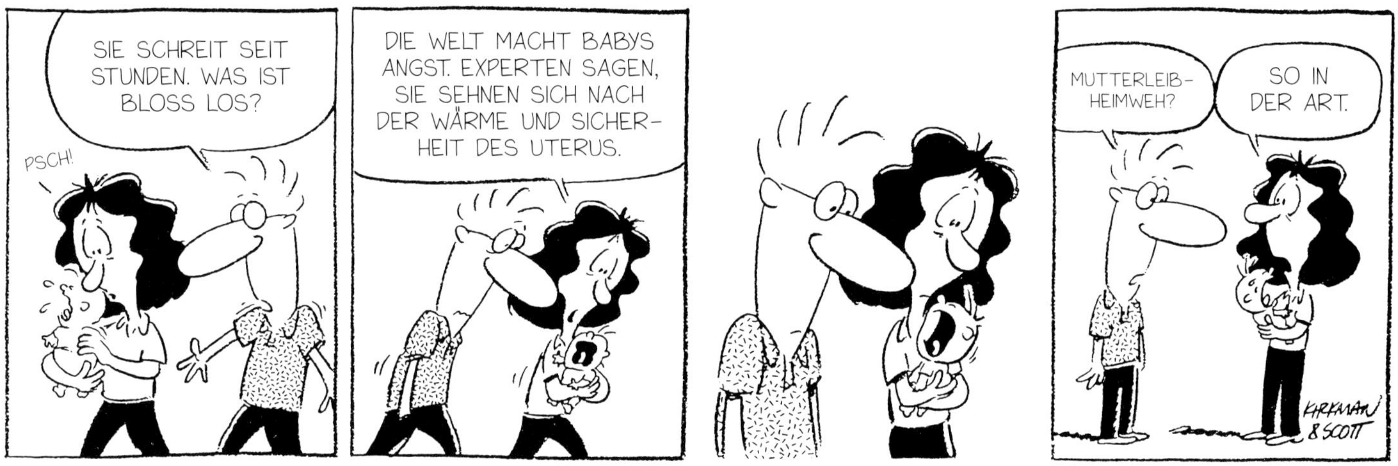
SIE SCHREIT SEIT STUNDEN. WAS IST BLOSS LOS?
PSCH!
DIE WELT MACHT BABYS ANGST. EXPERTEN SAGEN, SIE SEHNEN SICH NACH DER WÄRME UND SICHERHEIT DES UTERUS.
MUTTERLEIB-HEIMWEH?
SO IN DER ART.
KIRKMAN & SCOTT

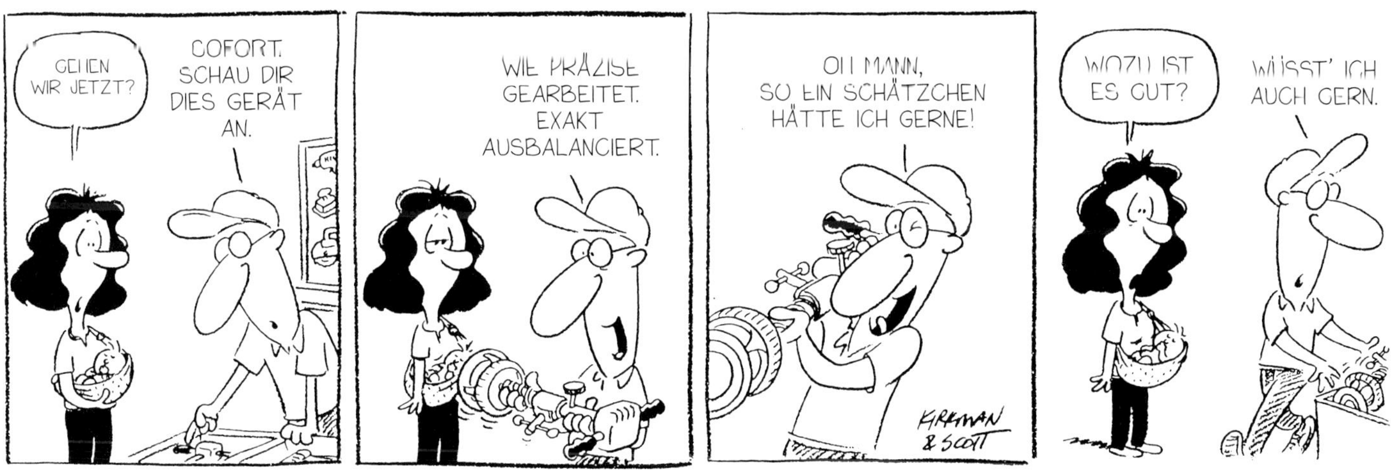
GEHEN WIR JETZT?
SOFORT. SCHAU DIR DIES GERÄT AN.
WIE PRÄZISE GEARBEITET. EXAKT AUSBALANCIERT.
OH MANN, SO EIN SCHÄTZCHEN HÄTTE ICH GERNE!
KIRKMAN & SCOTT
WOZU IST ES GUT?
WÜSST' ICH AUCH GERN.

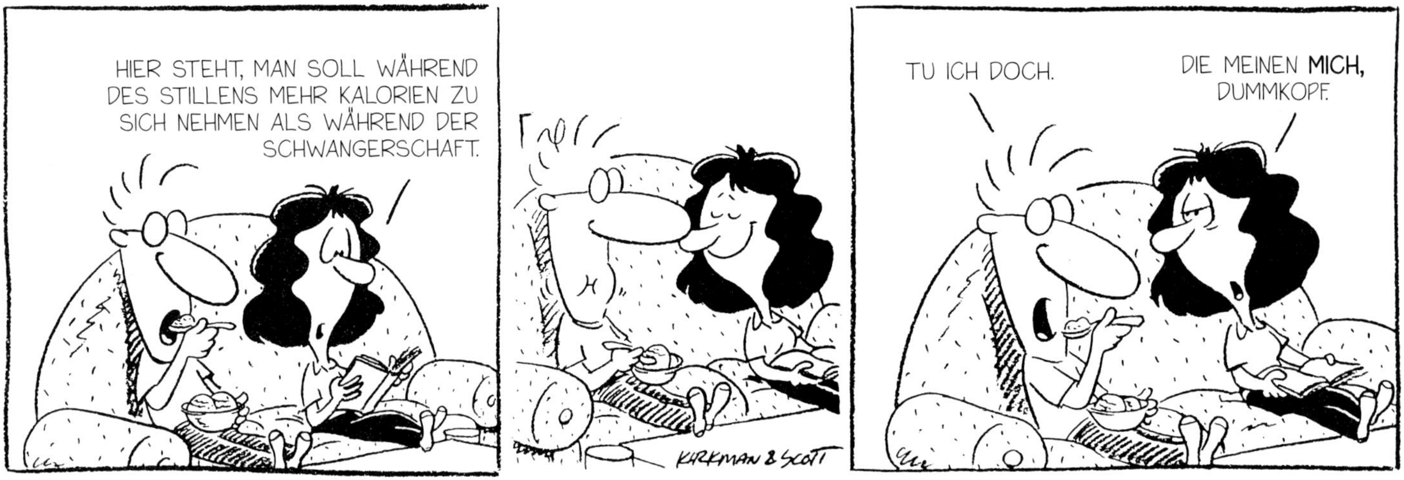

HIER STEHT, MAN SOLL WÄHREND DES STILLENS MEHR KALORIEN ZU SICH NEHMEN ALS WÄHREND DER SCHWANGERSCHAFT.
KIRKMAN & SCOTT
TU ICH DOCH.
DIE MEINEN **MICH,** DUMMKOPF.

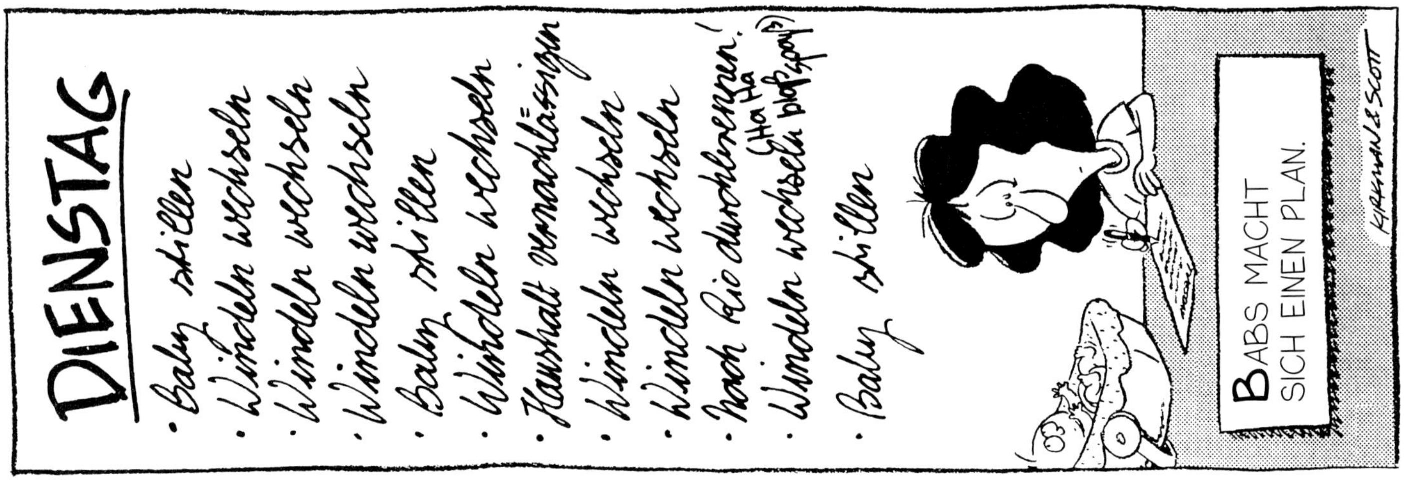

DIENSTAG
· Baby stillen
· Windeln wechseln
· Windeln wechseln
· Windeln wechseln
· Baby stillen
· Windeln wechseln
· Haushalt vernachlässigen
· Windeln wechseln
· Windeln wechseln
· nach Rio durchbrennen! (Ha Ha)
· Windeln wechseln
· Baby stillen
BABS MACHT SICH EINEN PLAN.
KIRKMAN & SCOTT

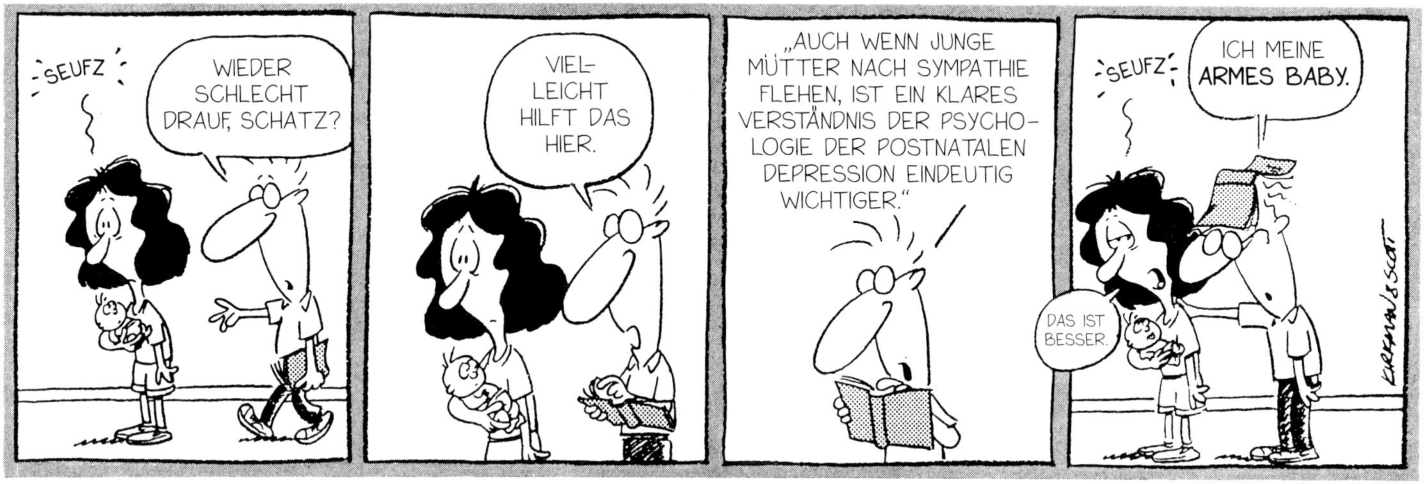
SEUFZ
WIEDER SCHLECHT DRAUF, SCHATZ?
VIEL-LEICHT HILFT DAS HIER.
„AUCH WENN JUNGE MÜTTER NACH SYMPATHIE FLEHEN, IST EIN KLARES VERSTÄNDNIS DER PSYCHO-LOGIE DER POSTNATALEN DEPRESSION EINDEUTIG WICHTIGER."
SEUFZ
ICH MEINE ARMES BABY.
DAS IST BESSER.
KIRKMAN & SCOTT

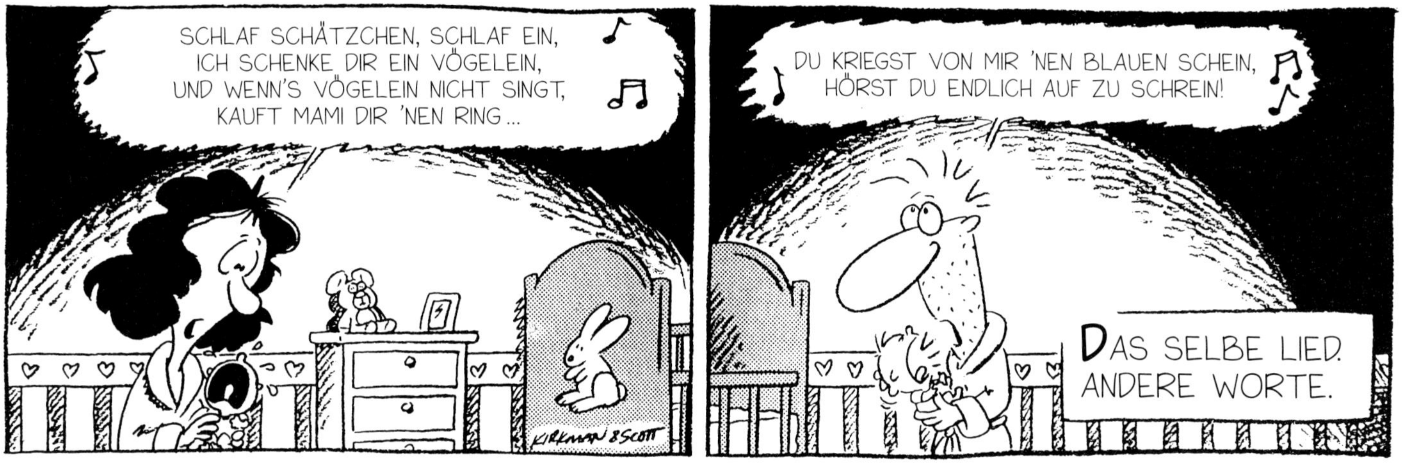
SCHLAF SCHÄTZCHEN, SCHLAF EIN, ICH SCHENKE DIR EIN VÖGELEIN, UND WENN'S VÖGELEIN NICHT SINGT, KAUFT MAMI DIR 'NEN RING ...
KIRKMAN & SCOTT
DU KRIEGST VON MIR 'NEN BLAUEN SCHEIN, HÖRST DU ENDLICH AUF ZU SCHREIN!
DAS SELBE LIED. ANDERE WORTE.

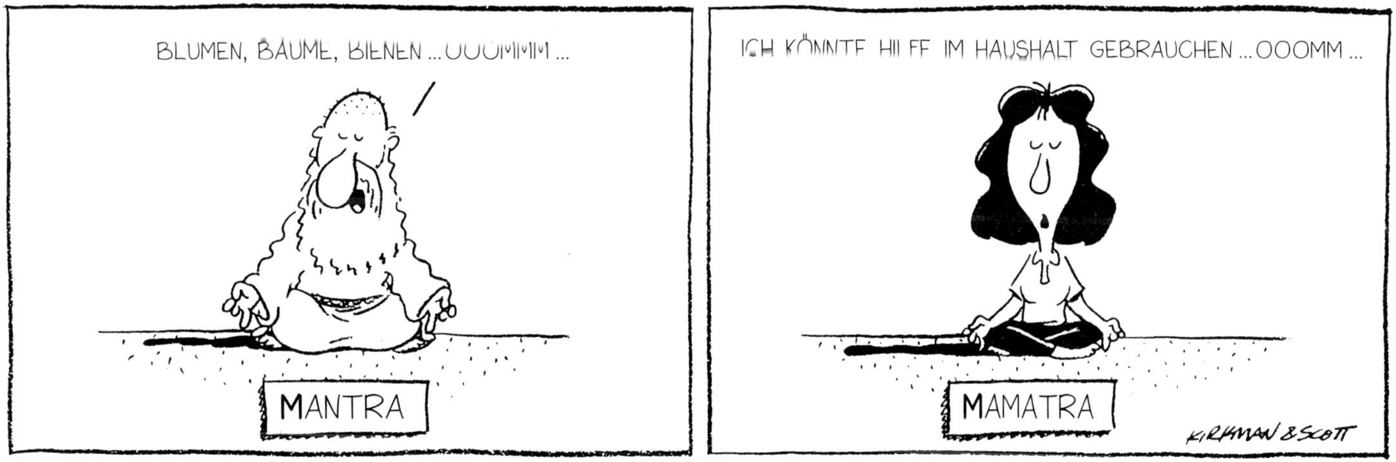
BLUMEN, BÄUME, BIENEN ... OOOMMM ...
MANTRA
ICH KÖNNTE HILFE IM HAUSHALT GEBRAUCHEN ... OOOMM ...
MAMATRA
KIRKMAN & SCOTT

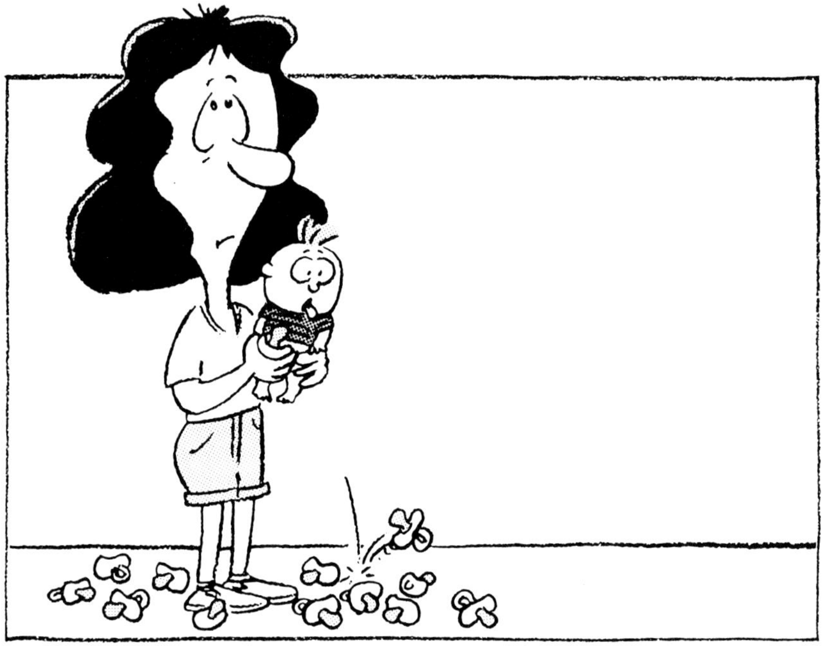

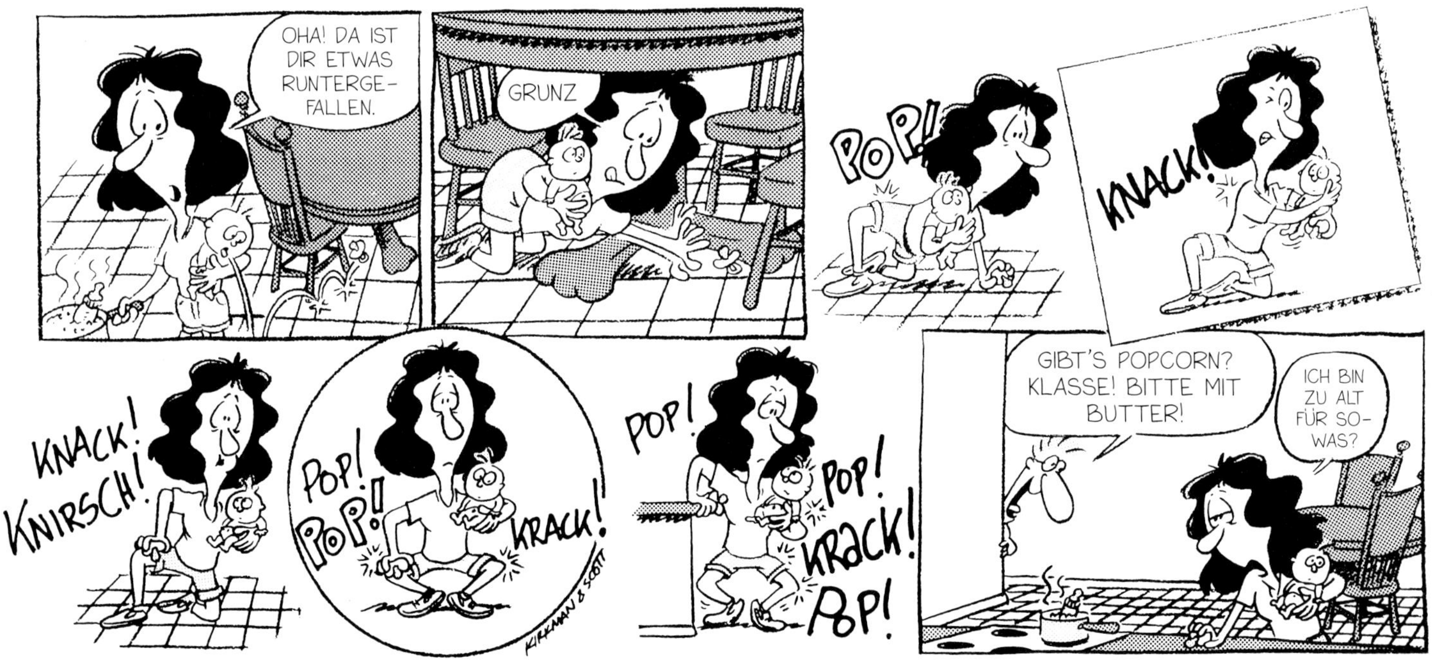
OHA! DA IST DIR ETWAS RUNTERGE-FALLEN.
GRUNZ
POP!
KNACK!
KNACK!
KNIRSCH!
POP!
POP!
KRACK!
KIRKMAN & SCOTT
POP!
POP!
KRACK!
POP!
GIBT'S POPCORN? KLASSE! BITTE MIT BUTTER!
ICH BIN ZU ALT FÜR SO-WAS?

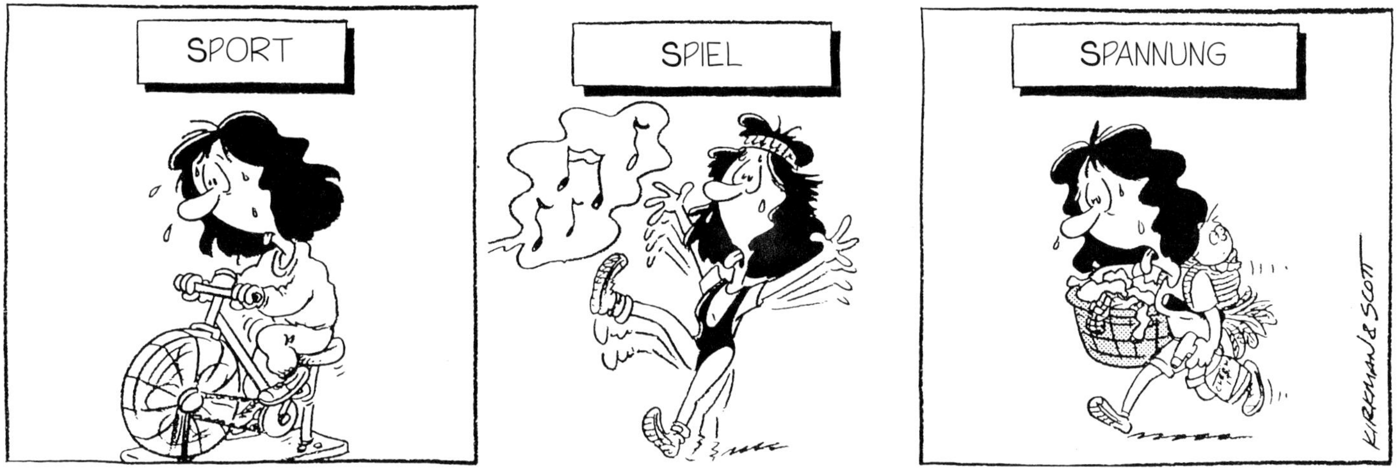
SPORT
SPIEL
SPANNUNG
KIRKMAN & SCOTT

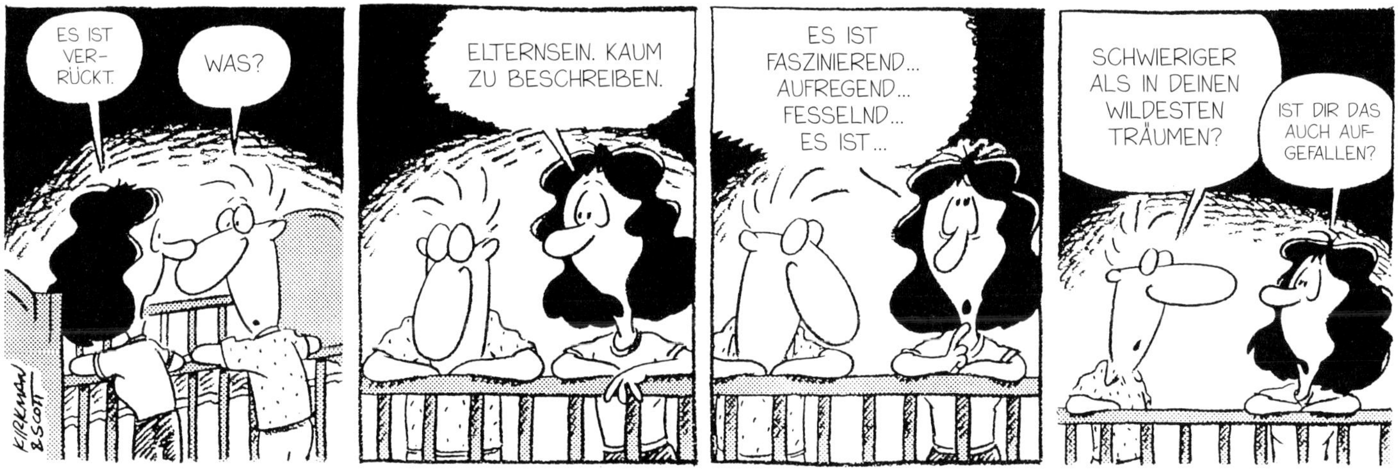
ES IST VER-RÜCKT.
WAS?
ELTERNSEIN. KAUM ZU BESCHREIBEN.
ES IST FASZINIEREND... AUFREGEND... FESSELND... ES IST...
SCHWIERIGER ALS IN DEINEN WILDESTEN TRÄUMEN?
IST DIR DAS AUCH AUF-GEFALLEN?
KIRKMAN & SCOTT

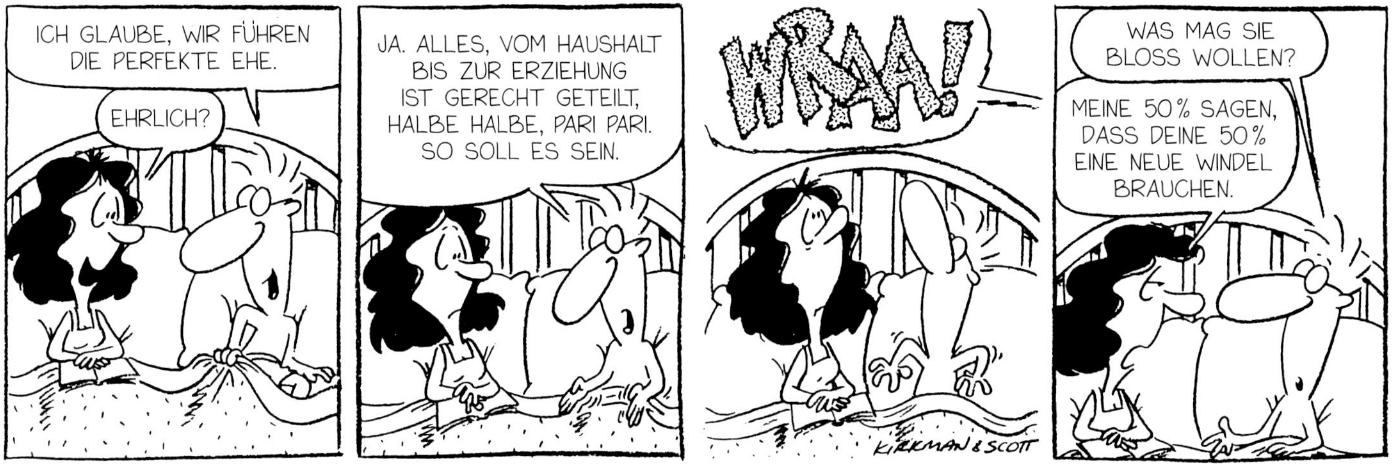
ICH GLAUBE, WIR FÜHREN DIE PERFEKTE EHE.
EHRLICH?
JA. ALLES, VOM HAUSHALT BIS ZUR ERZIEHUNG IST GERECHT GETEILT, HALBE HALBE, PARI PARI. SO SOLL ES SEIN.
WRAA!
WAS MAG SIE BLOSS WOLLEN?
MEINE 50% SAGEN, DASS DEINE 50% EINE NEUE WINDEL BRAUCHEN.
KIRKMAN & SCOTT

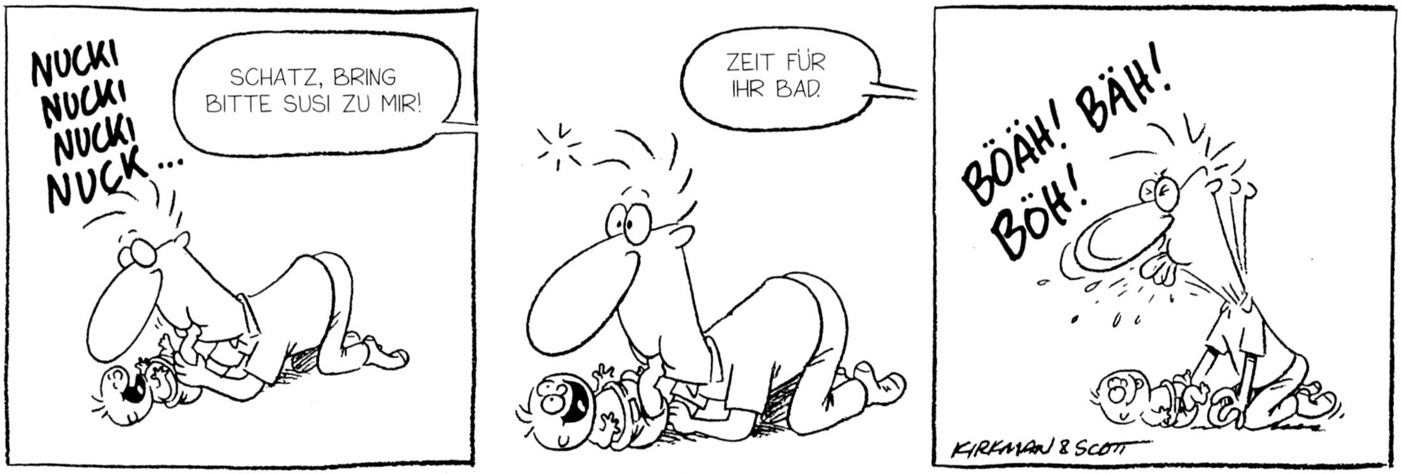
NUCKI NUCKI NUCKI NUCK...
SCHATZ, BRING BITTE SUSI ZU MIR!
ZEIT FÜR IHR BAD.
BÖÄH! BÄH! BÖH!
KIRKMAN & SCOTT

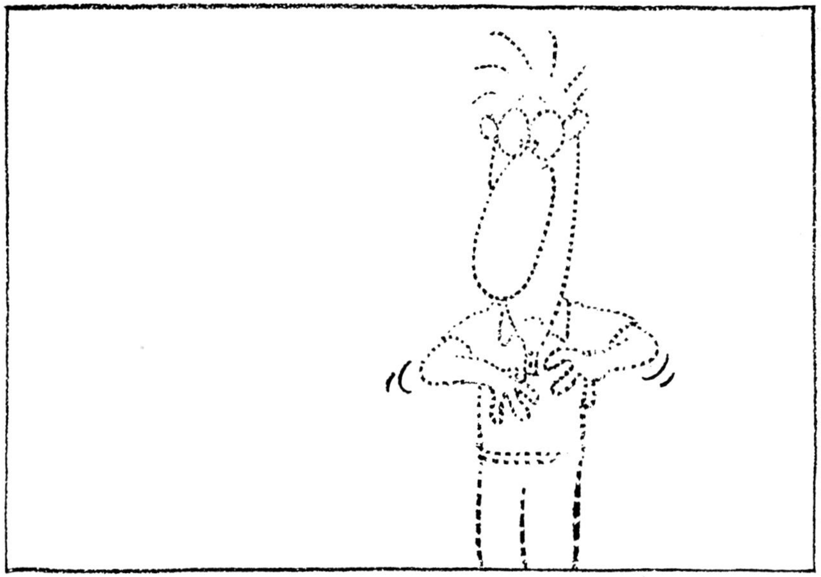

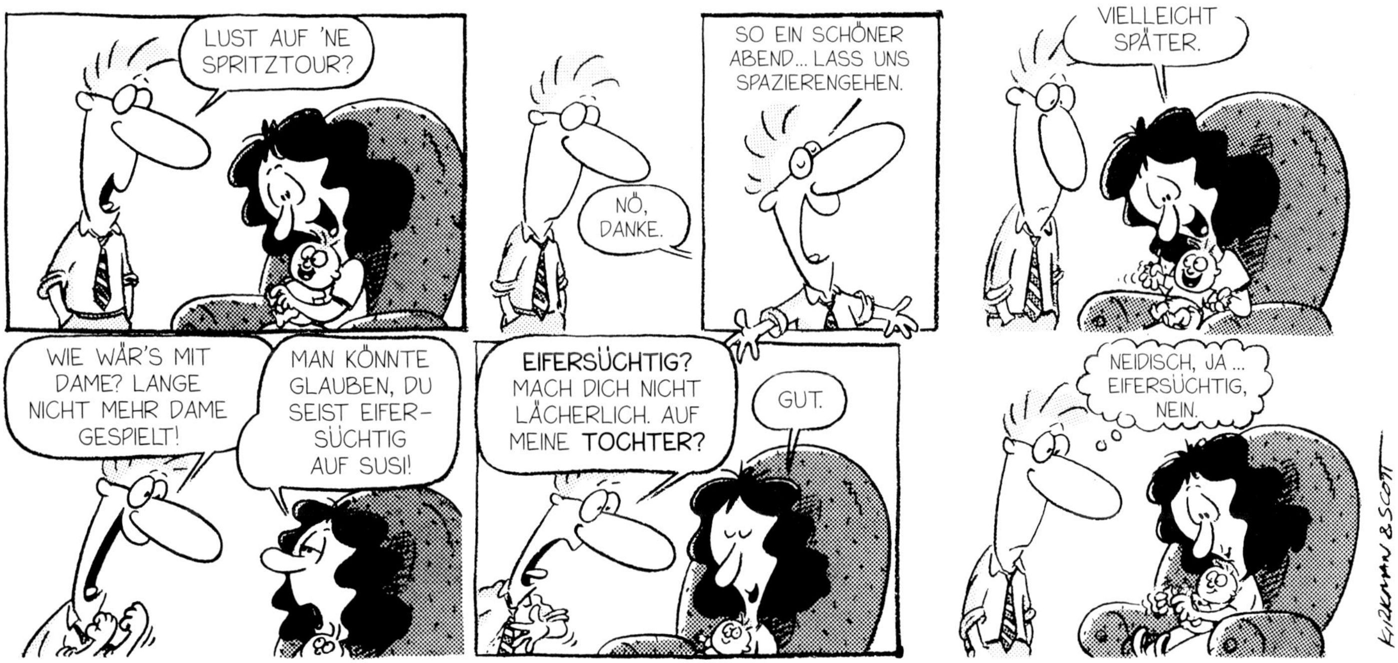
LUST AUF 'NE SPRITZTOUR?
NÖ, DANKE.
SO EIN SCHÖNER ABEND... LASS UNS SPAZIERENGEHEN.
VIELLEICHT SPÄTER.
WIE WÄR'S MIT DAME? LANGE NICHT MEHR DAME GESPIELT!
MAN KÖNNTE GLAUBEN, DU SEIST EIFER-SÜCHTIG AUF SUSI!
EIFERSÜCHTIG? MACH DICH NICHT LÄCHERLICH. AUF MEINE TOCHTER?
GUT.
NEIDISCH, JA ... EIFERSÜCHTIG, NEIN.
KIRKMAN & SCOTT

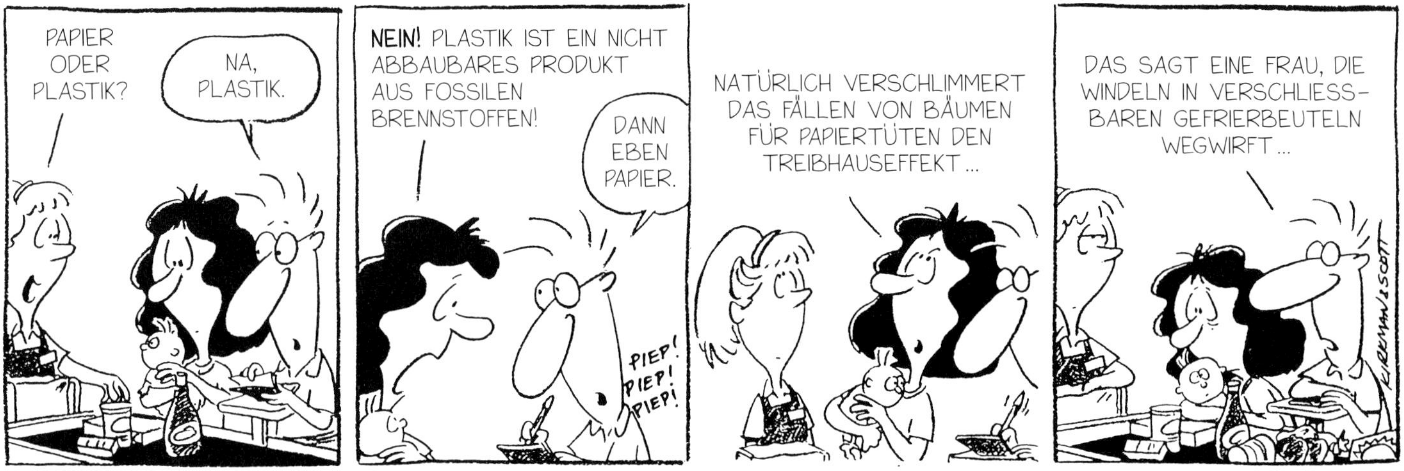
PAPIER ODER PLASTIK?
NA, PLASTIK.
NEIN! PLASTIK IST EIN NICHT ABBAUBARES PRODUKT AUS FOSSILEN BRENNSTOFFEN!
DANN EBEN PAPIER.
PIEP! PIEP! PIEP!
NATÜRLICH VERSCHLIMMERT DAS FÄLLEN VON BÄUMEN FÜR PAPIERTÜTEN DEN TREIBHAUSEFFEKT ...
DAS SAGT EINE FRAU, DIE WINDELN IN VERSCHLIESS-BAREN GEFRIERBEUTELN WEGWIRFT ...
KIRKMAN & SCOTT

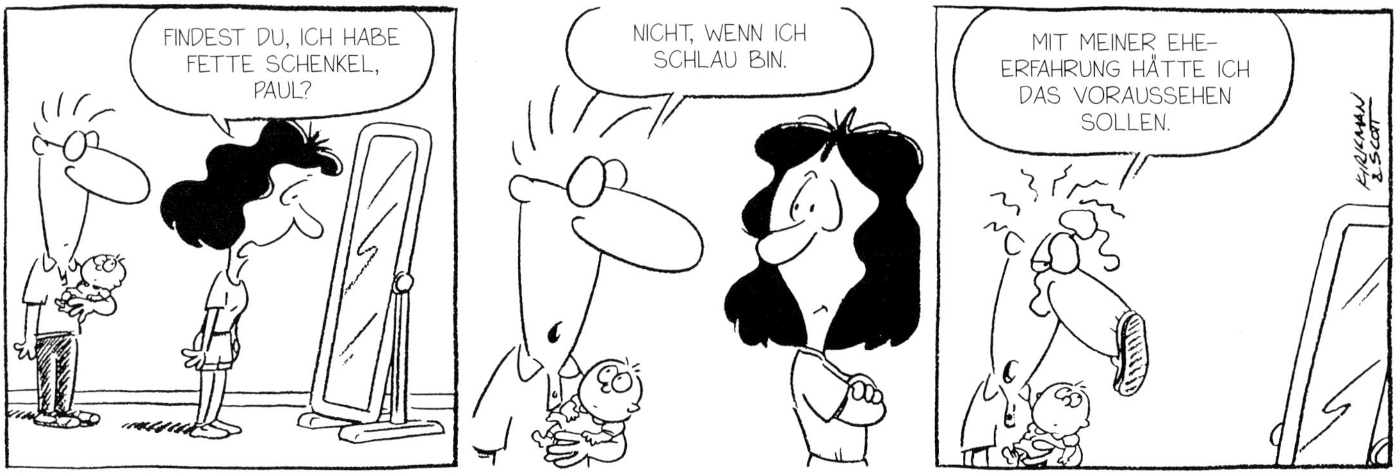
FINDEST DU, ICH HABE FETTE SCHENKEL, PAUL?
NICHT, WENN ICH SCHLAU BIN.
MIT MEINER EHE-ERFAHRUNG HÄTTE ICH DAS VORAUSSEHEN SOLLEN.
KIRKMAN & SCOTT

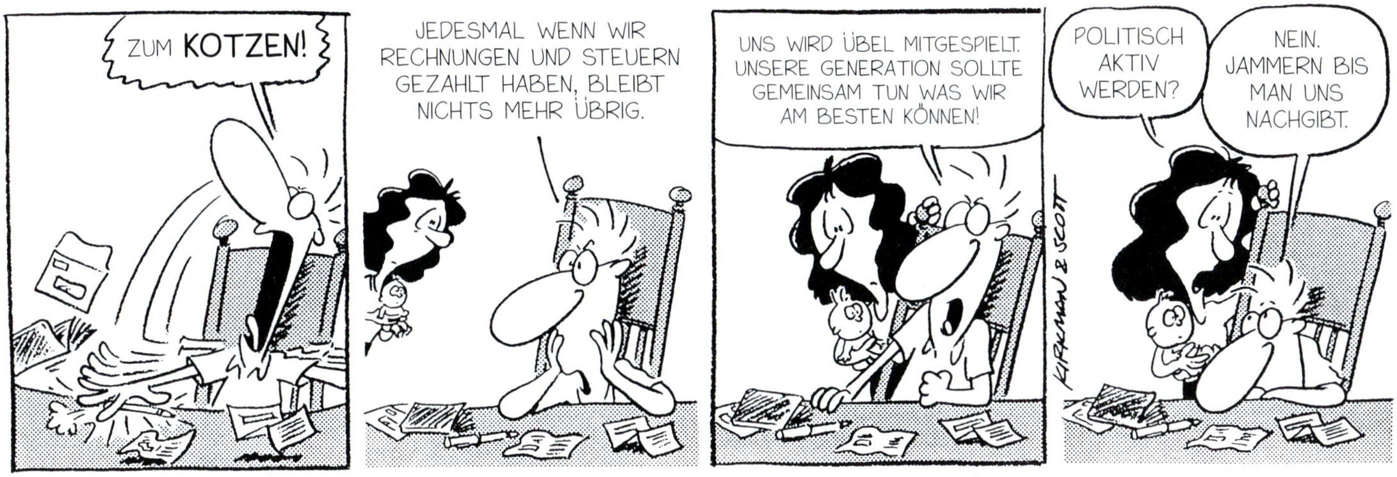
ZUM KOTZEN!
JEDESMAL WENN WIR RECHNUNGEN UND STEUERN GEZAHLT HABEN, BLEIBT NICHTS MEHR ÜBRIG.
UNS WIRD ÜBEL MITGESPIELT. UNSERE GENERATION SOLLTE GEMEINSAM TUN WAS WIR AM BESTEN KÖNNEN!
KIRKMAN & SCOTT
POLITISCH AKTIV WERDEN?
NEIN. JAMMERN BIS MAN UNS NACHGIBT.

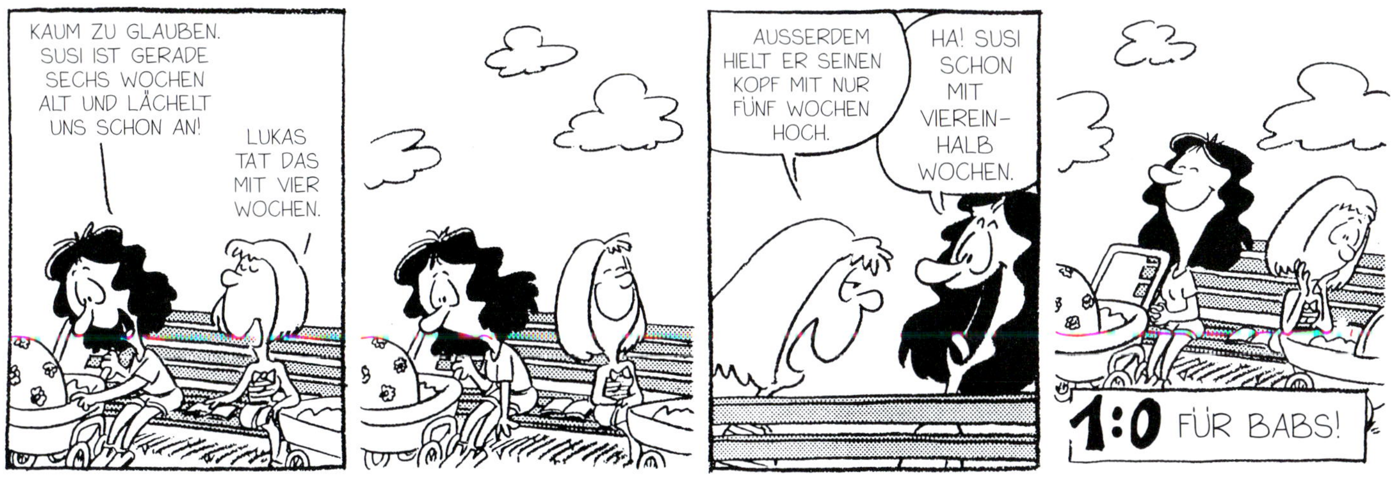
KAUM ZU GLAUBEN. SUSI IST GERADE SECHS WOCHEN ALT UND LÄCHELT UNS SCHON AN!
LUKAS TAT DAS MIT VIER WOCHEN.
AUSSERDEM HIELT ER SEINEN KOPF MIT NUR FÜNF WOCHEN HOCH.
HA! SUSI SCHON MIT VIEREIN-HALB WOCHEN.
1:0 FÜR BABS!

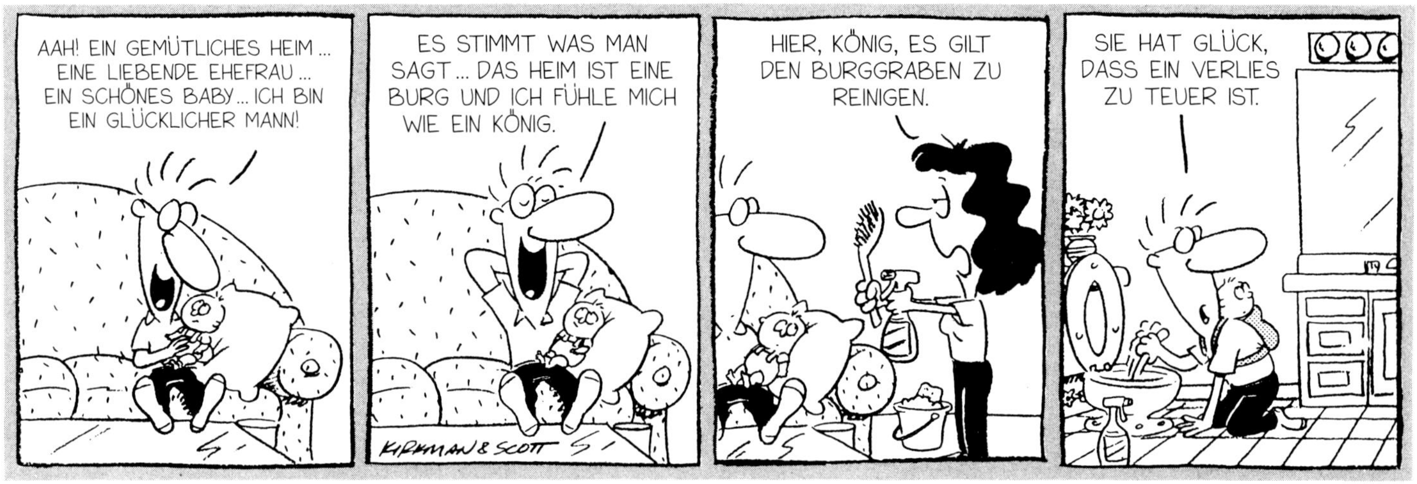
AAH! EIN GEMÜTLICHES HEIM ... EINE LIEBENDE EHEFRAU ... EIN SCHÖNES BABY ... ICH BIN EIN GLÜCKLICHER MANN!
ES STIMMT WAS MAN SAGT ... DAS HEIM IST EINE BURG UND ICH FÜHLE MICH WIE EIN KÖNIG.
KIRKMAN & SCOTT
HIER, KÖNIG, ES GILT DEN BURGGRABEN ZU REINIGEN.
SIE HAT GLÜCK, DASS EIN VERLIES ZU TEUER IST.

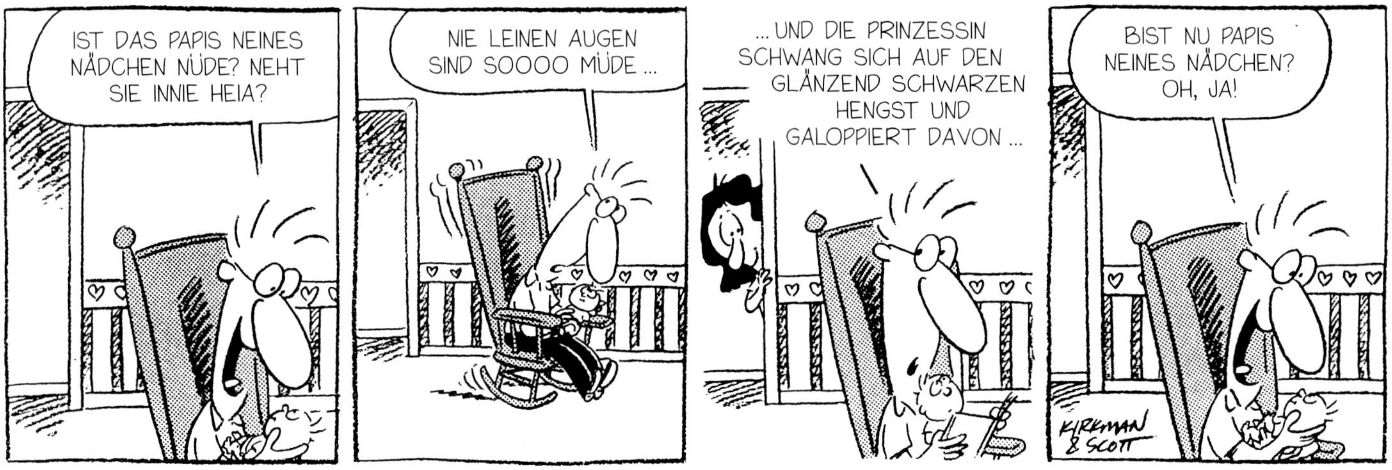
IST DAS PAPIS NEINES NÄDCHEN NÜDE? NEHT SIE INNIE HEIA?
NIE LEINEN AUGEN SIND SOOOO MÜDE ...
... UND DIE PRINZESSIN SCHWANG SICH AUF DEN GLÄNZEND SCHWARZEN HENGST UND GALOPPIERT DAVON ...
BIST NU PAPIS NEINES NÄDCHEN? OH, JA!
KIRKMAN & SCOTT

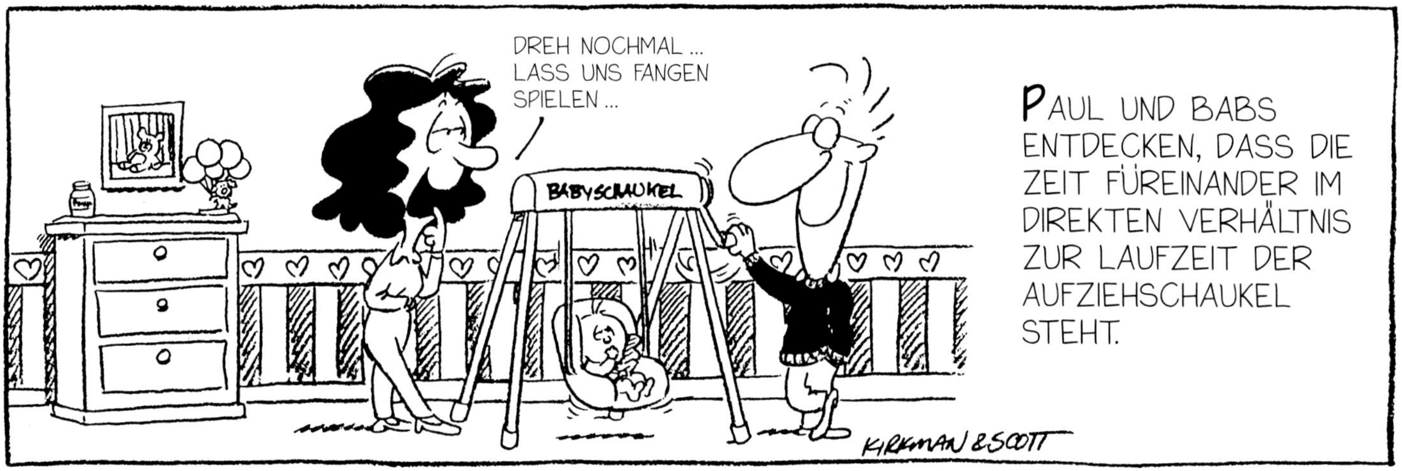
DREH NOCHMAL ... LASS UNS FANGEN SPIELEN ...
BABYSCHAUKEL
PAUL UND BABS ENTDECKEN, DASS DIE ZEIT FÜREINANDER IM DIREKTEN VERHÄLTNIS ZUR LAUFZEIT DER AUFZIEHSCHAUKEL STEHT.
KIRKMAN & SCOTT

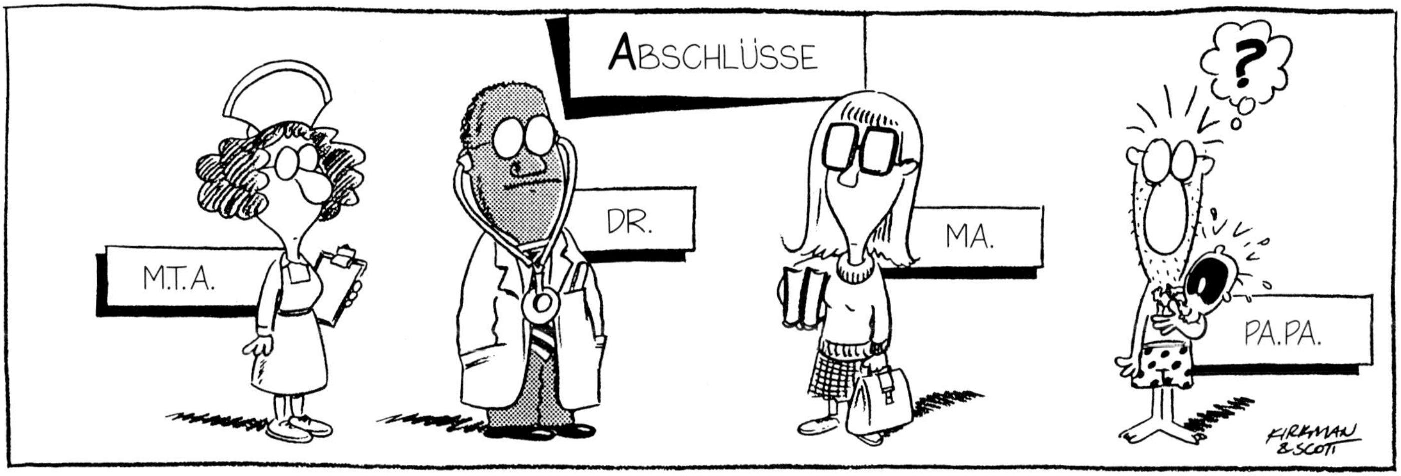
ABSCHLÜSSE
M.T.A.
DR.
MA.
?
PA.PA.
KIRKMAN & SCOTT

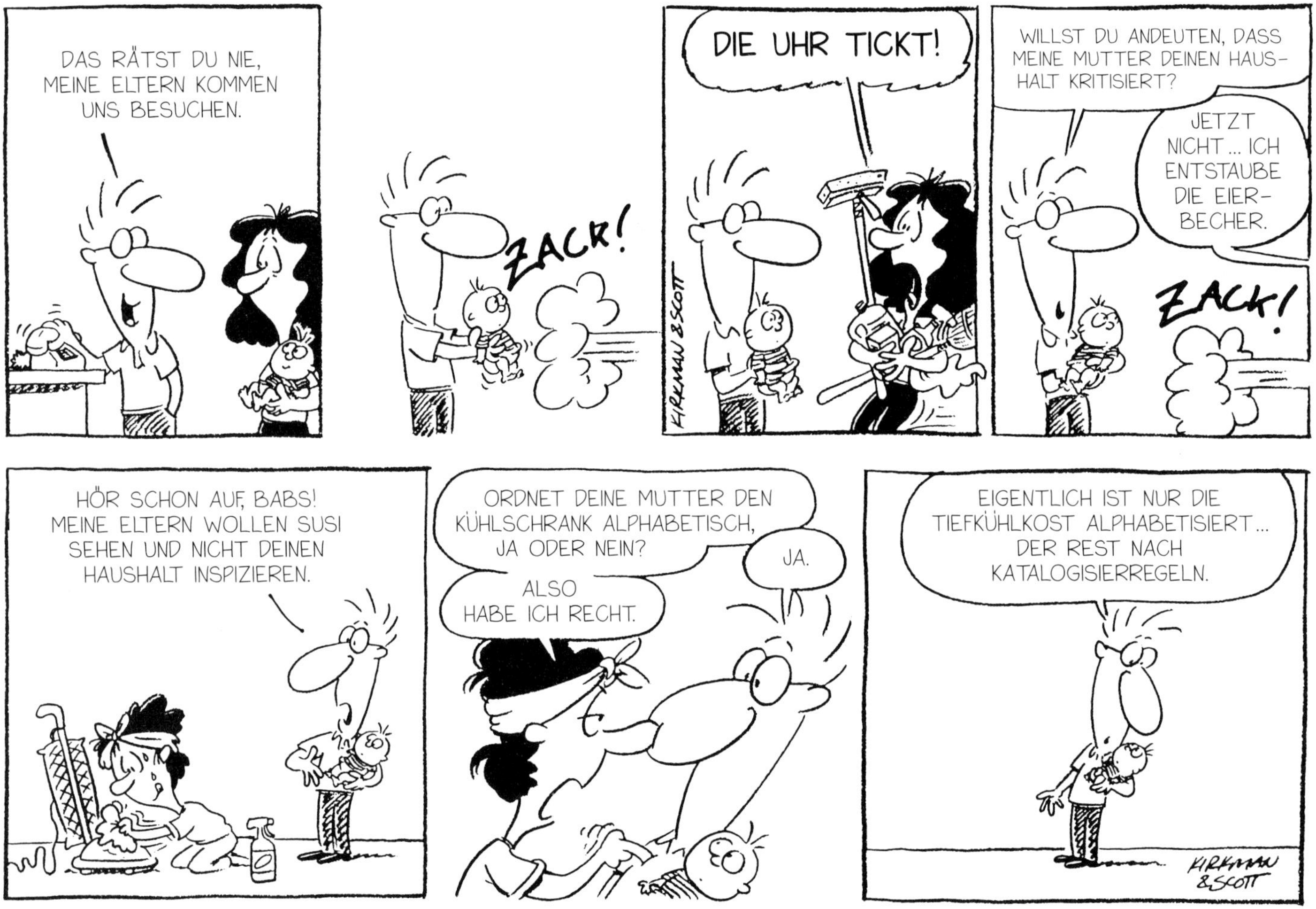
DAS RÄTST DU NIE, MEINE ELTERN KOMMEN UNS BESUCHEN.
ZACK!
KIRKMAN & SCOTT
DIE UHR TICKT!
WILLST DU ANDEUTEN, DASS MEINE MUTTER DEINEN HAUS-HALT KRITISIERT?
JETZT NICHT ... ICH ENTSTAUBE DIE EIER-BECHER.
ZACK!
HÖR SCHON AUF, BABS! MEINE ELTERN WOLLEN SUSI SEHEN UND NICHT DEINEN HAUSHALT INSPIZIEREN.
ORDNET DEINE MUTTER DEN KÜHLSCHRANK ALPHABETISCH, JA ODER NEIN?
JA.
ALSO HABE ICH RECHT.
EIGENTLICH IST NUR DIE TIEFKÜHLKOST ALPHABETISIERT ... DER REST NACH KATALOGISIERREGELN.
KIRKMAN & SCOTT

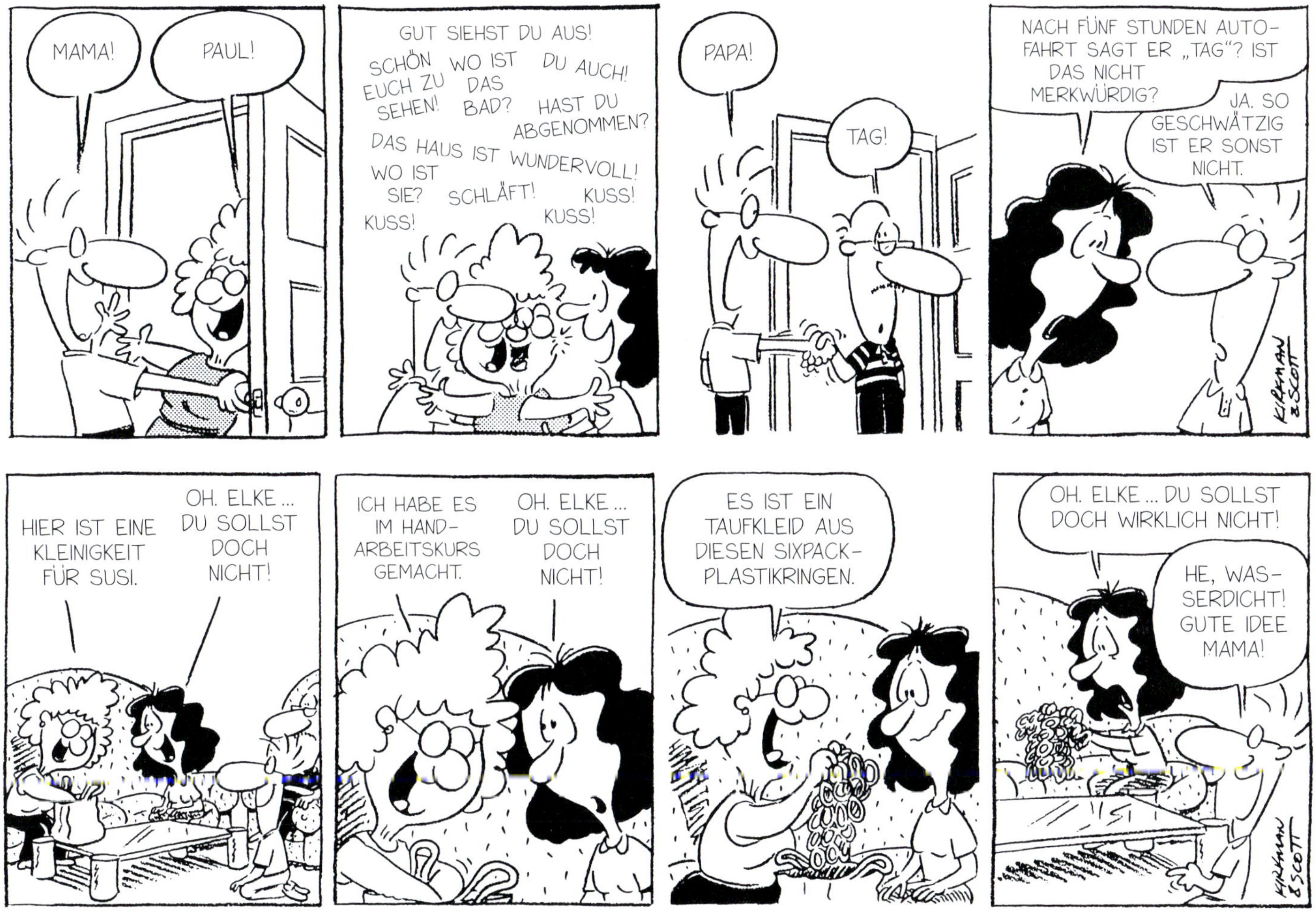
MAMA!
PAUL!
GUT SIEHST DU AUS!
SCHÖN EUCH ZU SEHEN!
WO IST DAS BAD?
DU AUCH!
HAST DU ABGENOMMEN?
DAS HAUS IST WUNDERVOLL!
WO IST SIE?
SCHLÄFT!
KUSS!
KUSS!
KUSS!
PAPA!
TAG!
NACH FÜNF STUNDEN AUTOFAHRT SAGT ER „TAG"? IST DAS NICHT MERKWÜRDIG?
JA. SO GESCHWÄTZIG IST ER SONST NICHT.
KIRKMAN & SCOTT
HIER IST EINE KLEINIGKEIT FÜR SUSI.
OH. ELKE ... DU SOLLST DOCH NICHT!
ICH HABE ES IM HANDARBEITSKURS GEMACHT.
OH. ELKE ... DU SOLLST DOCH NICHT!
ES IST EIN TAUFKLEID AUS DIESEN SIXPACK-PLASTIKRINGEN.
OH. ELKE ... DU SOLLST DOCH WIRKLICH NICHT!
HE, WASSERDICHT! GUTE IDEE MAMA!
KIRKMAN & SCOTT

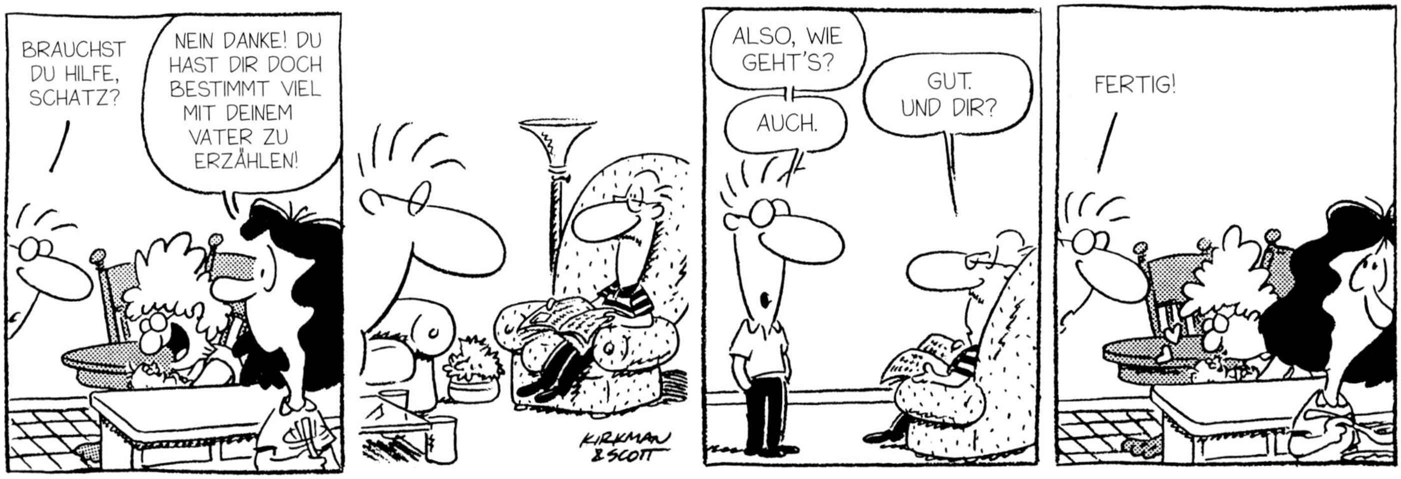
BRAUCHST DU HILFE, SCHATZ?
NEIN DANKE! DU HAST DIR DOCH BESTIMMT VIEL MIT DEINEM VATER ZU ERZÄHLEN!
KIRKMAN & SCOTT
ALSO, WIE GEHT'S?
GUT. UND DIR?
AUCH.
FERTIG!

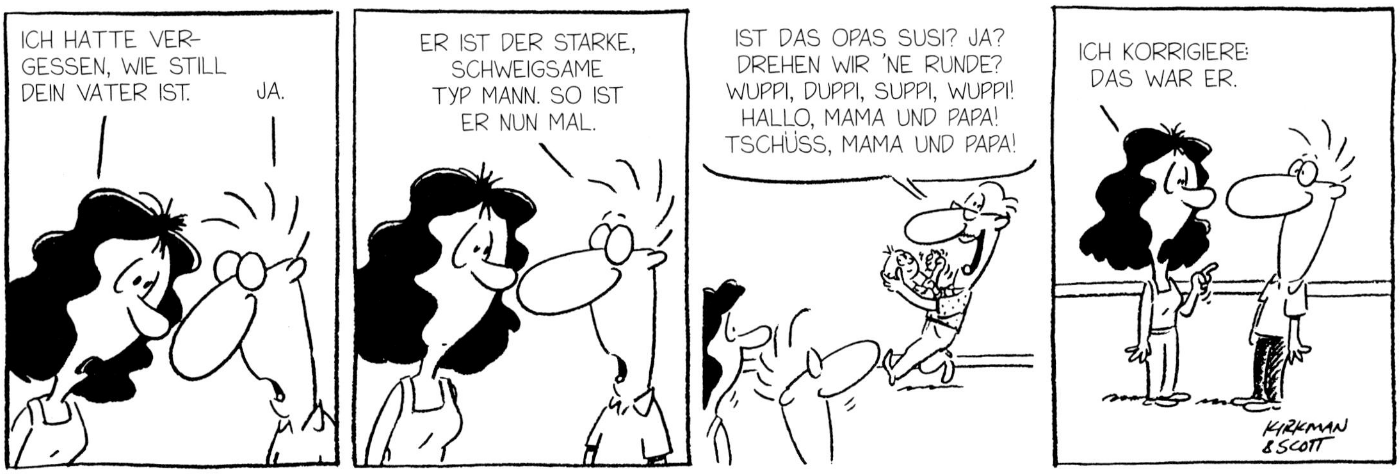
ICH HATTE VERGESSEN, WIE STILL DEIN VATER IST.
JA.
ER IST DER STARKE, SCHWEIGSAME TYP MANN. SO IST ER NUN MAL.
IST DAS OPAS SUSI? JA? DREHEN WIR 'NE RUNDE? WUPPI, DUPPI, SUPPI, WUPPI! HALLO, MAMA UND PAPA! TSCHÜSS, MAMA UND PAPA!
ICH KORRIGIERE: DAS WAR ER.
KIRKMAN & SCOTT

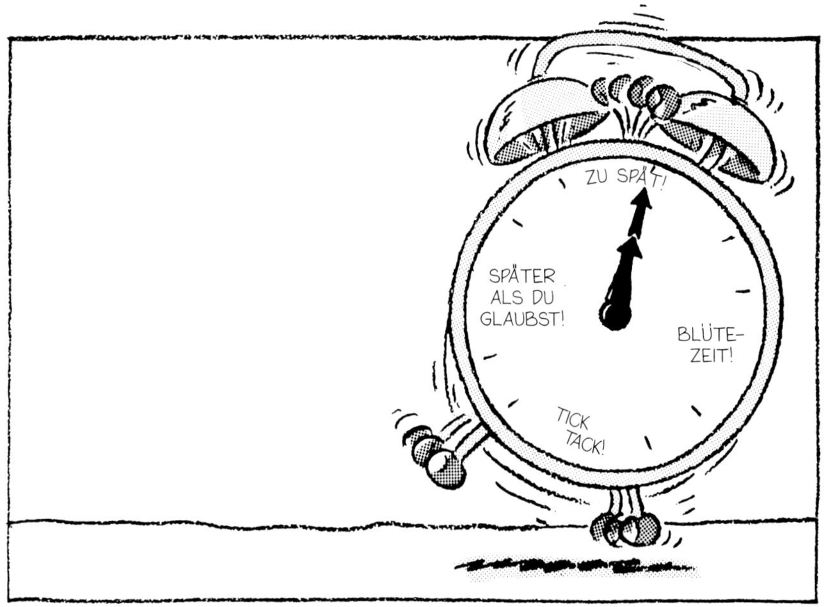
ZU SPÄT!
SPÄTER ALS DU GLAUBST!
BLÜTE-ZEIT!
TICK TACK!

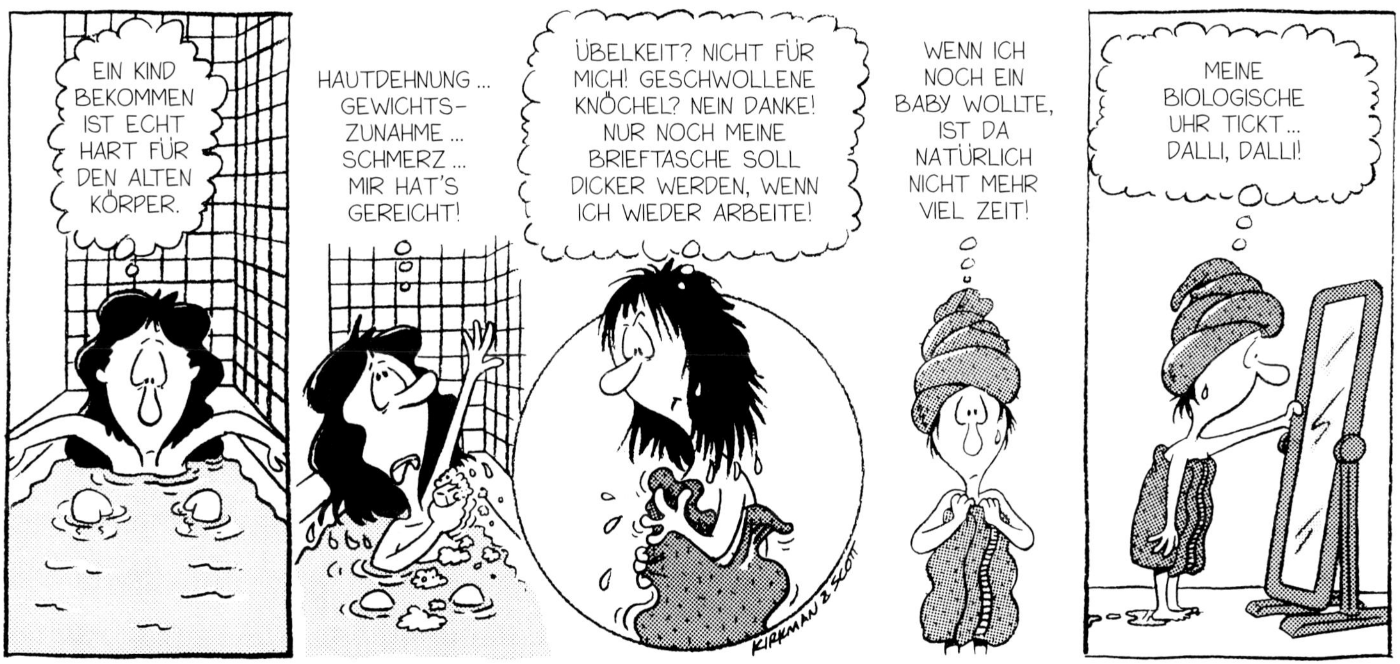
EIN KIND BEKOMMEN IST ECHT HART FÜR DEN ALTEN KÖRPER.
HAUTDEHNUNG ... GEWICHTS-ZUNAHME ... SCHMERZ ... MIR HAT'S GEREICHT!
ÜBELKEIT? NICHT FÜR MICH! GESCHWOLLENE KNÖCHEL? NEIN DANKE! NUR NOCH MEINE BRIEFTASCHE SOLL DICKER WERDEN, WENN ICH WIEDER ARBEITE!
WENN ICH NOCH EIN BABY WOLLTE, IST DA NATÜRLICH NICHT MEHR VIEL ZEIT!
MEINE BIOLOGISCHE UHR TICKT... DALLI, DALLI!
KIRKMAN & SCOTT

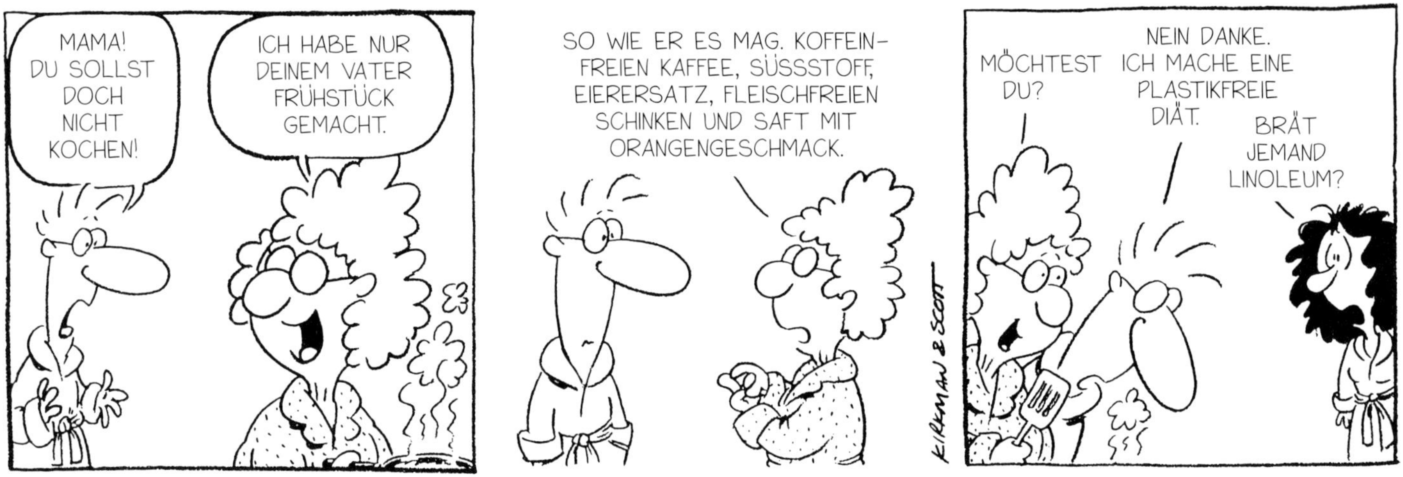
MAMA! DU SOLLST DOCH NICHT KOCHEN!
ICH HABE NUR DEINEM VATER FRÜHSTÜCK GEMACHT.
SO WIE ER ES MAG. KOFFEIN-FREIEN KAFFEE, SÜSSSTOFF, EIERERSATZ, FLEISCHFREIEN SCHINKEN UND SAFT MIT ORANGENGESCHMACK.
KIRKMAN & SCOTT
MÖCHTEST DU?
NEIN DANKE. ICH MACHE EINE PLASTIKFREIE DIÄT.
BRÄT JEMAND LINOLEUM?

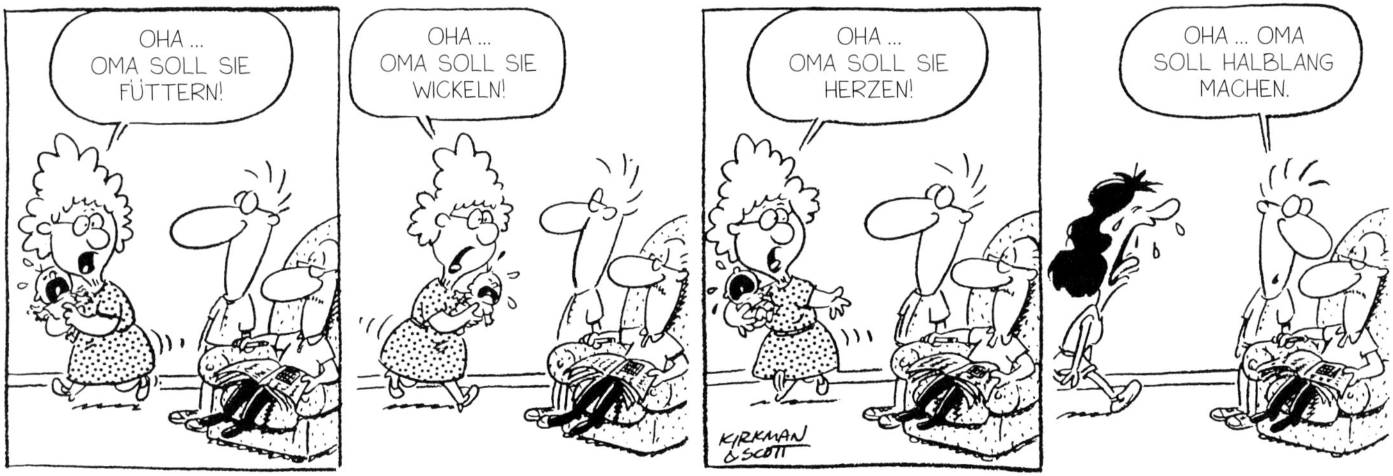
OHA ... OMA SOLL SIE FÜTTERN!
OHA ... OMA SOLL SIE WICKELN!
OHA ... OMA SOLL SIE HERZEN!
KIRKMAN & SCOTT
OHA ... OMA SOLL HALBLANG MACHEN.

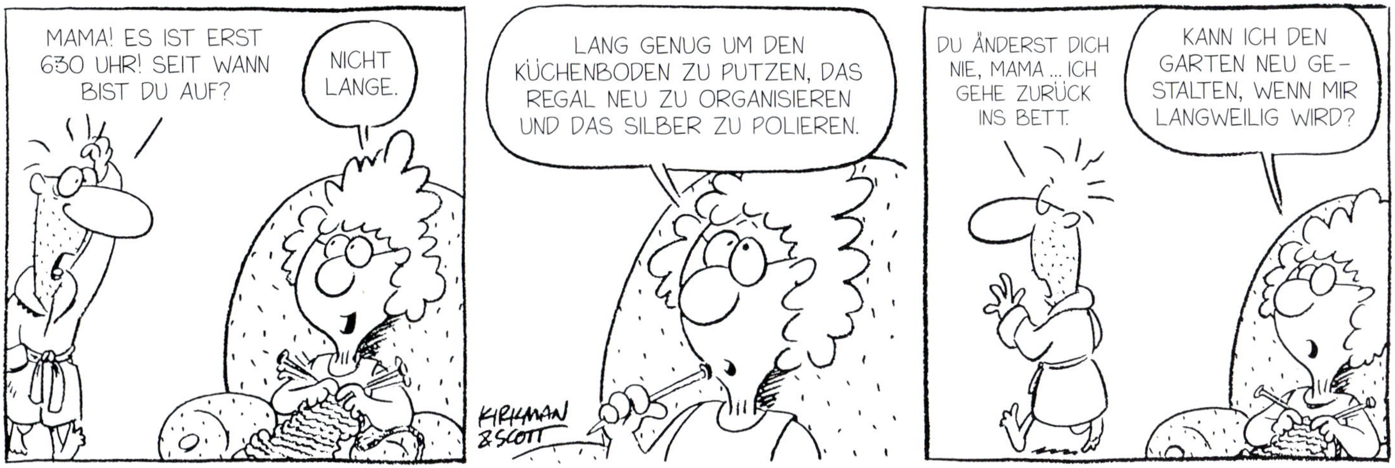
MAMA! ES IST ERST 630 UHR! SEIT WANN BIST DU AUF?
NICHT LANGE.
LANG GENUG UM DEN KÜCHENBODEN ZU PUTZEN, DAS REGAL NEU ZU ORGANISIEREN UND DAS SILBER ZU POLIEREN.
KIRKMAN & SCOTT
DU ÄNDERST DICH NIE, MAMA ... ICH GEHE ZURÜCK INS BETT.
KANN ICH DEN GARTEN NEU GE-STALTEN, WENN MIR LANGWEILIG WIRD?

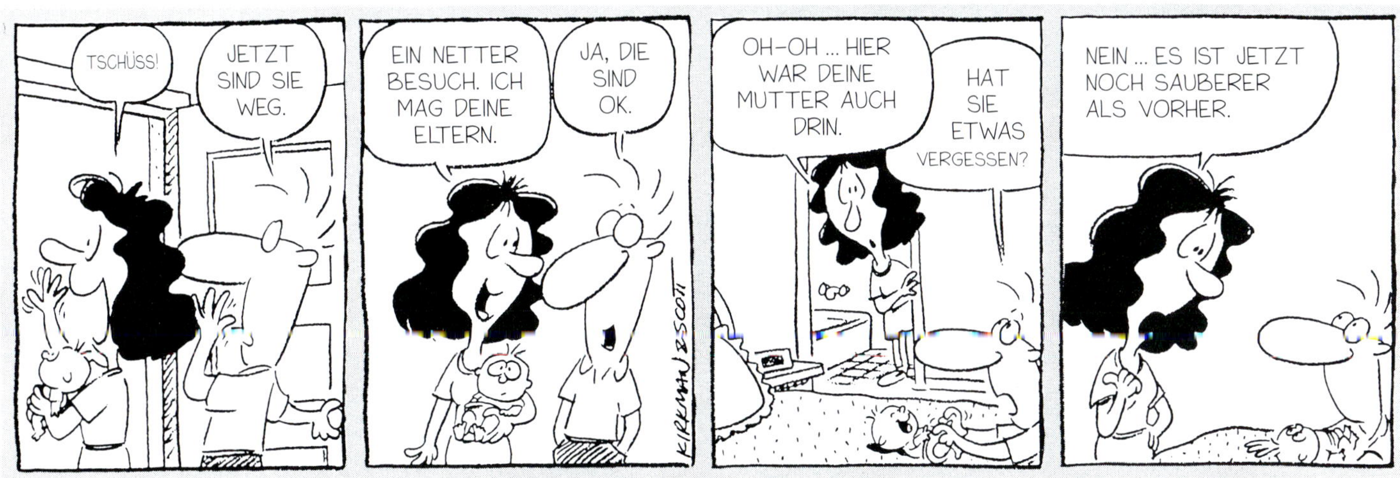
TSCHÜSS!
JETZT SIND SIE WEG.
EIN NETTER BESUCH. ICH MAG DEINE ELTERN.
JA, DIE SIND OK.
KIRKMAN & SCOTT
OH-OH ... HIER WAR DEINE MUTTER AUCH DRIN.
HAT SIE ETWAS VERGESSEN?
NEIN ... ES IST JETZT NOCH SAUBERER ALS VORHER.

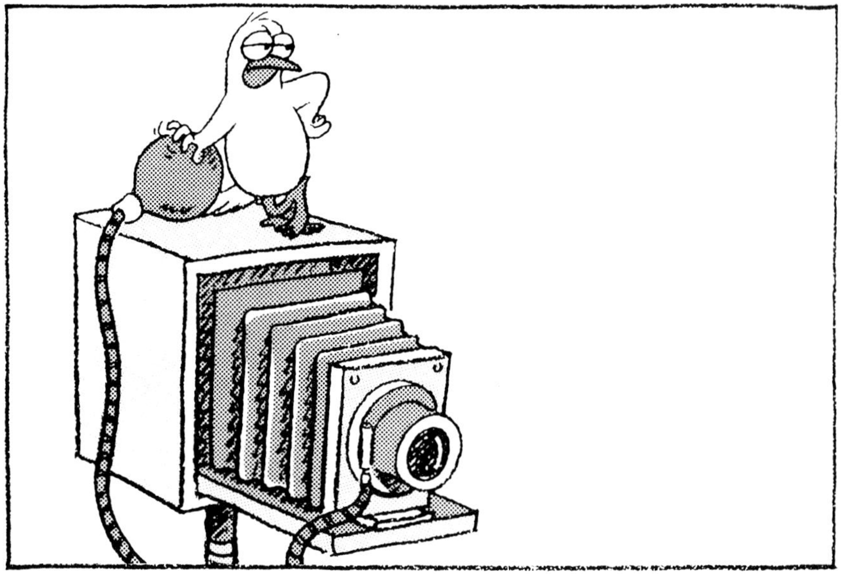

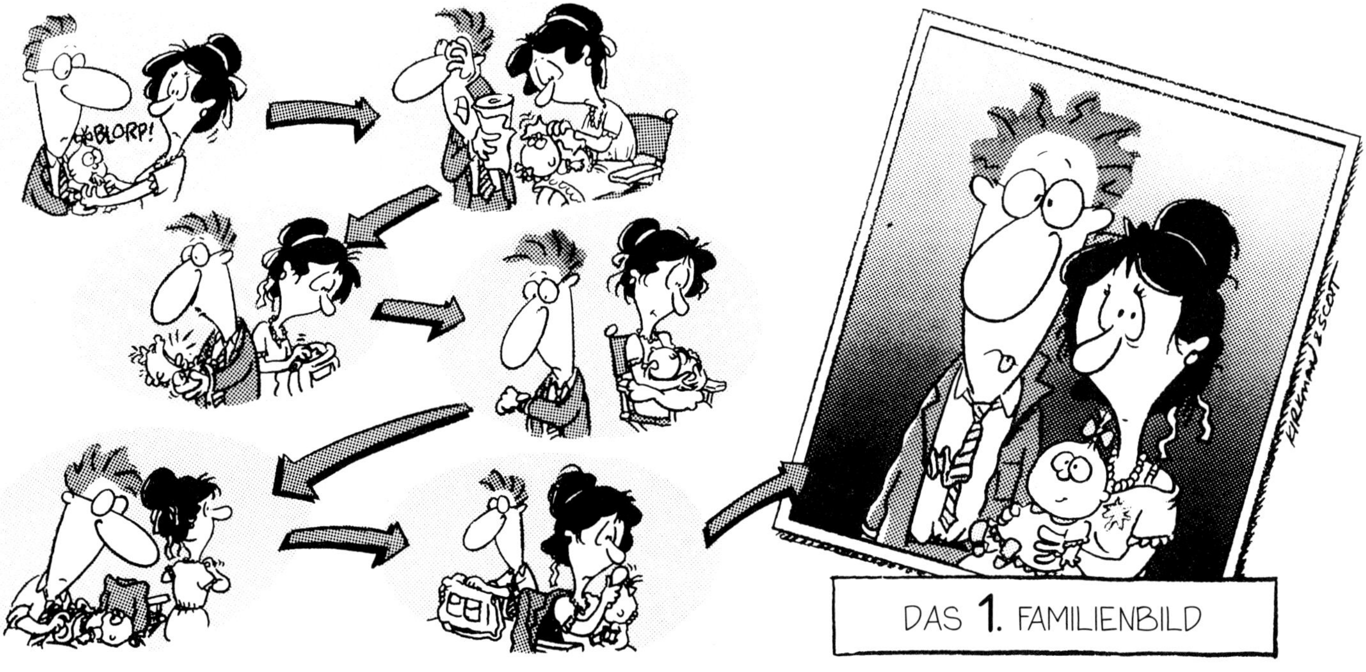
BLORP!
DAS 1. FAMILIENBILD

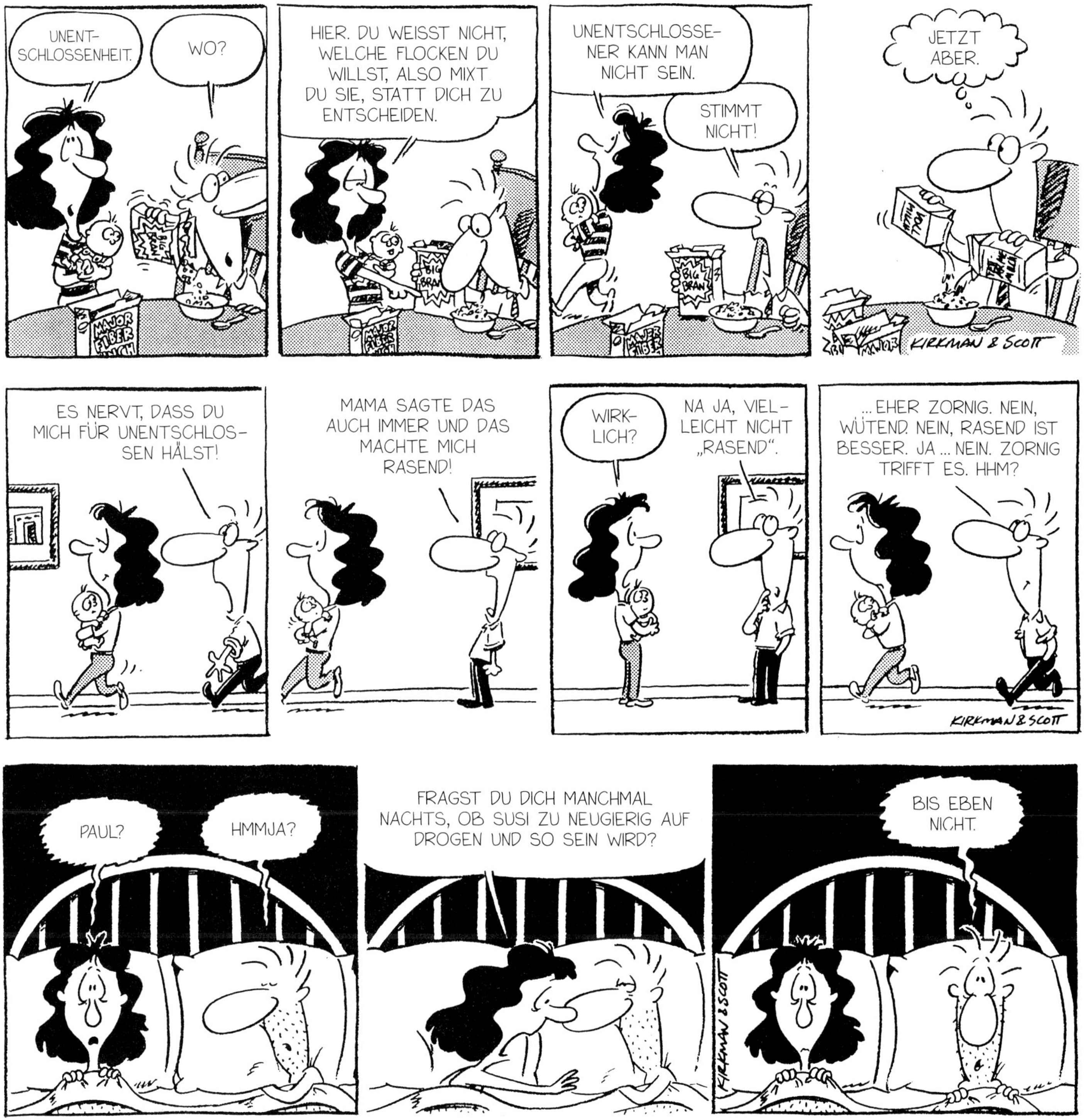
UNENT-SCHLOSSENHEIT.
WO?
HIER. DU WEISST NICHT, WELCHE FLOCKEN DU WILLST, ALSO MIXT DU SIE, STATT DICH ZU ENTSCHEIDEN.
BIG BRAN
MAJOR FIBER
UNENTSCHLOSSENER KANN MAN NICHT SEIN.
STIMMT NICHT!
JETZT ABER.
KIRKMAN & SCOTT
ES NERVT, DASS DU MICH FÜR UNENTSCHLOSSEN HÄLST!
MAMA SAGTE DAS AUCH IMMER UND DAS MACHTE MICH RASEND!
WIRK-LICH?
NA JA, VIELLEICHT NICHT „RASEND".
... EHER ZORNIG. NEIN, WÜTEND. NEIN, RASEND IST BESSER. JA ... NEIN. ZORNIG TRIFFT ES. HHM?
KIRKMAN & SCOTT
PAUL?
HMMJA?
FRAGST DU DICH MANCHMAL NACHTS, OB SUSI ZU NEUGIERIG AUF DROGEN UND SO SEIN WIRD?
KIRKMAN & SCOTT
BIS EBEN NICHT.

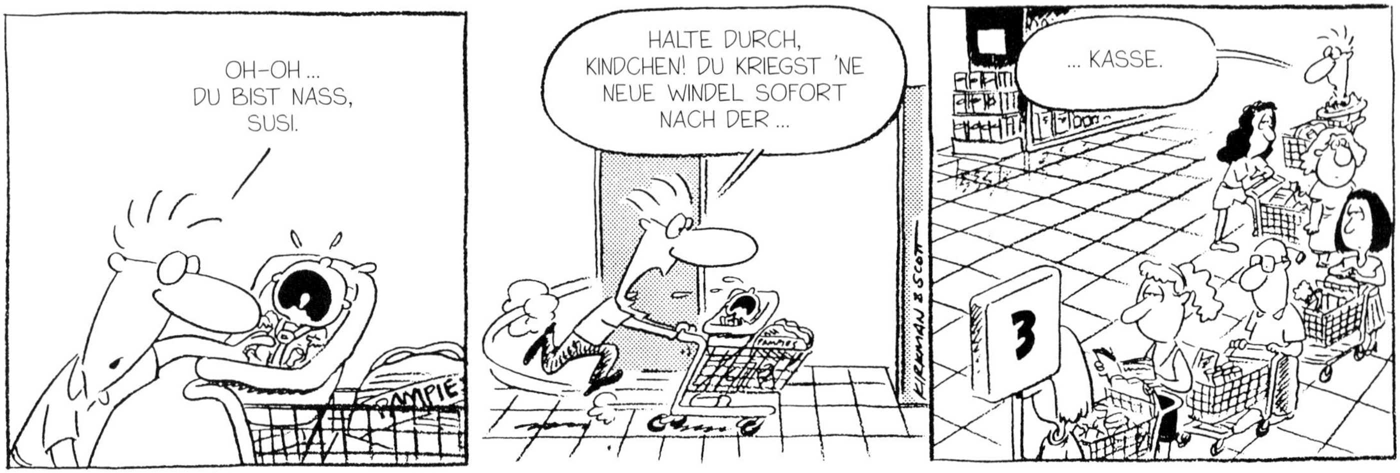
OH-OH ...
DU BIST NASS, SUSI.
PAMPIE
HALTE DURCH, KINDCHEN! DU KRIEGST 'NE NEUE WINDEL SOFORT NACH DER ...
KIRKMAN & SCOTT
... KASSE.
3

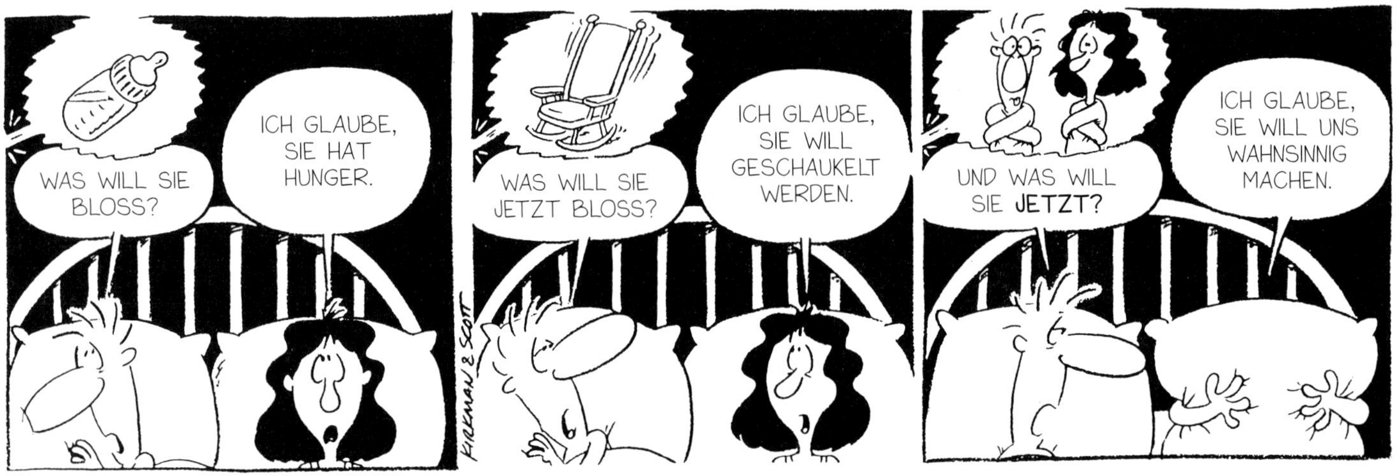
WAS WILL SIE BLOSS?
ICH GLAUBE, SIE HAT HUNGER.
KIRKMAN & SCOTT
WAS WILL SIE JETZT BLOSS?
ICH GLAUBE, SIE WILL GESCHAUKELT WERDEN.
UND WAS WILL SIE **JETZT?**
ICH GLAUBE, SIE WILL UNS WAHNSINNIG MACHEN.

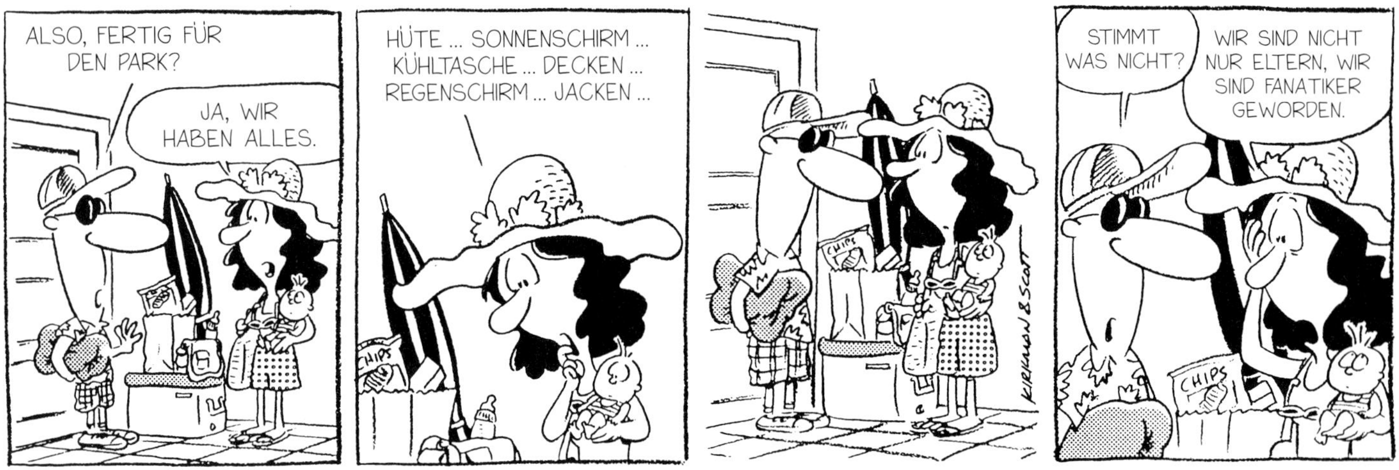
ALSO, FERTIG FÜR DEN PARK?
JA, WIR HABEN ALLES.
HÜTE ... SONNENSCHIRM ... KÜHLTASCHE ... DECKEN ... REGENSCHIRM ... JACKEN ...
CHIPS
KIRKMAN & SCOTT
STIMMT WAS NICHT?
WIR SIND NICHT NUR ELTERN, WIR SIND FANATIKER GEWORDEN.
CHIPS

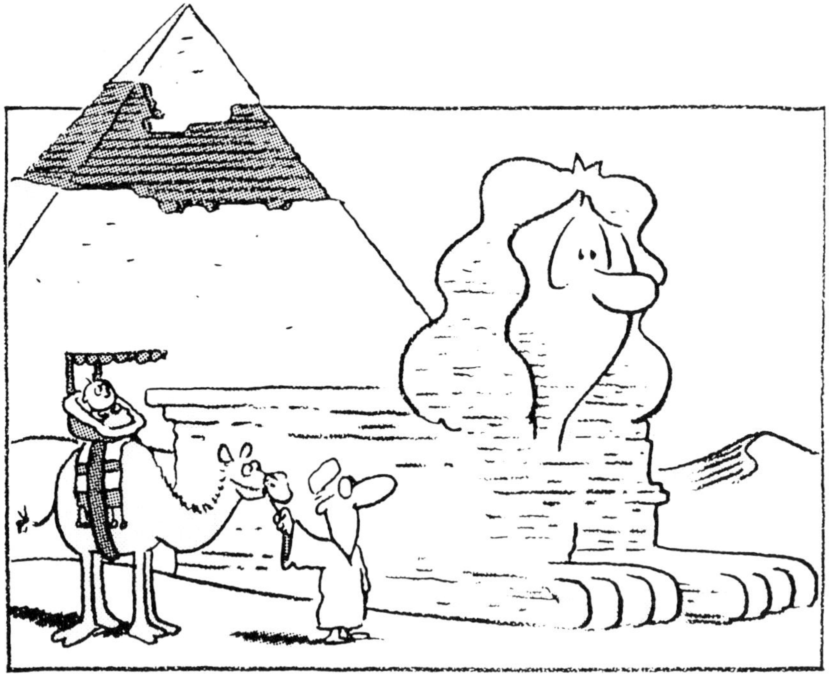

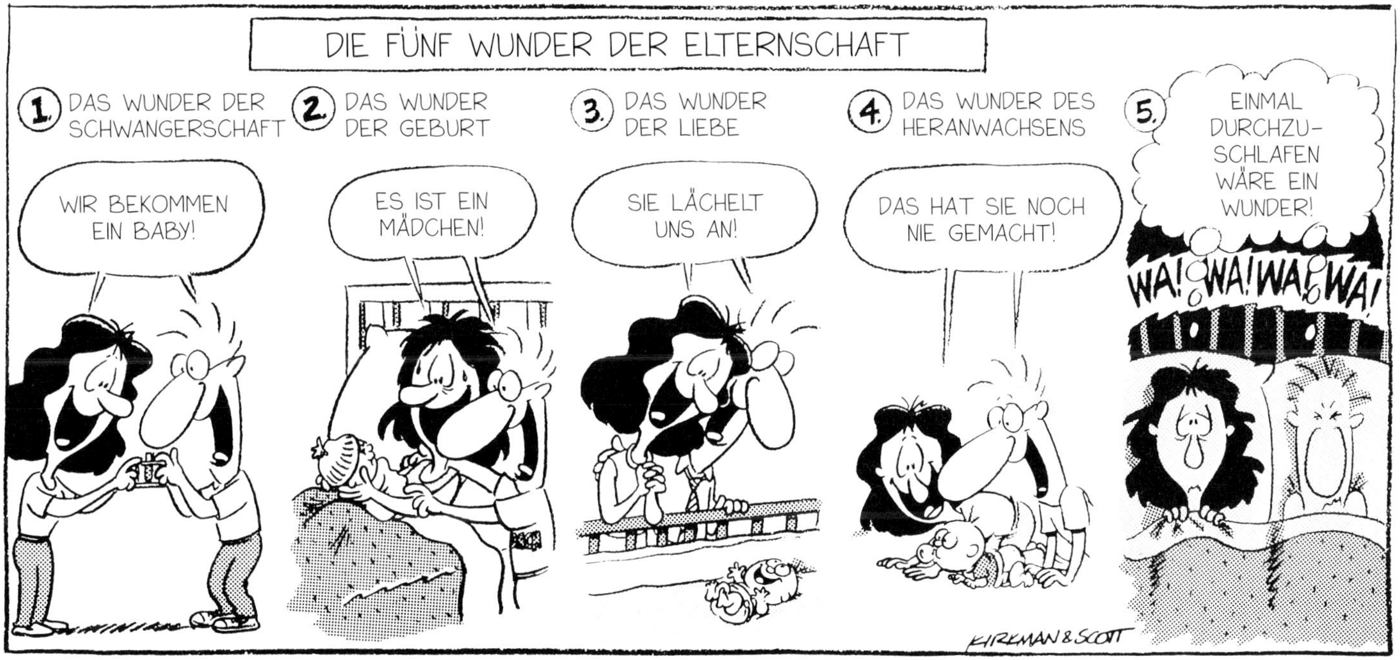
DIE FÜNF WUNDER DER ELTERNSCHAFT
1. DAS WUNDER DER SCHWANGERSCHAFT
WIR BEKOMMEN EIN BABY!
2. DAS WUNDER DER GEBURT
ES IST EIN MÄDCHEN!
3. DAS WUNDER DER LIEBE
SIE LÄCHELT UNS AN!
4. DAS WUNDER DES HERANWACHSENS
DAS HAT SIE NOCH NIE GEMACHT!
5. EINMAL DURCHZU-SCHLAFEN WÄRE EIN WUNDER!
WA! WA! WA! WA!
KIRKMAN & SCOTT

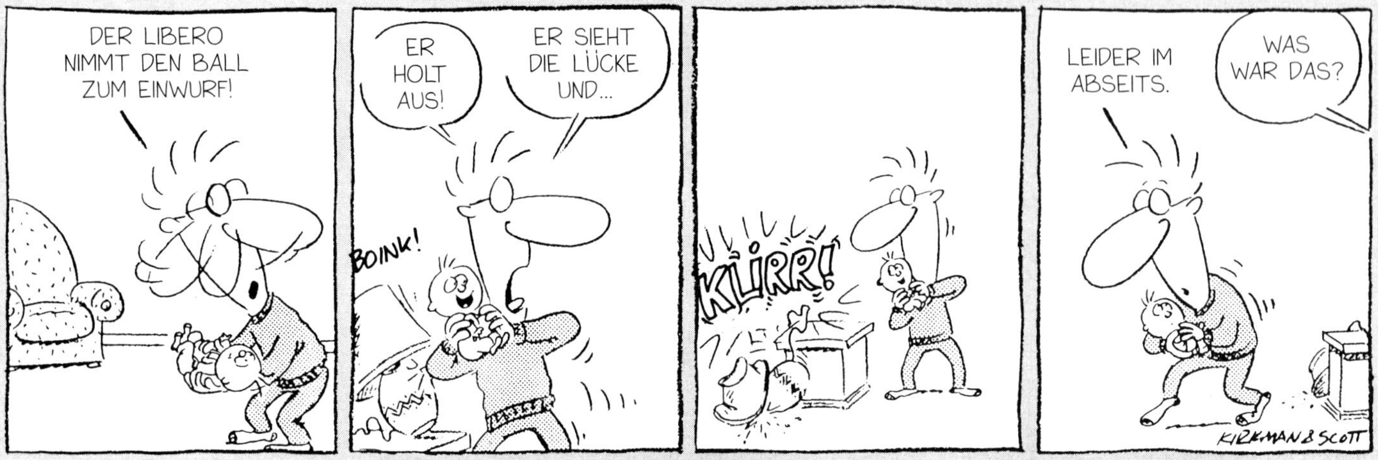
DER LIBERO NIMMT DEN BALL ZUM EINWURF!
ER HOLT AUS!
ER SIEHT DIE LÜCKE UND...
BOINK!
KLIRR!
LEIDER IM ABSEITS.
WAS WAR DAS?
KIRKMAN & SCOTT

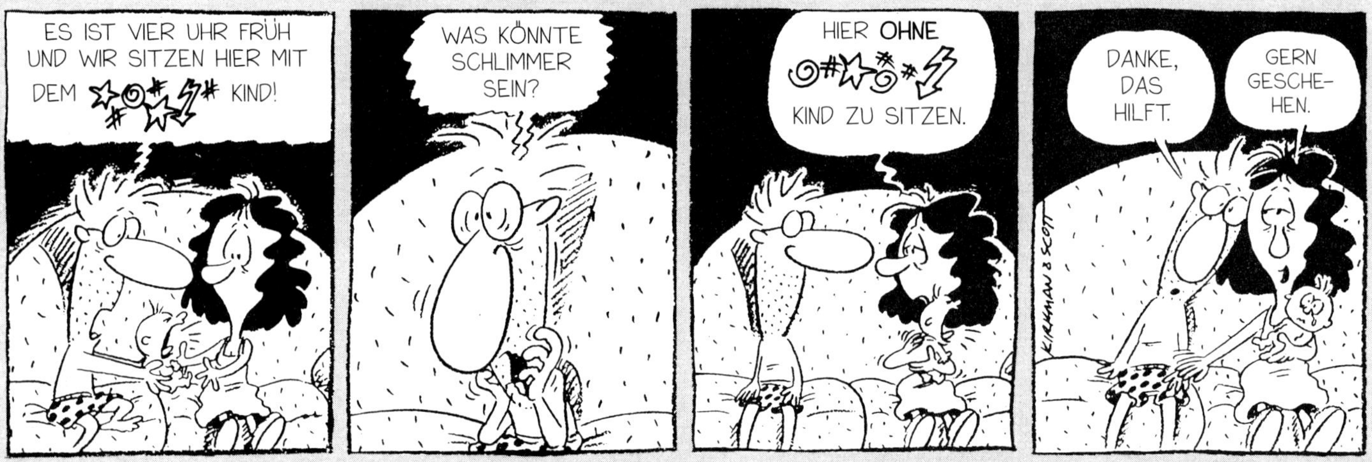
ES IST VIER UHR FRÜH UND WIR SITZEN HIER MIT DEM KIND!
WAS KÖNNTE SCHLIMMER SEIN?
HIER **OHNE** KIND ZU SITZEN.
DANKE, DAS HILFT.
GERN GESCHEHEN.
KIRKMAN & SCOTT

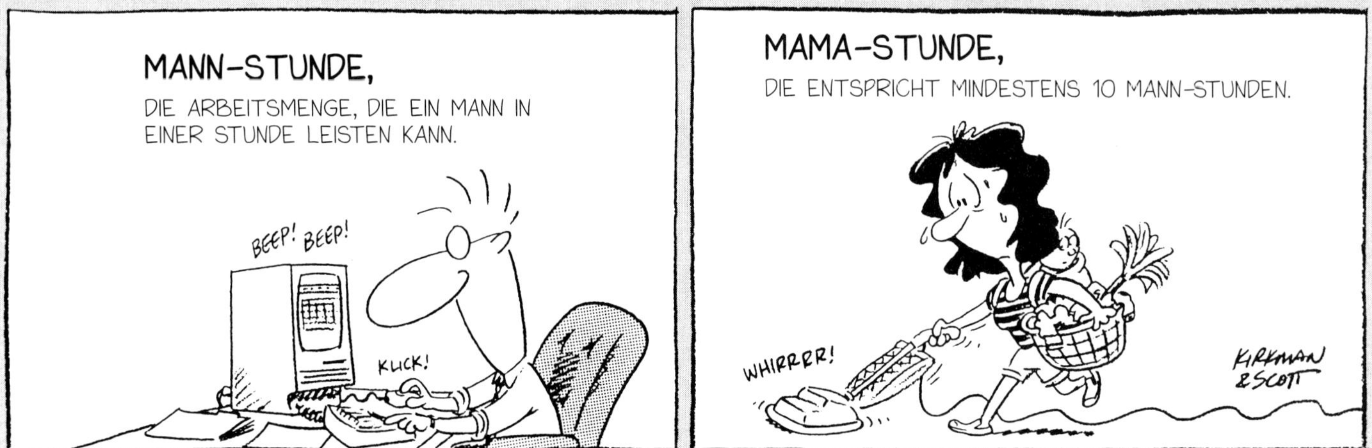
MANN-STUNDE,
DIE ARBEITSMENGE, DIE EIN MANN IN EINER STUNDE LEISTEN KANN.
BEEP! BEEP!
KLICK!
MAMA-STUNDE,
DIE ENTSPRICHT MINDESTENS 10 MANN-STUNDEN.
WHIRRRR!
KIRKMAN & SCOTT

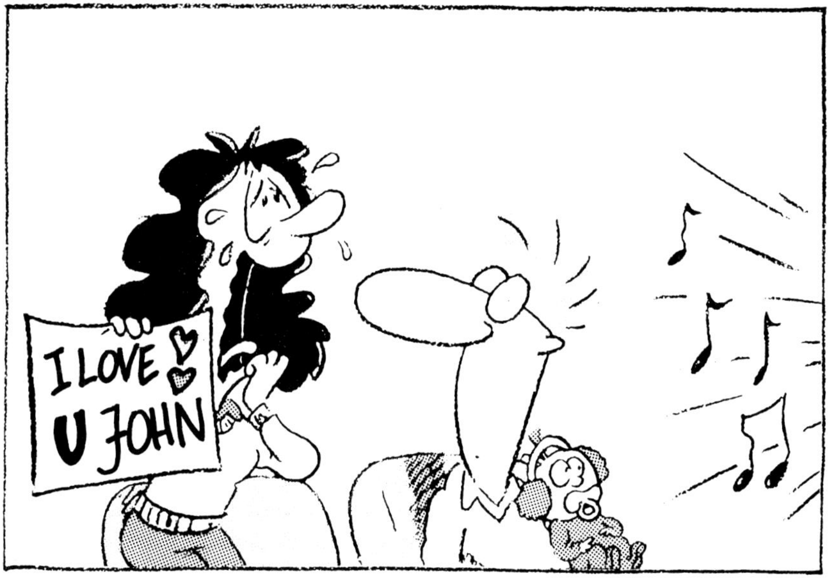
I LOVE U JOHN

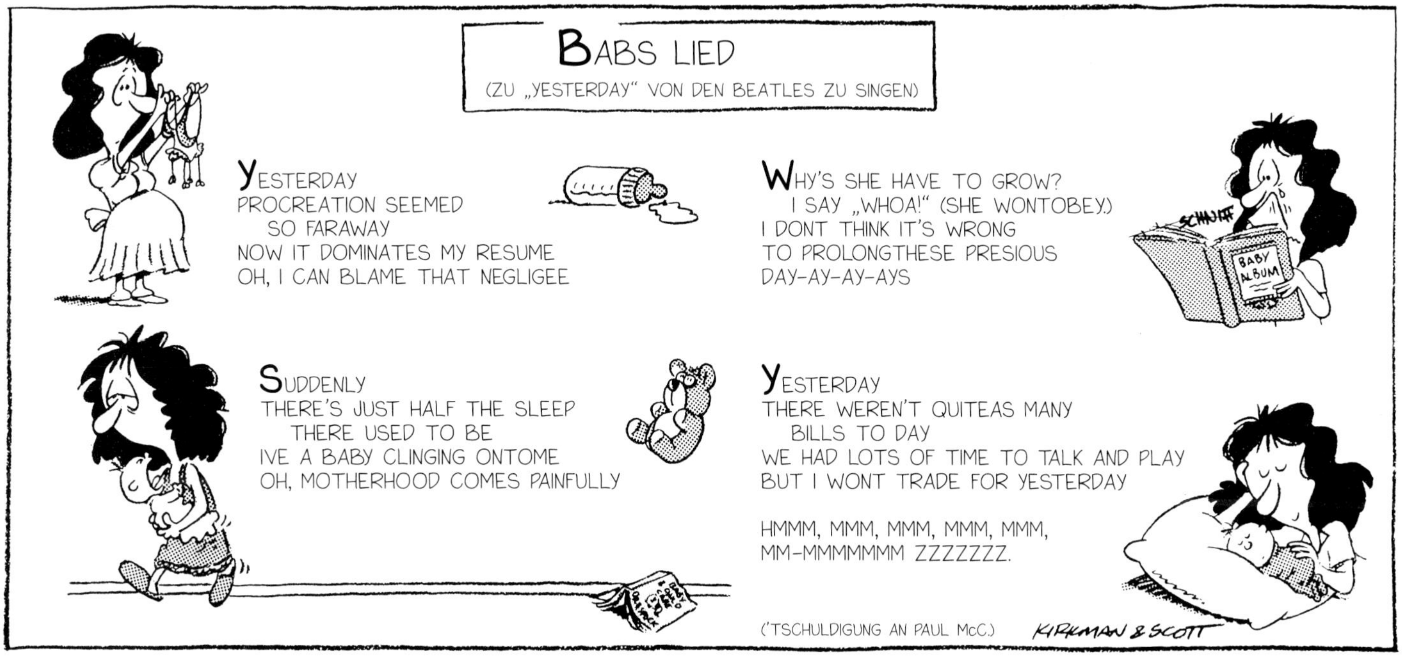
BABS LIED
(ZU „YESTERDAY“ VON DEN BEATLES ZU SINGEN)
YESTERDAY
PROCREATION SEEMED
SO FARAWAY
NOW IT DOMINATES MY RESUME
OH, I CAN BLAME THAT NEGLIGEE
WHY'S SHE HAVE TO GROW?
I SAY „WHOA!“ (SHE WONTOBEY.)
I DONT THINK IT'S WRONG
TO PROLONGTHESE PRESIOUS
DAY-AY-AY-AYS
SCHNIFF
BABY ALBUM
SUDDENLY
THERE'S JUST HALF THE SLEEP
THERE USED TO BE
IVE A BABY CLINGING ONTOME
OH, MOTHERHOOD COMES PAINFULLY
YESTERDAY
THERE WEREN'T QUITEAS MANY
BILLS TO DAY
WE HAD LOTS OF TIME TO TALK AND PLAY
BUT I WONT TRADE FOR YESTERDAY
HMMM, MMM, MMM, MMM, MMM,
MM-MMMMMMM ZZZZZZZ.
('TSCHULDIGUNG AN PAUL McC.)
KIRKMAN & SCOTT

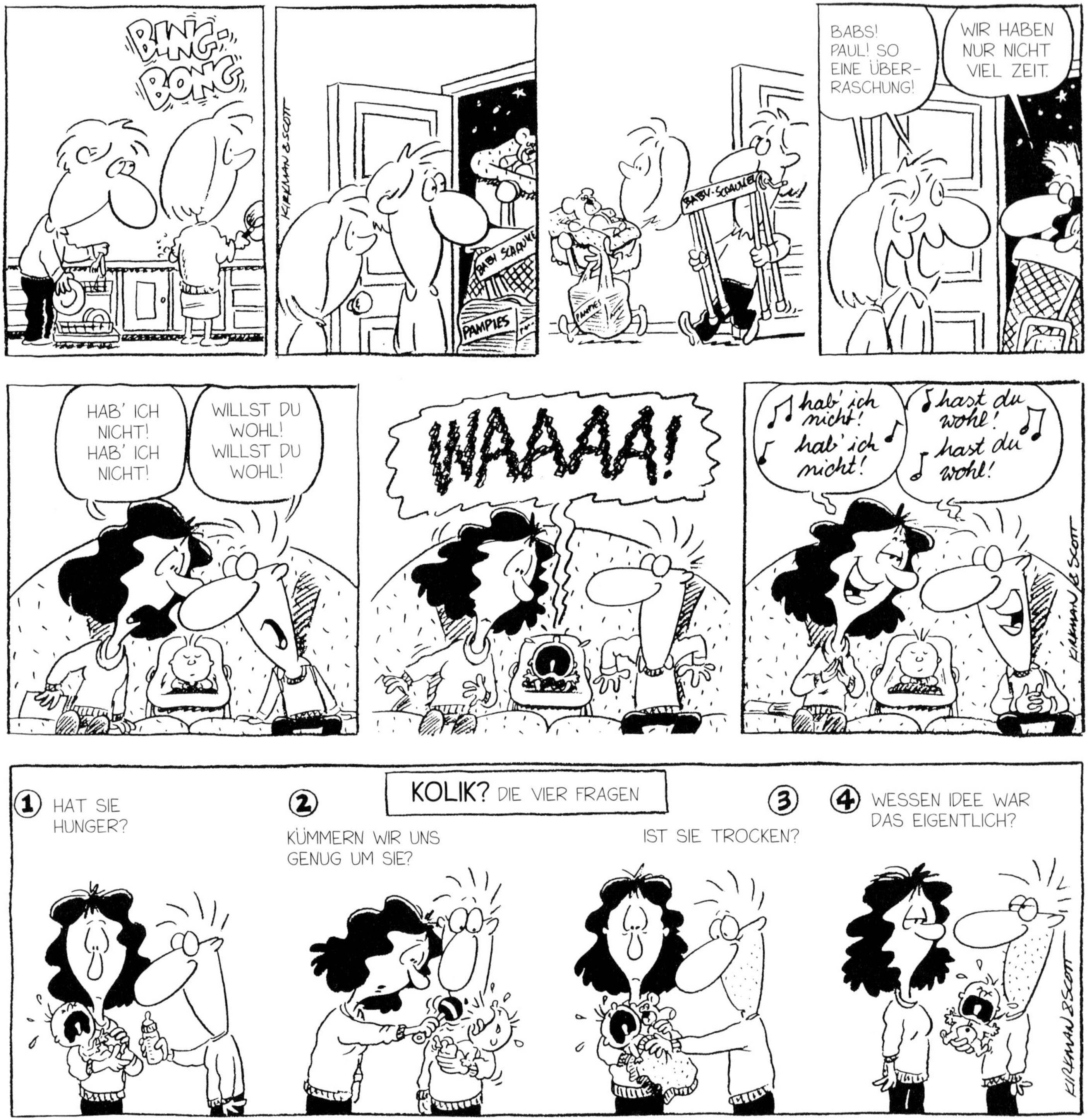
BING-BONG
KIRKMAN & SCOTT
BABY-SCHAUKEL
PAMPIES
BABS! PAUL! SO EINE ÜBERRASCHUNG!
WIR HABEN NUR NICHT VIEL ZEIT.
HAB' ICH NICHT! HAB' ICH NICHT!
WILLST DU WOHL! WILLST DU WOHL!
WAAAA!
hab' ich nicht! hab' ich nicht!
hast du wohl! hast du wohl!
KIRKMAN & SCOTT
KOLIK? DIE VIER FRAGEN
1 HAT SIE HUNGER?
2 KÜMMERN WIR UNS GENUG UM SIE?
3 IST SIE TROCKEN?
4 WESSEN IDEE WAR DAS EIGENTLICH?
KIRKMAN & SCOTT

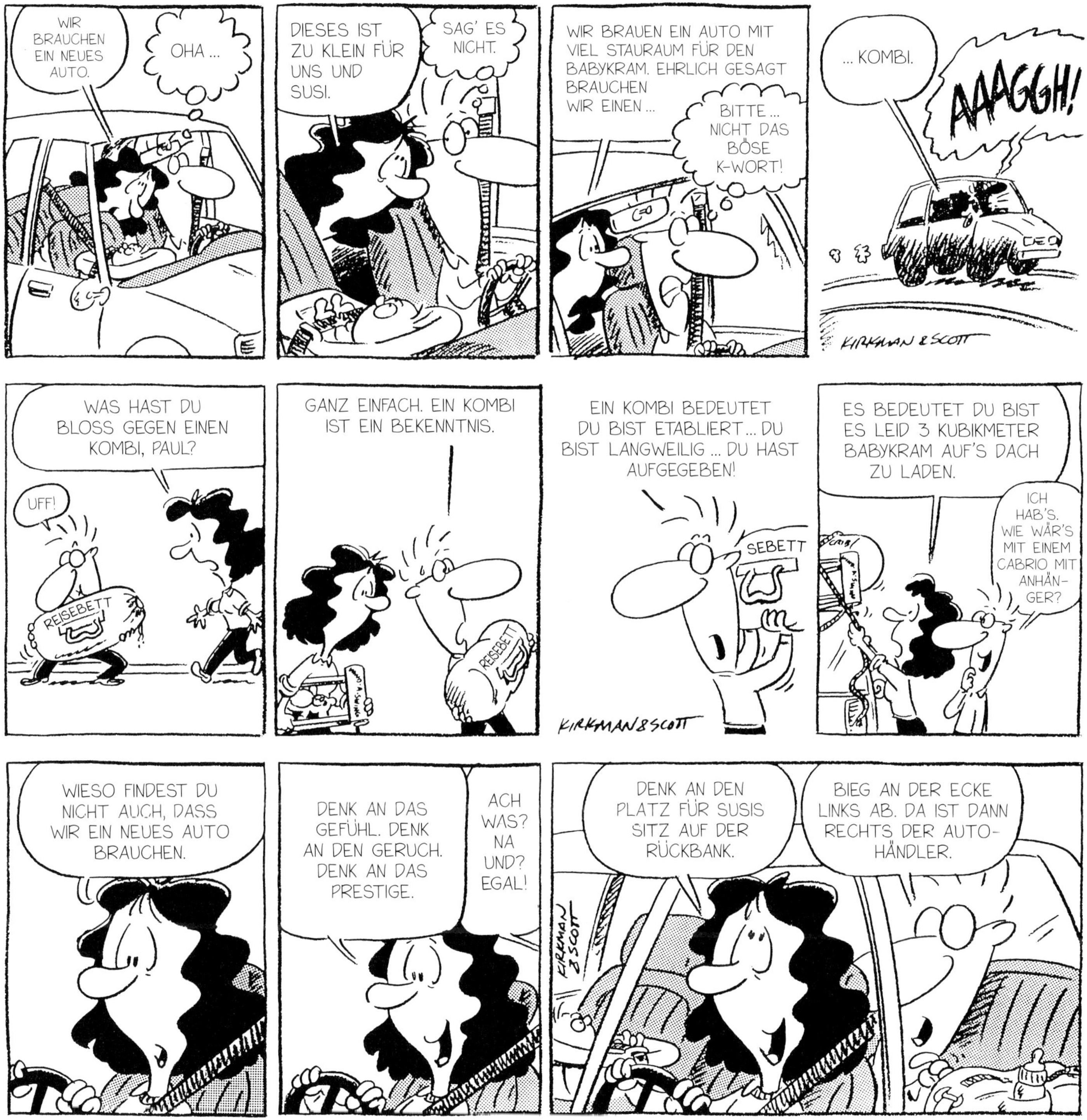
WIR BRAUCHEN EIN NEUES AUTO.
OHA ...
DIESES IST ZU KLEIN FÜR UNS UND SUSI.
SAG' ES NICHT.
WIR BRAUEN EIN AUTO MIT VIEL STAURAUM FÜR DEN BABYKRAM. EHRLICH GESAGT BRAUCHEN WIR EINEN ...
BITTE ... NICHT DAS BÖSE K-WORT!
... KOMBI.
AAAGGH!
KIRKMAN & SCOTT
WAS HAST DU BLOSS GEGEN EINEN KOMBI, PAUL?
UFF!
REISEBETT
GANZ EINFACH. EIN KOMBI IST EIN BEKENNTNIS.
REISEBETT
EIN KOMBI BEDEUTET DU BIST ETABLIERT... DU BIST LANGWEILIG ... DU HAST AUFGEGEBEN!
SEBETT
KIRKMAN & SCOTT
ES BEDEUTET DU BIST ES LEID 3 KUBIKMETER BABYKRAM AUF'S DACH ZU LADEN.
ICH HAB'S. WIE WÄR'S MIT EINEM CABRIO MIT ANHÄNGER?
WIESO FINDEST DU NICHT AUCH, DASS WIR EIN NEUES AUTO BRAUCHEN.
DENK AN DAS GEFÜHL. DENK AN DEN GERUCH. DENK AN DAS PRESTIGE.
ACH WAS? NA UND? EGAL!
KIRKMAN & SCOTT
DENK AN DEN PLATZ FÜR SUSIS SITZ AUF DER RÜCKBANK.
BIEG AN DER ECKE LINKS AB. DA IST DANN RECHTS DER AUTO-HÄNDLER.

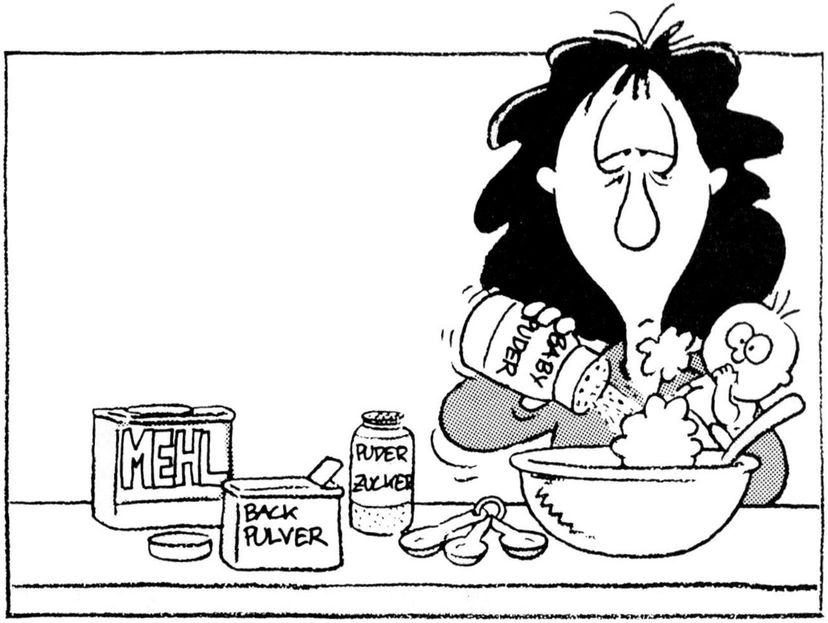
BABY PUDER
MEHL
BACK PULVER
PUDER ZUCKER

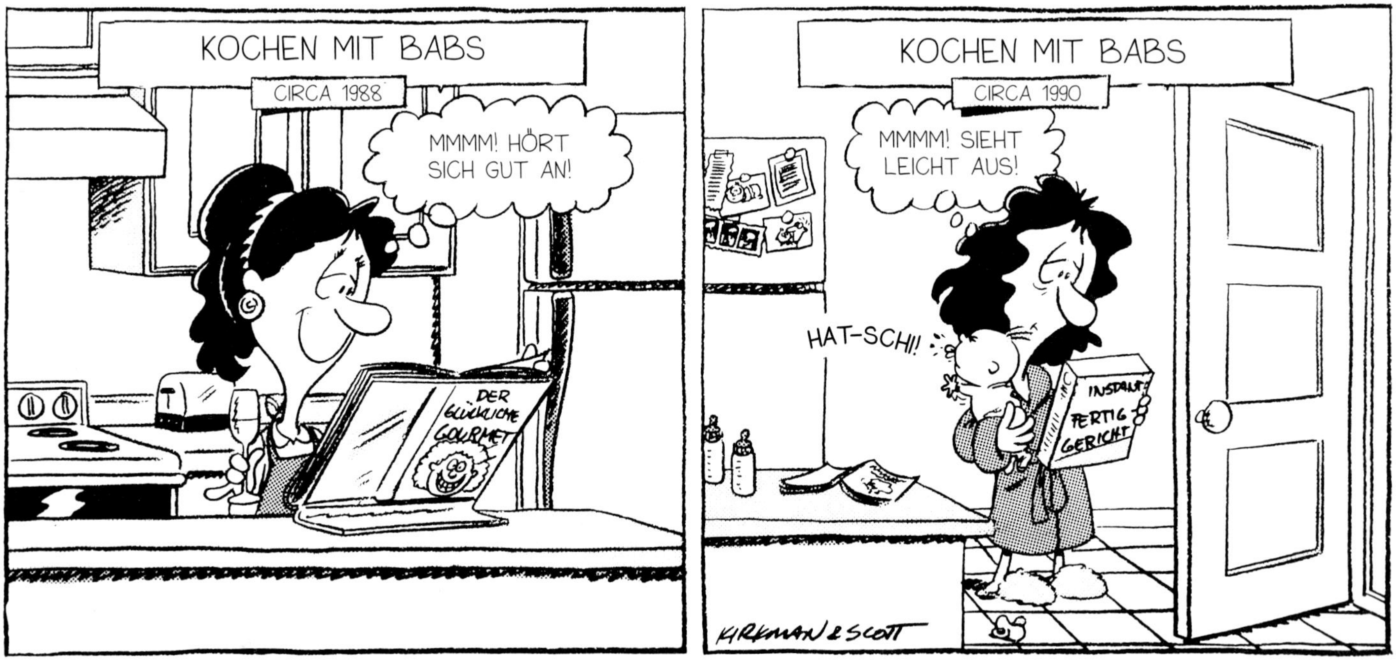
KOCHEN MIT BABS
CIRCA 1988
MMMM! HÖRT SICH GUT AN!
DER GLÜCKLICHE GOURMET
KOCHEN MIT BABS
CIRCA 1990
MMMM! SIEHT LEICHT AUS!
HAT-SCHI!
INSTANT FERTIG GERICHT
KIRKMAN & SCOTT

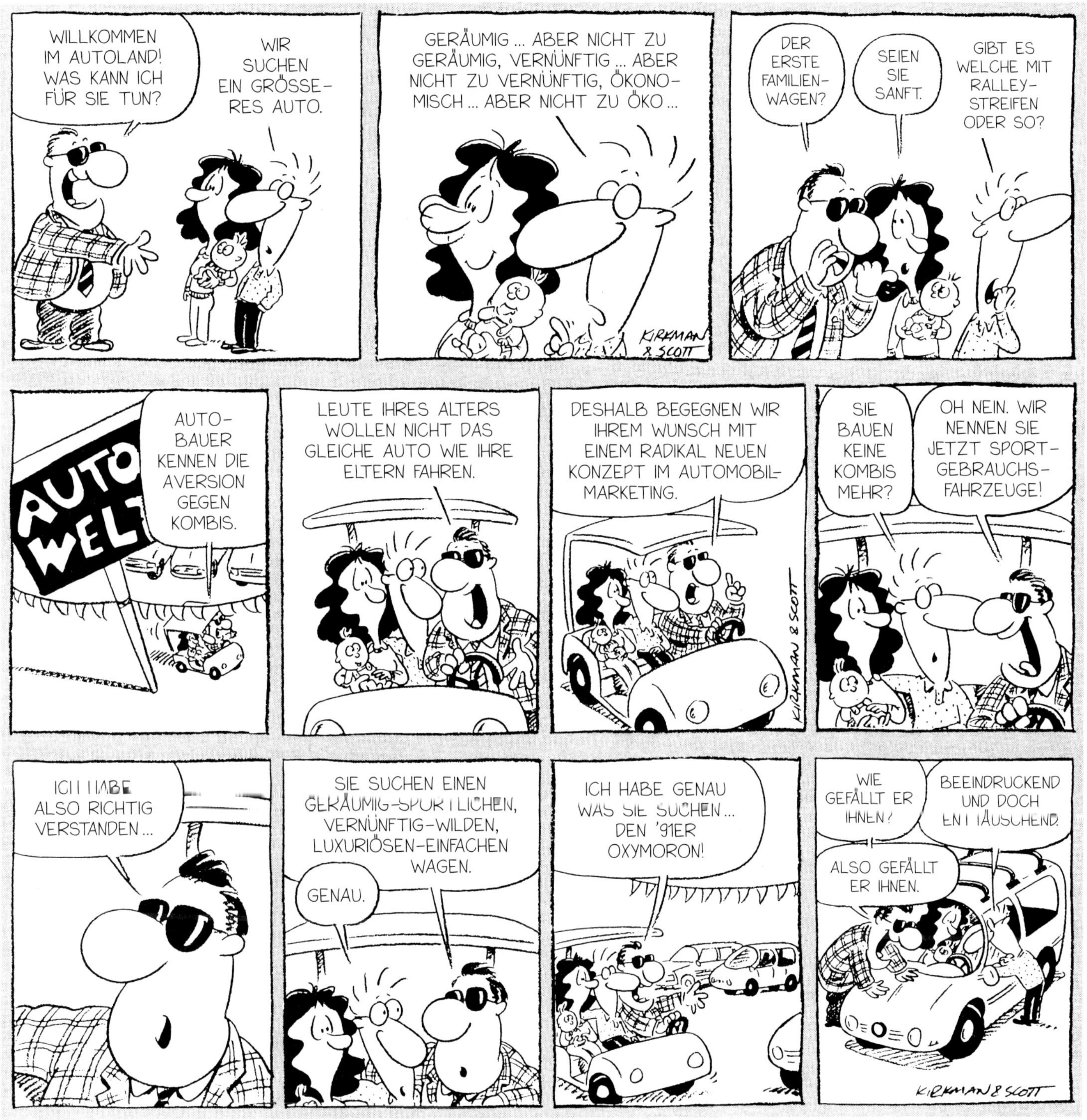
WILLKOMMEN IM AUTOLAND! WAS KANN ICH FÜR SIE TUN?
WIR SUCHEN EIN GRÖSSERES AUTO.
GERÄUMIG ... ABER NICHT ZU GERÄUMIG, VERNÜNFTIG ... ABER NICHT ZU VERNÜNFTIG, ÖKONOMISCH ... ABER NICHT ZU ÖKO ...
KIRKMAN & SCOTT
DER ERSTE FAMILIENWAGEN?
SEIEN SIE SANFT.
GIBT ES WELCHE MIT RALLEY-STREIFEN ODER SO?
AUTO WELT
AUTOBAUER KENNEN DIE AVERSION GEGEN KOMBIS.
LEUTE IHRES ALTERS WOLLEN NICHT DAS GLEICHE AUTO WIE IHRE ELTERN FAHREN.
DESHALB BEGEGNEN WIR IHREM WUNSCH MIT EINEM RADIKAL NEUEN KONZEPT IM AUTOMOBIL-MARKETING.
KIRKMAN & SCOTT
SIE BAUEN KEINE KOMBIS MEHR?
OH NEIN. WIR NENNEN SIE JETZT SPORT-GEBRAUCHS-FAHRZEUGE!
ICH HABE ALSO RICHTIG VERSTANDEN ...
SIE SUCHEN EINEN GERÄUMIG-SPORTLICHEN, VERNÜNFTIG-WILDEN, LUXURIÖSEN-EINFACHEN WAGEN.
GENAU.
ICH HABE GENAU WAS SIE SUCHEN ... DEN '91ER OXYMORON!
WIE GEFÄLLT ER IHNEN?
BEEINDRUCKEND UND DOCH ENTTÄUSCHEND.
ALSO GEFÄLLT ER IHNEN.
KIRKMAN & SCOTT

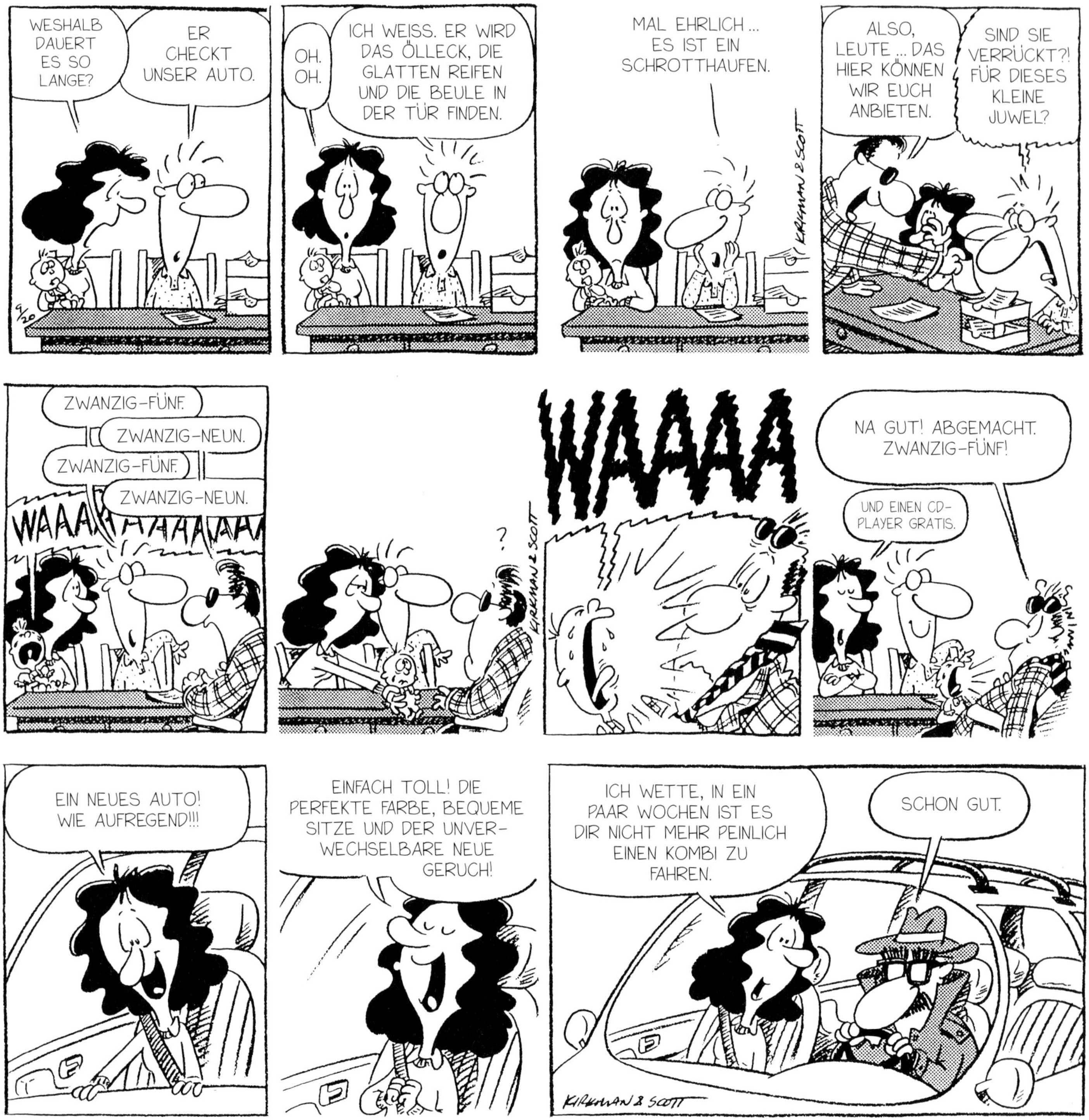
WESHALB DAUERT ES SO LANGE?
ER CHECKT UNSER AUTO.
OH. OH.
ICH WEISS. ER WIRD DAS ÖLLECK, DIE GLATTEN REIFEN UND DIE BEULE IN DER TÜR FINDEN.
MAL EHRLICH ... ES IST EIN SCHROTTHAUFEN.
ALSO, LEUTE ... DAS HIER KÖNNEN WIR EUCH ANBIETEN.
SIND SIE VERRÜCKT?! FÜR DIESES KLEINE JUWEL?
ZWANZIG-FÜNF.
ZWANZIG-NEUN.
ZWANZIG-FÜNF.
ZWANZIG-NEUN.
WAAA
?
WAAAA
UND EINEN CD-PLAYER GRATIS.
NA GUT! ABGEMACHT. ZWANZIG-FÜNF!
EIN NEUES AUTO! WIE AUFREGEND!!!
EINFACH TOLL! DIE PERFEKTE FARBE, BEQUEME SITZE UND DER UNVERWECHSELBARE NEUE GERUCH!
ICH WETTE, IN EIN PAAR WOCHEN IST ES DIR NICHT MEHR PEINLICH EINEN KOMBI ZU FAHREN.
SCHON GUT.
KIRKMAN & SCOTT

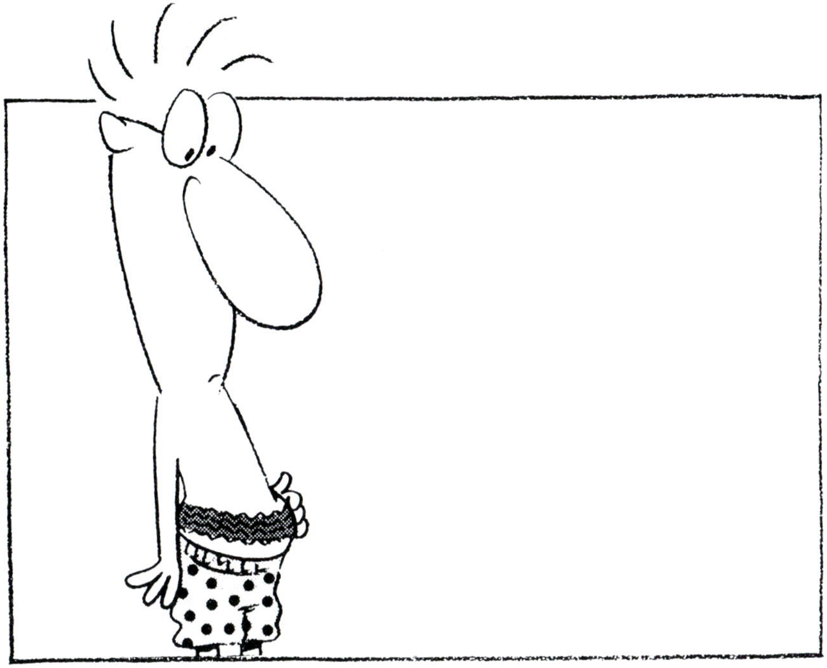

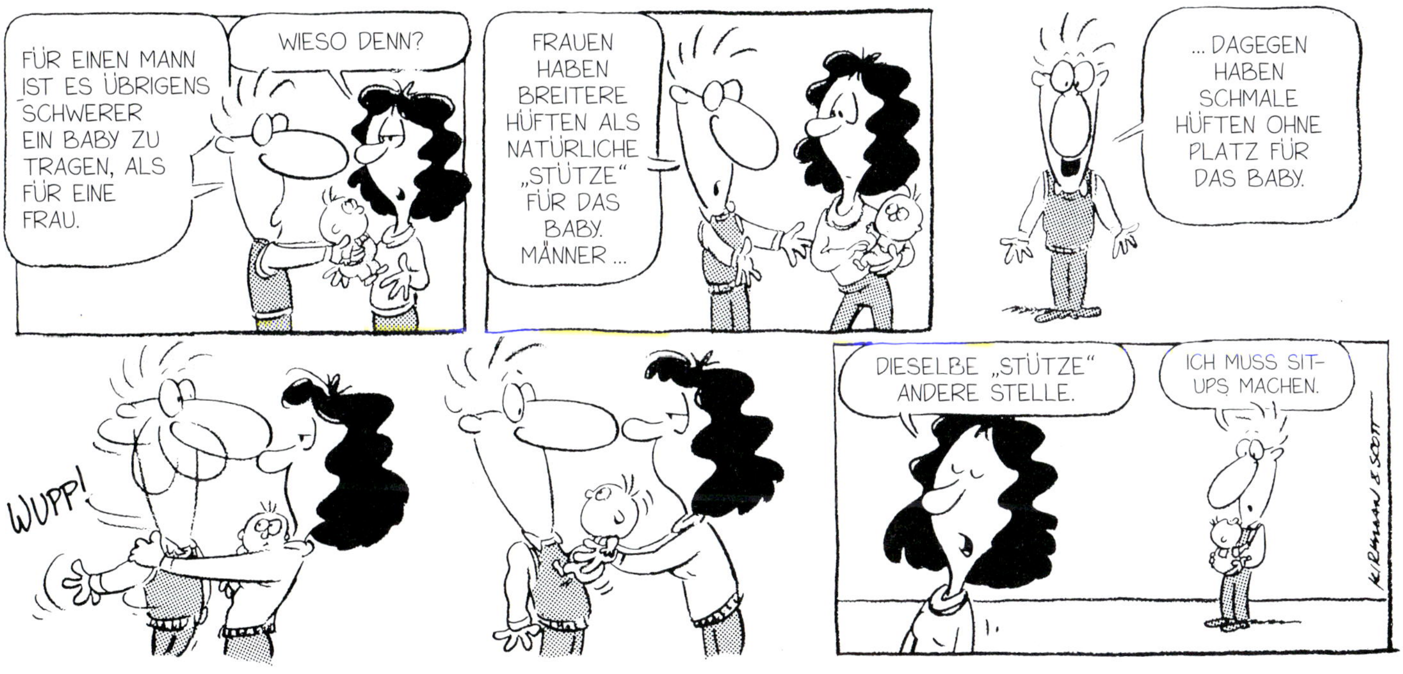
FÜR EINEN MANN IST ES ÜBRIGENS SCHWERER EIN BABY ZU TRAGEN, ALS FÜR EINE FRAU.
WIESO DENN?
FRAUEN HABEN BREITERE HÜFTEN ALS NATÜRLICHE „STÜTZE" FÜR DAS BABY. MÄNNER …
… DAGEGEN HABEN SCHMALE HÜFTEN OHNE PLATZ FÜR DAS BABY.
WUPP!
DIESELBE „STÜTZE" ANDERE STELLE.
ICH MUSS SIT-UPS MACHEN.
KIRKMAN & SCOTT

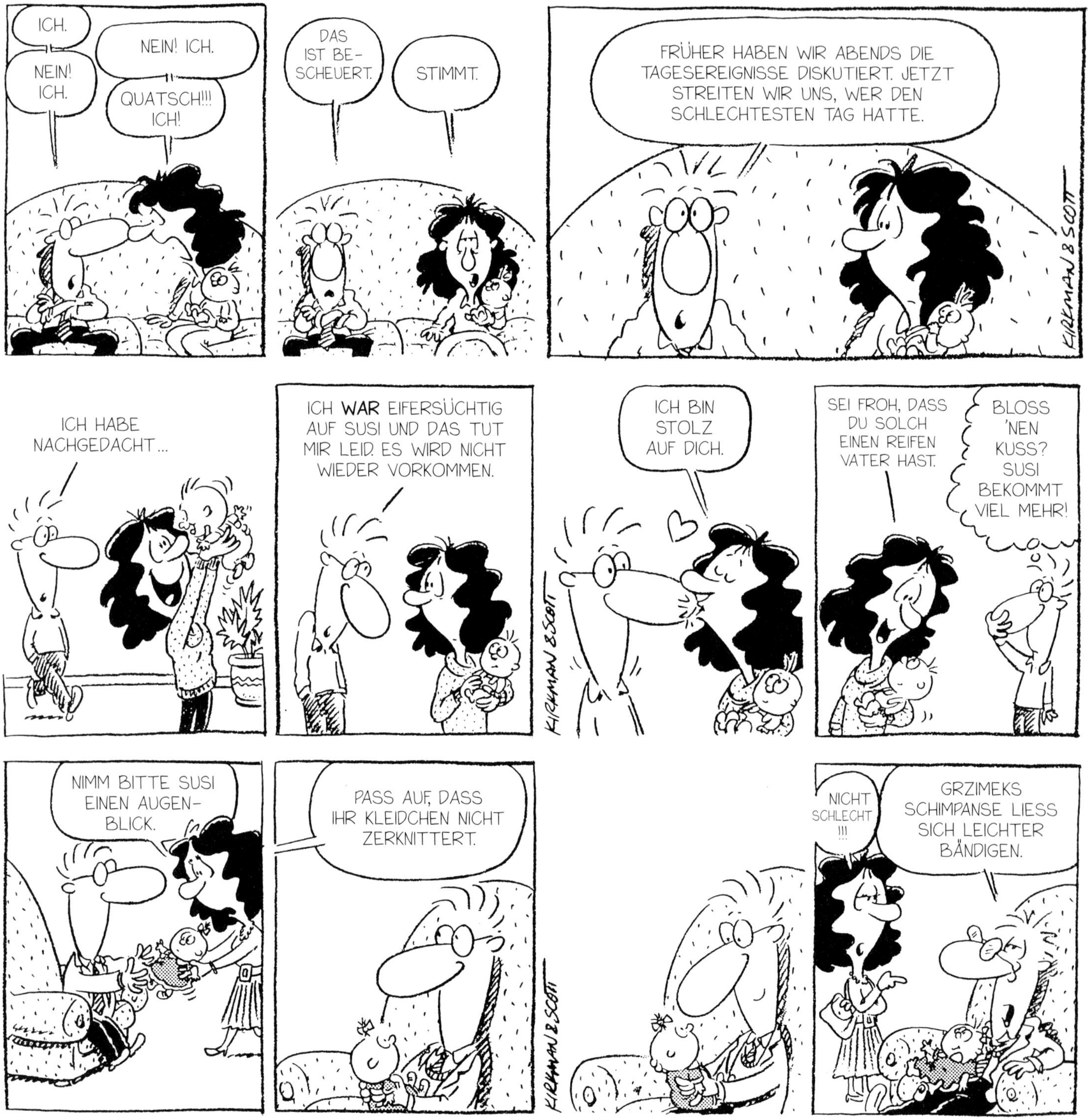
ICH.
NEIN! ICH.
NEIN! ICH.
QUATSCH!!! ICH!
DAS IST BE-SCHEUERT.
STIMMT.
FRÜHER HABEN WIR ABENDS DIE TAGESEREIGNISSE DISKUTIERT. JETZT STREITEN WIR UNS, WER DEN SCHLECHTESTEN TAG HATTE.
KIRKMAN & SCOTT
ICH HABE NACHGEDACHT...
ICH WAR EIFERSÜCHTIG AUF SUSI UND DAS TUT MIR LEID. ES WIRD NICHT WIEDER VORKOMMEN.
KIRKMAN & SCOTT
ICH BIN STOLZ AUF DICH.
SEI FROH, DASS DU SOLCH EINEN REIFEN VATER HAST.
BLOSS 'NEN KUSS? SUSI BEKOMMT VIEL MEHR!
NIMM BITTE SUSI EINEN AUGEN-BLICK.
PASS AUF, DASS IHR KLEIDCHEN NICHT ZERKNITTERT.
KIRKMAN & SCOTT
NICHT SCHLECHT !!!
GRZIMEKS SCHIMPANSE LIESS SICH LEICHTER BÄNDIGEN.

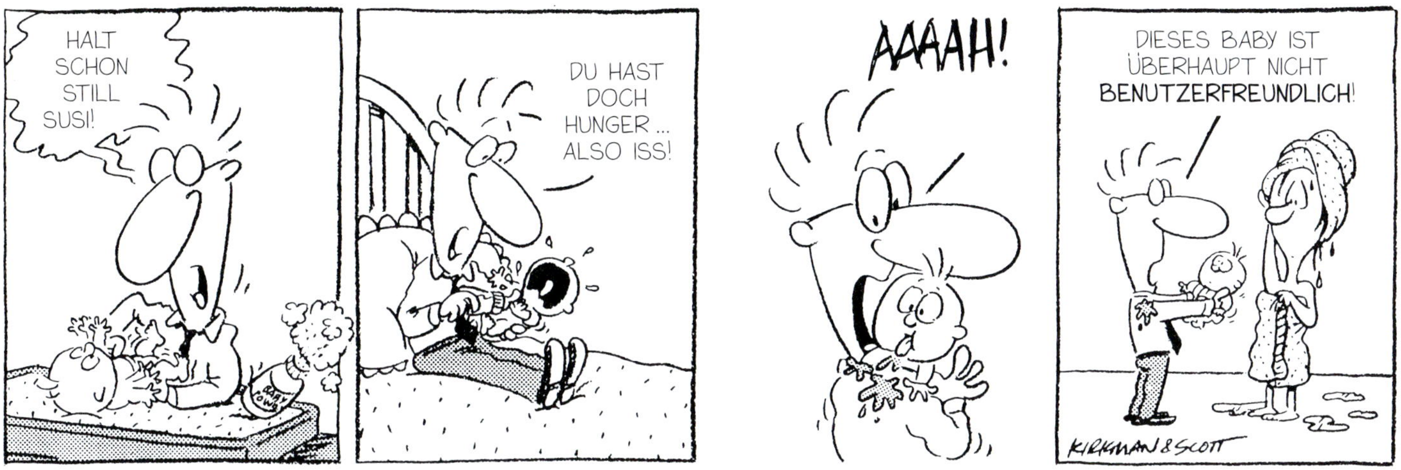
HALT SCHON STILL SUSI!
DU HAST DOCH HUNGER ... ALSO ISS!
AAAAH!
DIESES BABY IST ÜBERHAUPT NICHT BENUTZERFREUNDLICH!
KIRKMAN & SCOTT

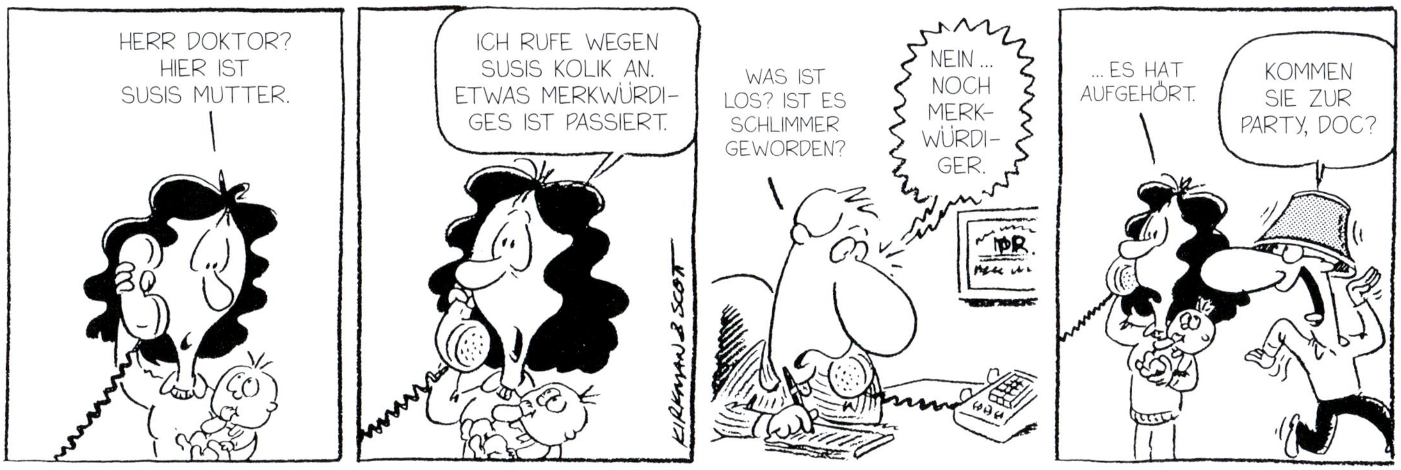
HERR DOKTOR? HIER IST SUSIS MUTTER.
ICH RUFE WEGEN SUSIS KOLIK AN. ETWAS MERKWÜRDIGES IST PASSIERT.
KIRKMAN & SCOTT
WAS IST LOS? IST ES SCHLIMMER GEWORDEN?
NEIN ... NOCH MERKWÜRDIGER.
... ES HAT AUFGEHÖRT.
KOMMEN SIE ZUR PARTY, DOC?

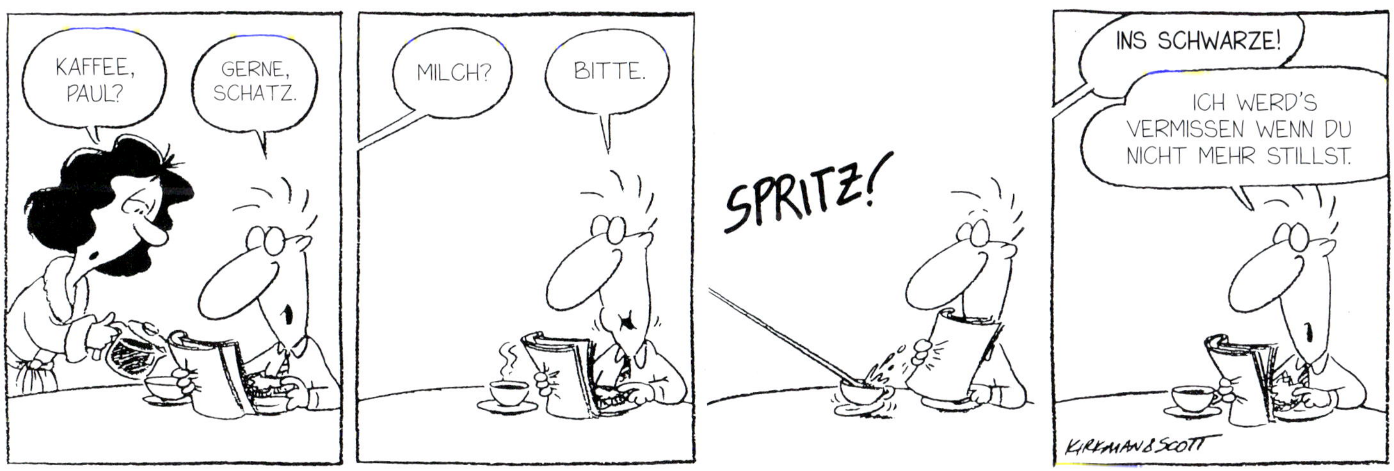
KAFFEE, PAUL?
GERNE, SCHATZ.
MILCH?
BITTE.
SPRITZ!
INS SCHWARZE!
ICH WERD'S VERMISSEN WENN DU NICHT MEHR STILLST.
KIRKMAN & SCOTT

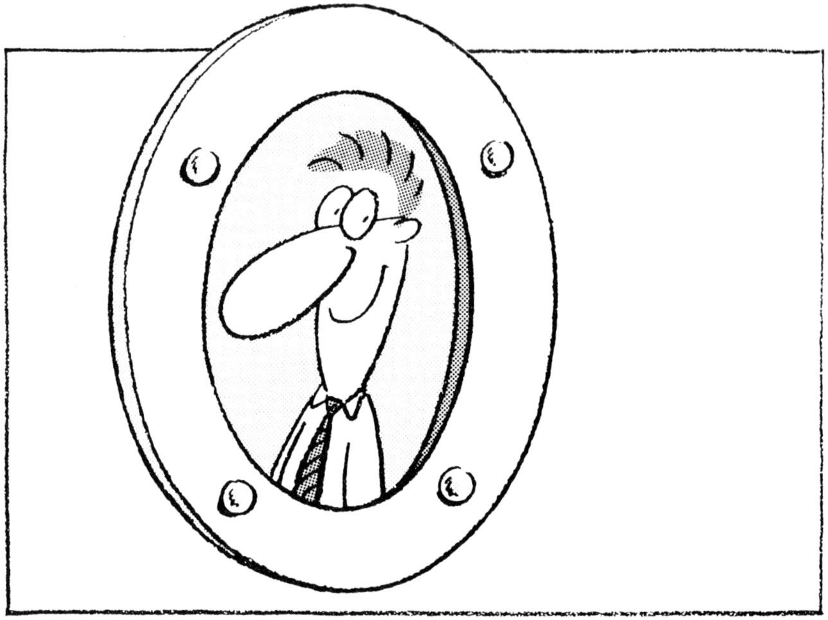

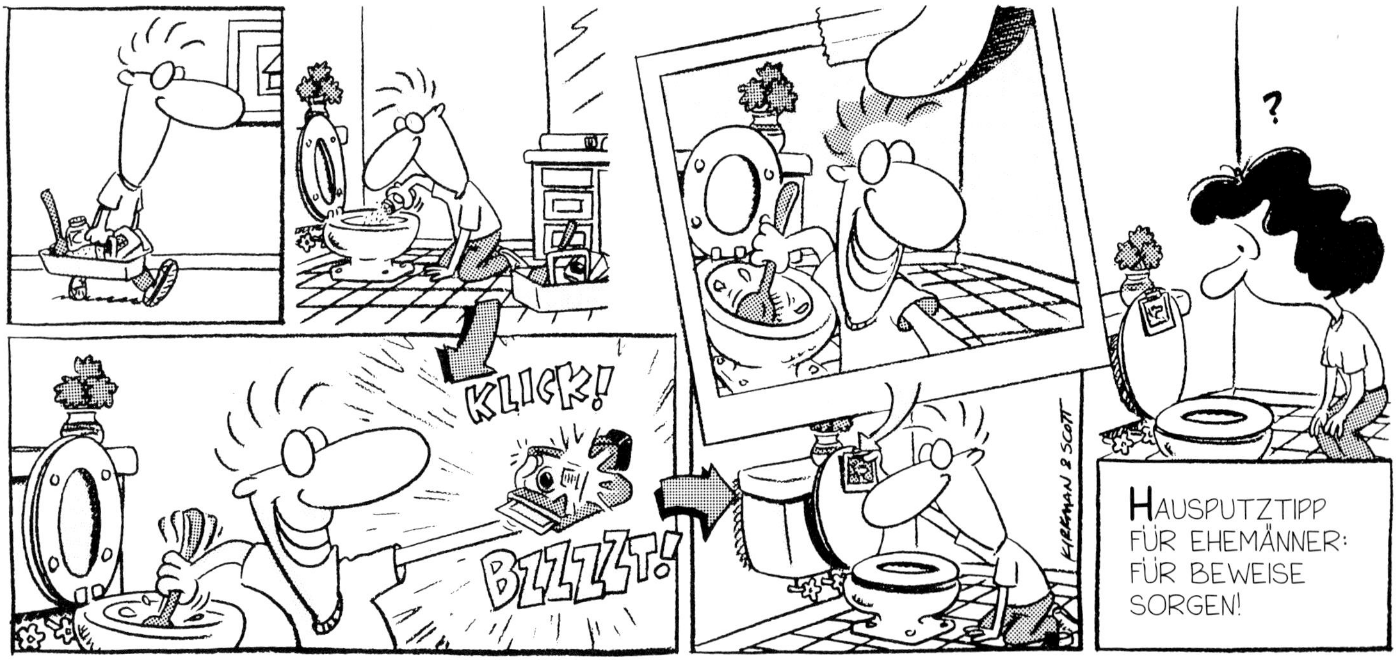
KLICK!
BZZZZT!
?
KIRKMAN & SCOTT
HAUSPUTZTIPP FÜR EHEMÄNNER: FÜR BEWEISE SORGEN!

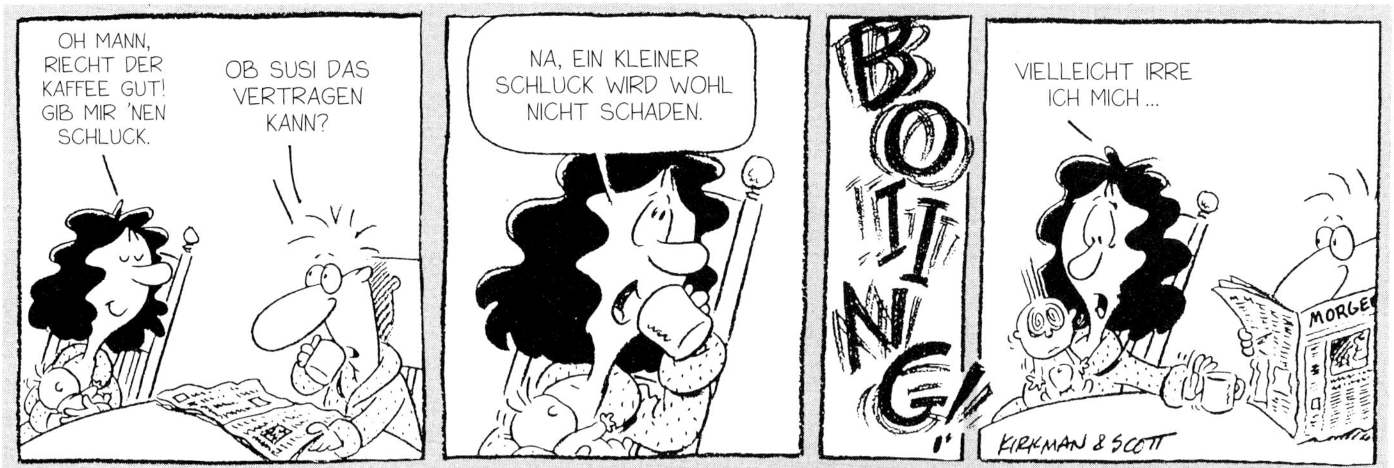
OH MANN, RIECHT DER KAFFEE GUT! GIB MIR 'NEN SCHLUCK.
OB SUSI DAS VERTRAGEN KANN?
NA, EIN KLEINER SCHLUCK WIRD WOHL NICHT SCHADEN.
BOIING!
VIELLEICHT IRRE ICH MICH ...
KIRKMAN & SCOTT

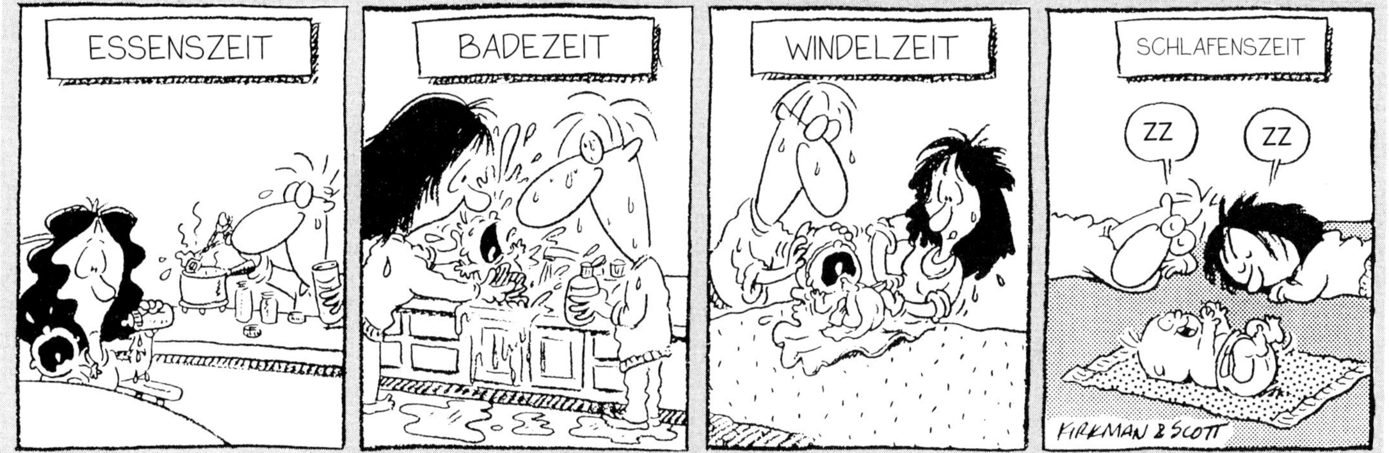
ESSENSZEIT
BADEZEIT
WINDELZEIT
SCHLAFENSZEIT
ZZ
ZZ
KIRKMAN & SCOTT

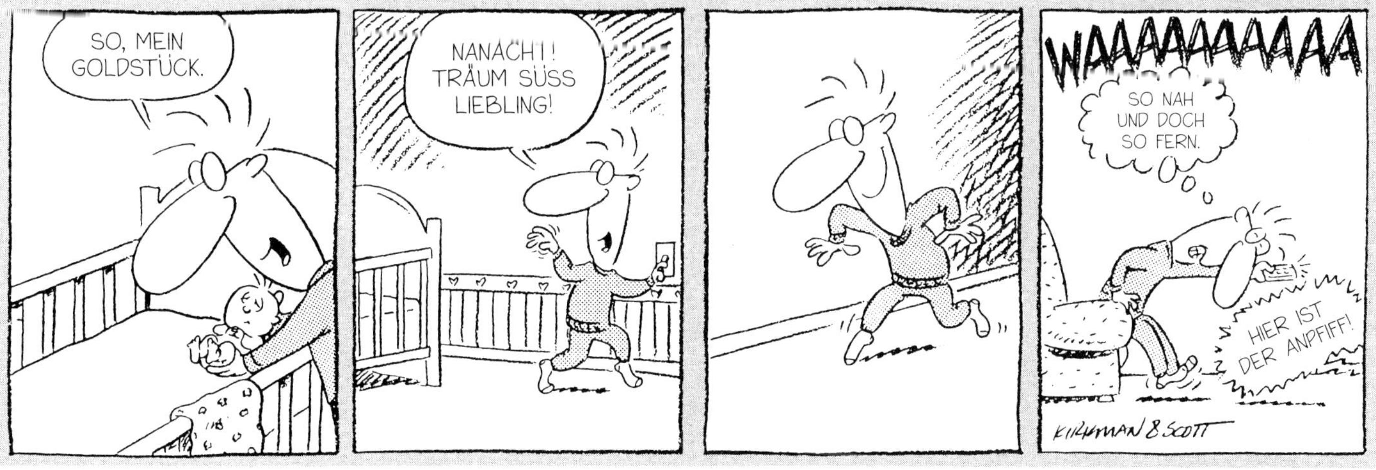
SO, MEIN GOLDSTÜCK.
NANACHT! TRÄUM SÜSS LIEBLING!
WAAAAAAAAAA
SO NAH UND DOCH SO FERN.
HIER IST DER ANPFIFF!
KIRKMAN & SCOTT

Hier sind die besten Erziehungsratgeber:

BABY BLUES®

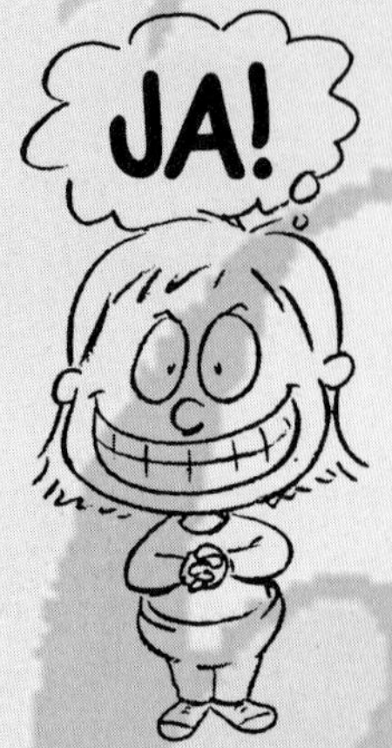

Kirkman / Scott

Baby Blues

128 Seiten, Softcover,
21,5 x 21,5 cm
€ 10,00

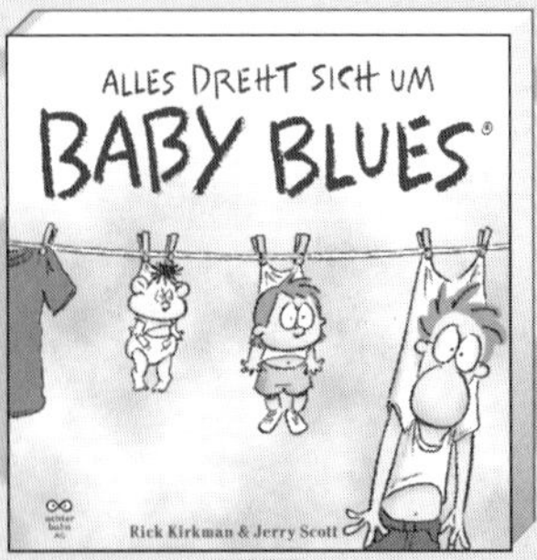

Baby Blues 1 – Alles dreht sich um ...
sw, ISBN 3-89982-229-3, € 10,00

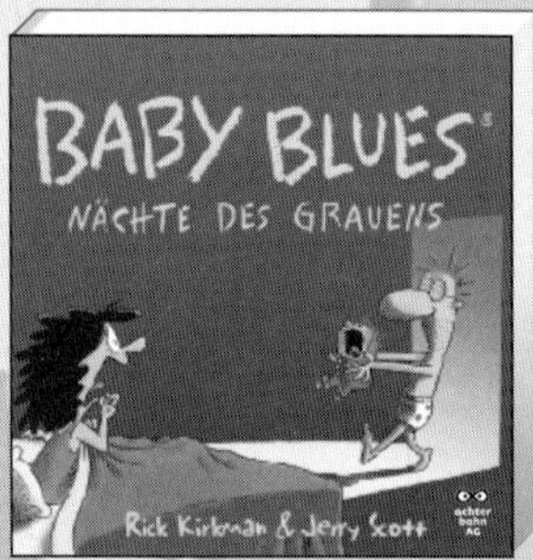

Baby Blues 2 – Nächte des Grauens
sw, ISBN 3-89982-230-7, € 10,00

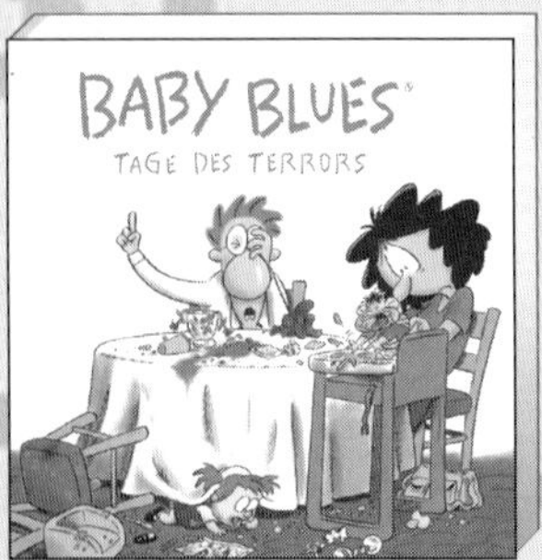

Baby Blues 3 – Tage des Terrors
sw, ISBN 3-89982-231-5, € 10,00

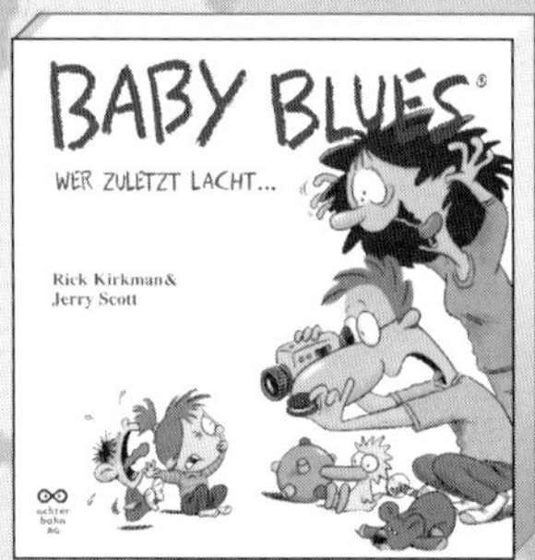

Baby Blues 4 – Wer zuletzt lacht ...
farbig, ISBN 3-89982-233-1, € 10,00

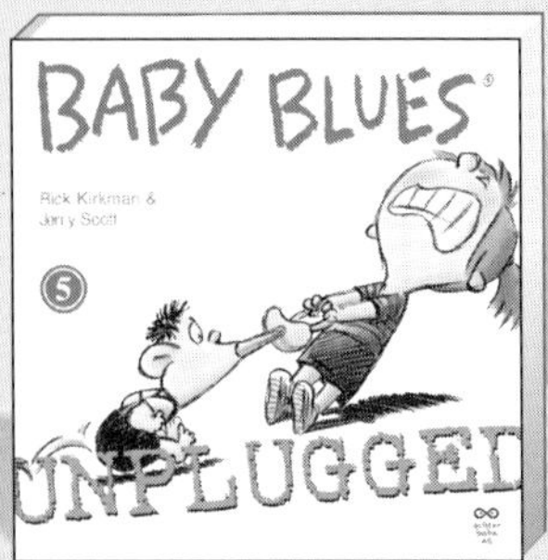

Baby Blues 5 – Unplugged
farbig, ISBN 3-89982-234-X, € 10,00

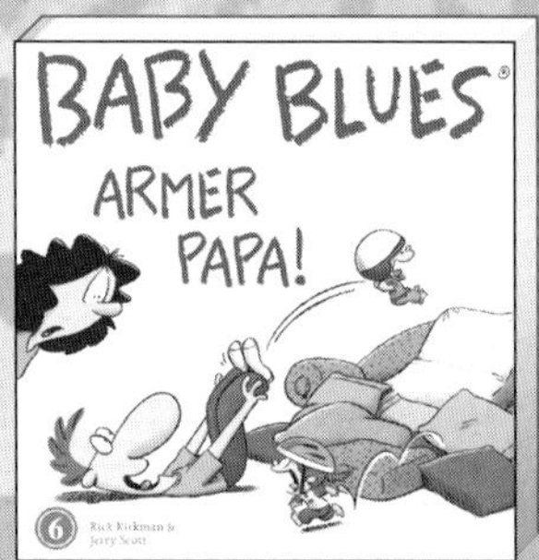

Baby Blues 6 – Armer Papa!
farbig, ISBN 3-389982-218-8, € 10,00

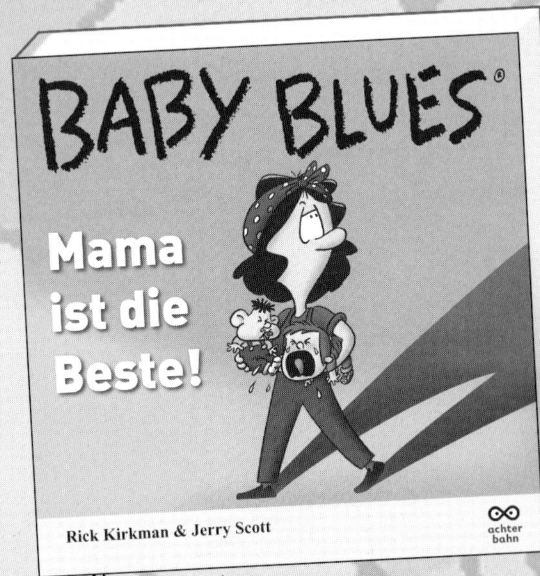

Baby Blues 7 – Mama ist die Beste!
farbig, ISBN 3-89982-246-3, € 10,00

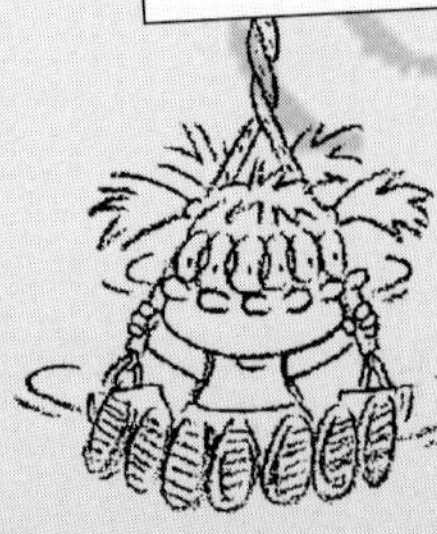

www.Achterbahn.de

Rollenverteilung mal ganz anders: Papa bleibt zu Hause!

Adam bleibt zu Hause – tagsüber geht seine Frau ihrer Karriere nach und der Familienvater kämpft mit den Tücken seines Heimbüros, managt den Tag seiner drei Kinder und widersteht dem Drang, vor dem Fernseher einzunicken – fast immer erfolglos. Von mit Babybrei bekleckerten Abendanzügen bis zur Angst vor steigenden Windelpreisen ist ihm nichts fremd. Ein moderner Mann also, wie er immer häufiger in den Vororten der westlichen Welt anzutreffen ist ...

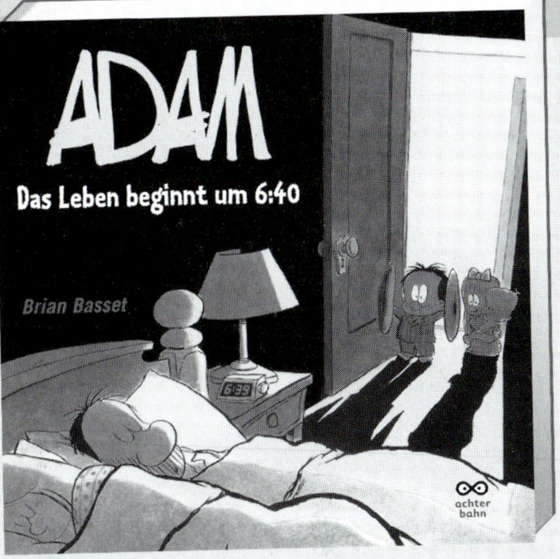

Brian Basset

Adam
Das Leben beginnt um 6:40

128 Seiten, sw
21,5 x 21,5 cm, Softcover
€ 10,00
ISBN 3-89982-237-4

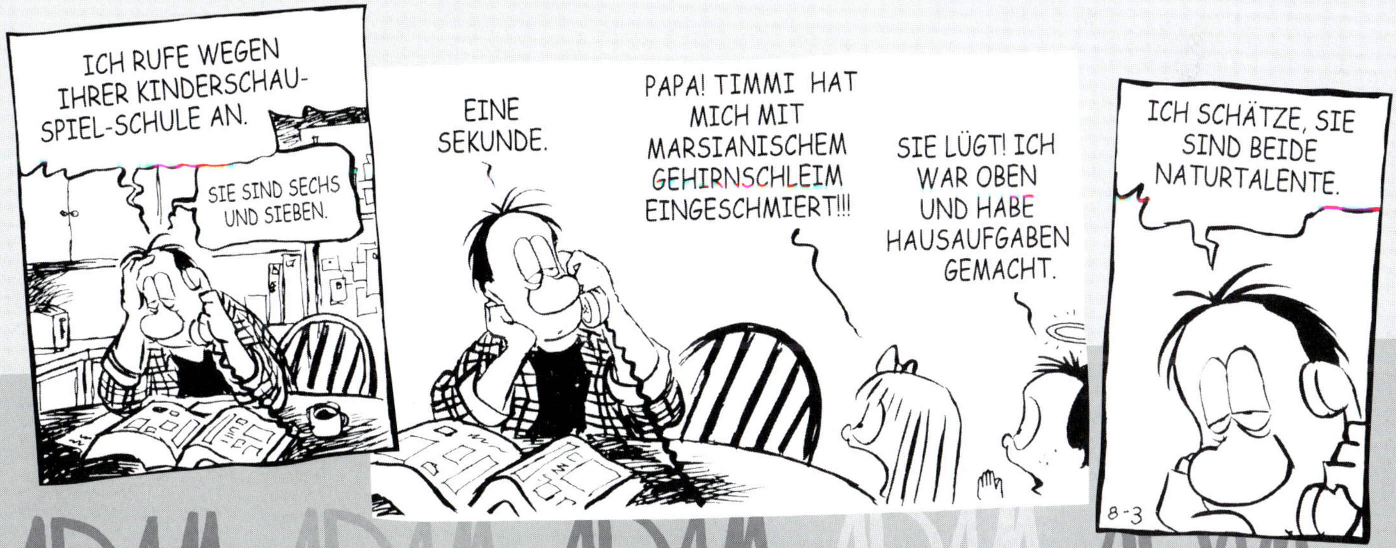